只需常见蔬菜，做法简单，轻松上手。养成每天喝蔬菜汤的习惯，提高免疫力，保持健康！

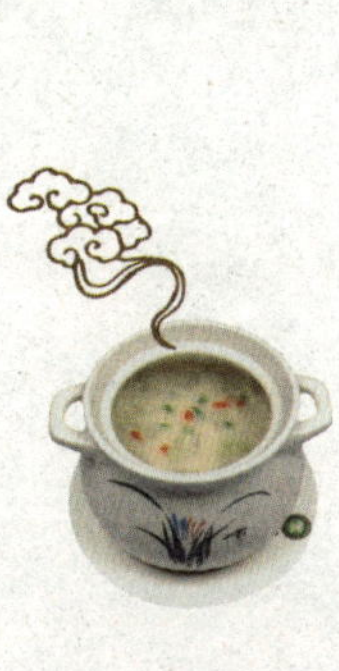

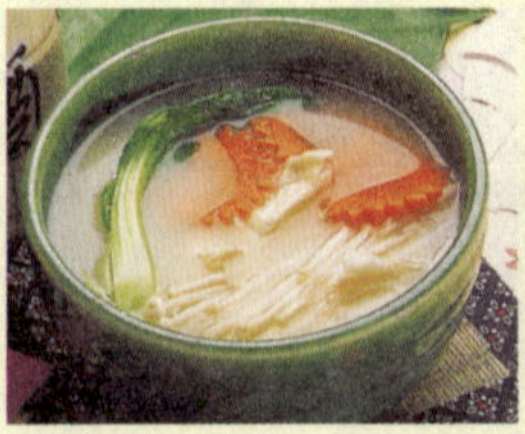
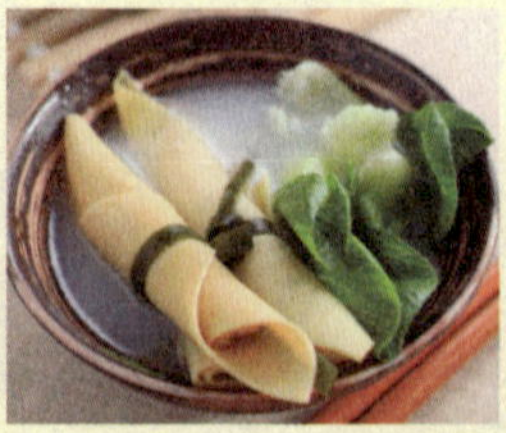
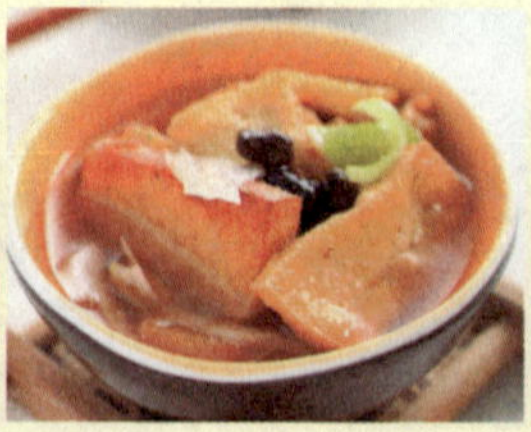
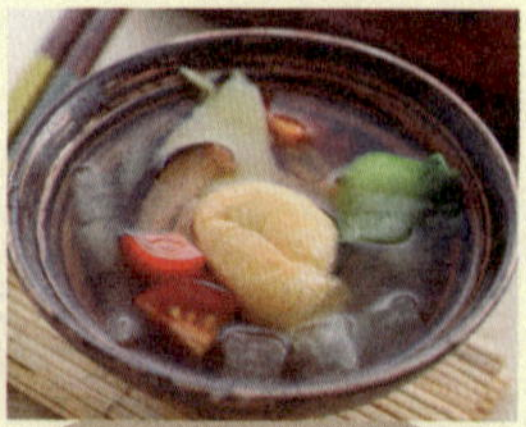

元气蔬菜汤

宁微言 主编

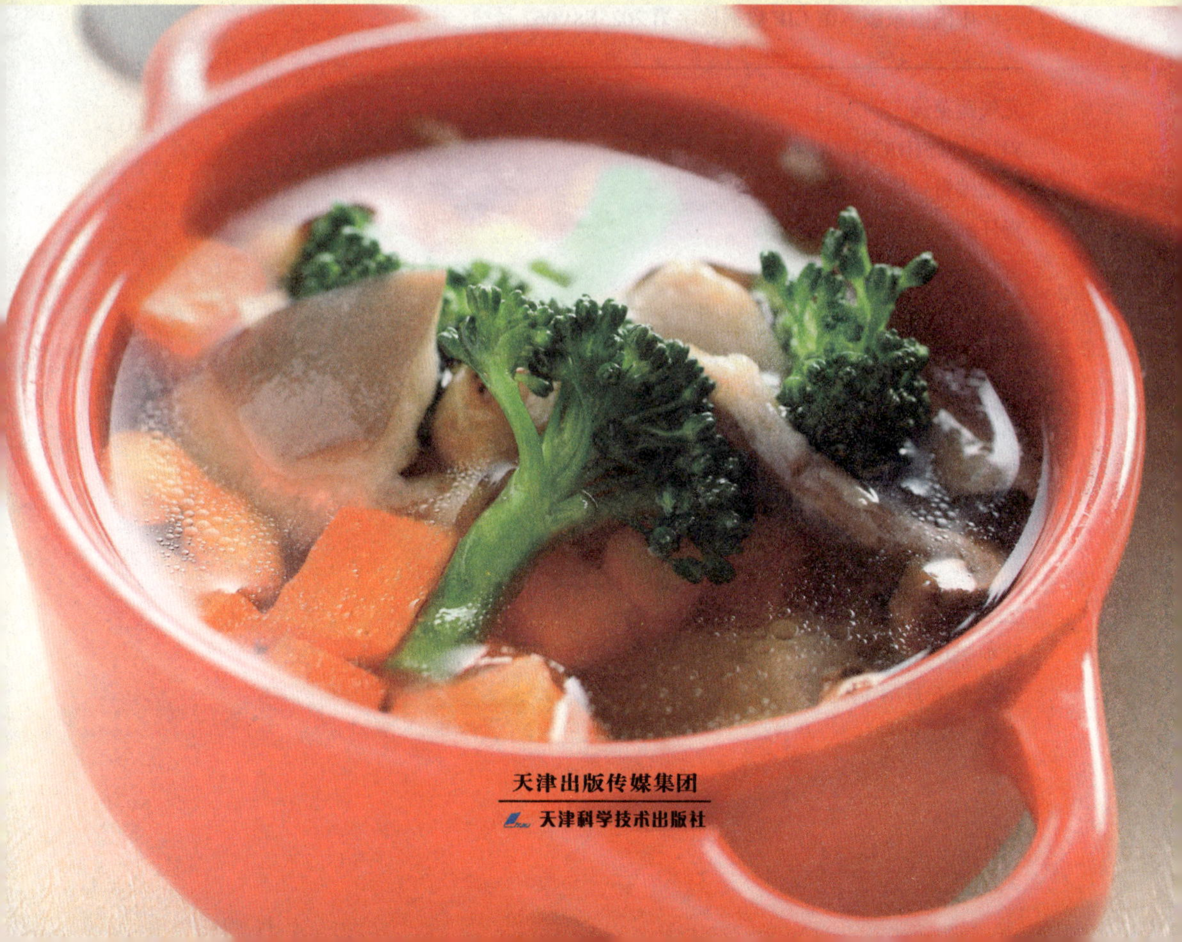

天津出版传媒集团
天津科学技术出版社

图书在版编目（CIP）数据

元气蔬菜汤 / 宁微言主编 . — 天津：天津科学技术出版社，2025. 3. -- ISBN 978-7-5742-2670-8（2025.6 重印）

Ⅰ. TS972.122.6

中国国家版本馆 CIP 数据核字第 2025E8V062 号

元气蔬菜汤
YUANQI SHUCAI TANG
策划编辑：杨 譞
责任编辑：杨 譞
责任印制：刘 彤

出　　版：天津出版传媒集团
　　　　　天津科学技术出版社
地　　址：天津市西康路 35 号
邮　　编：300051
电　　话：（022）23332490
网　　址：www.tjkjcbs.com.cn
发　　行：新华书店经销
印　　刷：三河市万龙印装有限公司

开本 720 × 1 020　1/16　印张 10　字数 160 000
2025 年 6 月第 1 版第 3 次印刷
定价：69.00 元

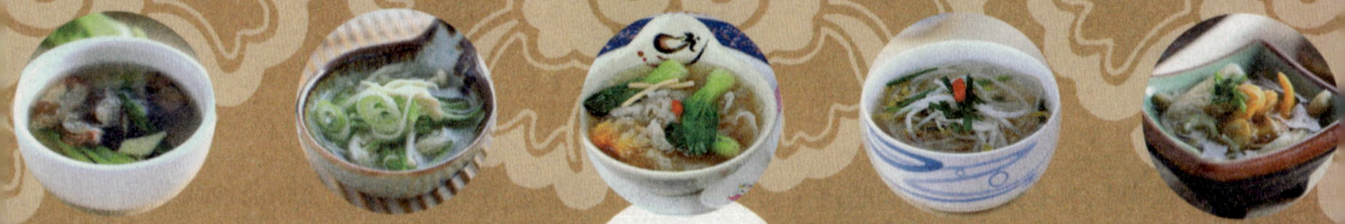

前言

喝汤，是中国人养生的重要方式。一碗好汤，在滋润肠胃、补益身体、守护家人健康的同时，还为家庭餐桌增色不少。千百年来，中国人就用煲汤的方式充分利用着自然食材的补养功效，通过时间和火候的作用把食物的营养转化进汤中，将汤变成盛在碗里的美味“营养师”。中国人常说：“宁可食物有馔，不可饭无汤”，一碗好汤，不仅载满了丰富营养与美妙口感，更承载了人们对健康与幸福的感悟。

蔬菜汤就是汤品中极有营养的一种。蔬菜中含有的植物营养素非常有利于人体健康。植物营养素是指存在于天然植物中的生物活性成分，影响着植物的颜色和气味，对人体健康有保护作用，包括类胡萝卜素、萜烯、柠檬酸和植物固醇等不同类别。它们主要存在于胡萝卜、甘蓝、西瓜、南瓜、菠菜、杏、葡萄柚、桃子、橘子等蔬果中。

绿色蔬菜含叶绿素、叶黄素、吲哚类化合物；黄色蔬菜含胡萝卜素、叶黄素类；红色蔬菜含番茄红素、花青素；白色蔬菜含黄酮类、烯丙基硫化物；紫色蔬菜含白藜芦醇、花青素。这些植物营养素被认为有抗氧化作用，还能增强免疫系统与细胞之间的沟通反应，从而保护人体健康。它们还可以修正雌激素代谢，帮助清除致癌毒素和杀死癌细胞。研究发现，每天摄入足够的水果和蔬菜有助于减少心脏病、黄斑变性和某些类型癌症等慢性疾病。

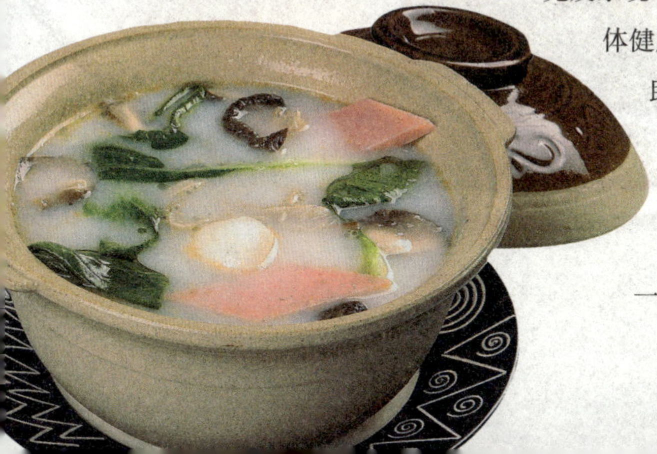

一碗蔬菜汤，全方位守护健康，轻松又

简单！本书分为清爽低脂蔬菜汤和元气滋补蔬菜汤两大类，包括200余种蔬菜汤的做法。教给读者利用蔬菜的根、茎、叶，将精华完整融入汤中，轻松把健康美味端上桌。拥有这本既可将蔬菜打碎享受较浓郁的汤类，也可保持蔬菜原貌享受保留最多营养元素，有着丰富口感的汤类。

书中提供的蔬菜汤能满足不同人群的健康需求，如爱美、想抗老人群，想帮助身体排毒的人群，容易感冒的人群，生活不规律的人群，有高血压、高脂血症的人群，减肥一直没成效的人群。

早晚一碗蔬菜汤，加速排毒、去油解腻，让你元气满满，变得更加美丽，越喝越健康。

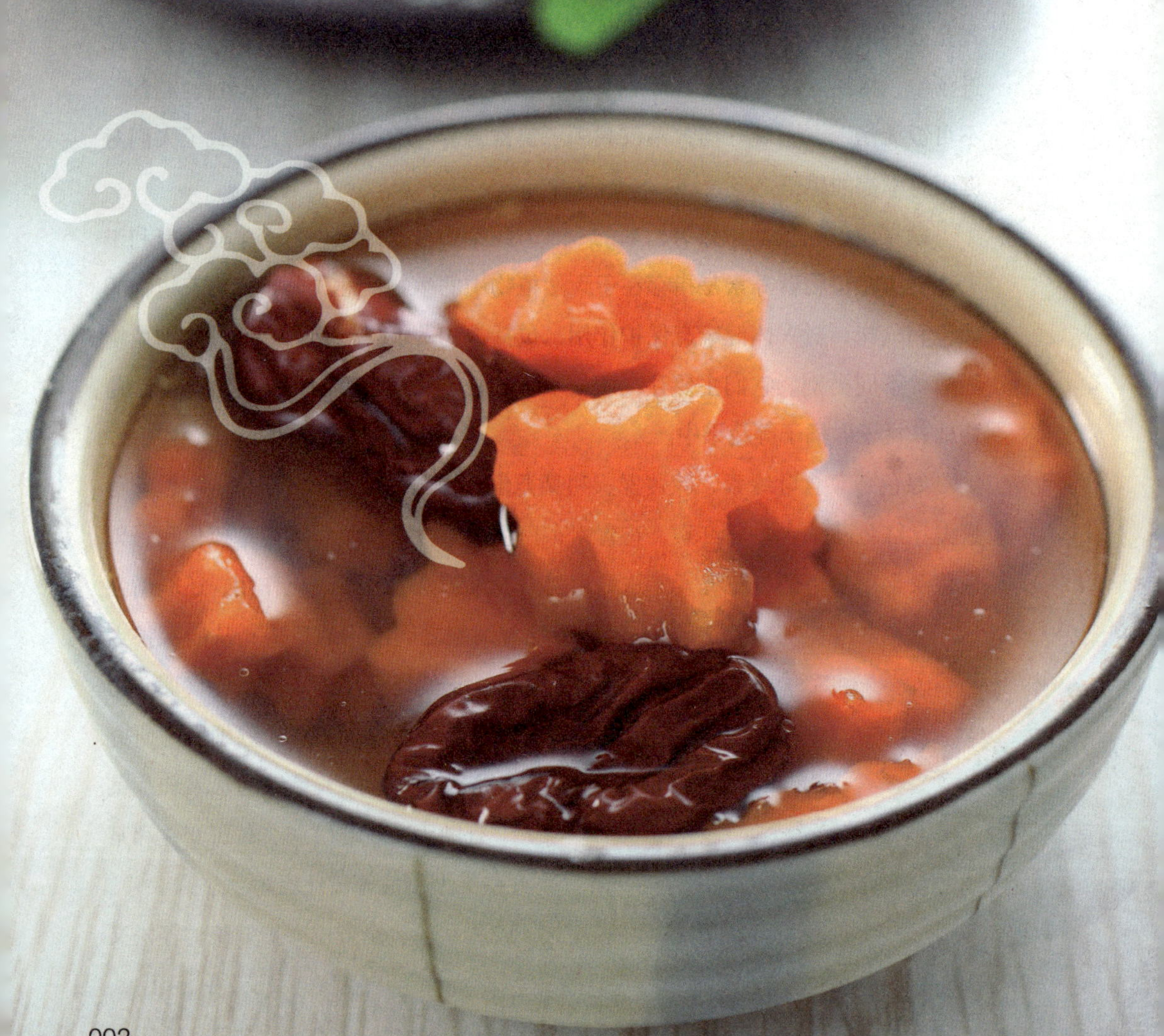

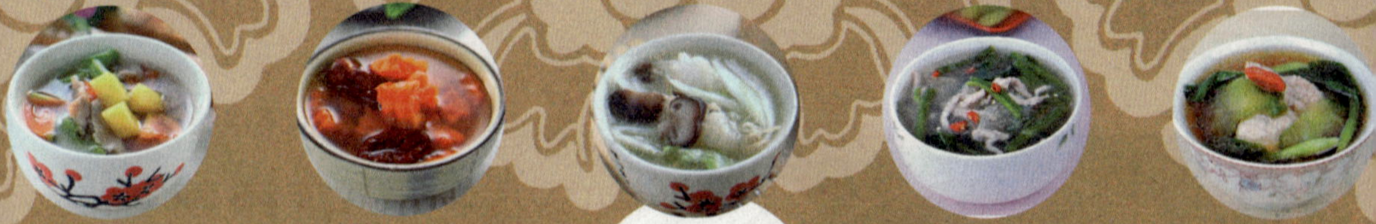

目录

第1章 蔬菜汤的基础做法

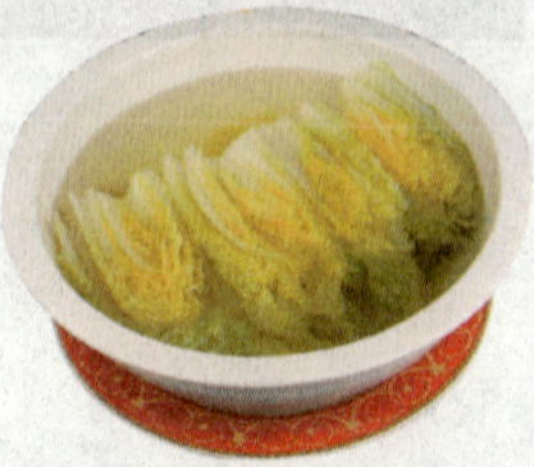

第2章 清爽低脂蔬菜汤

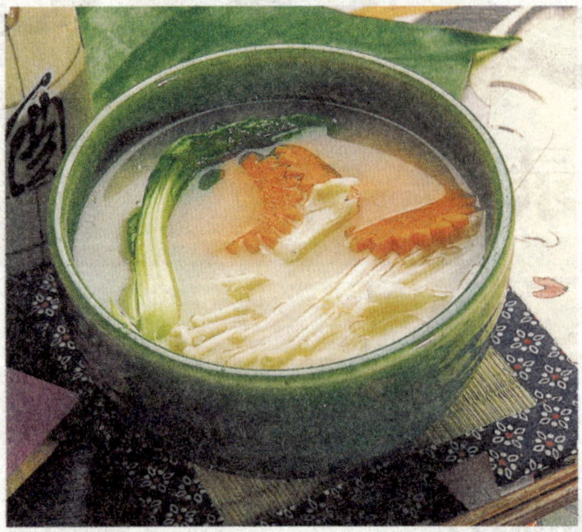

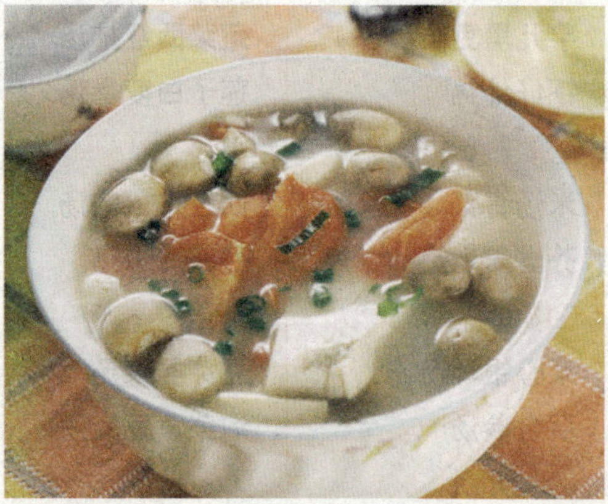

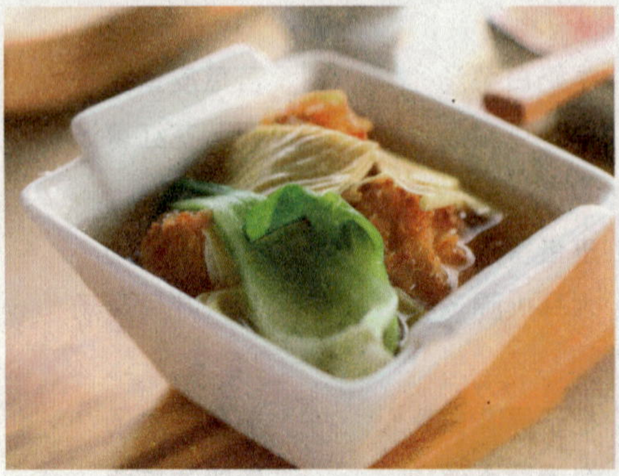

第3章 元气滋补蔬菜汤

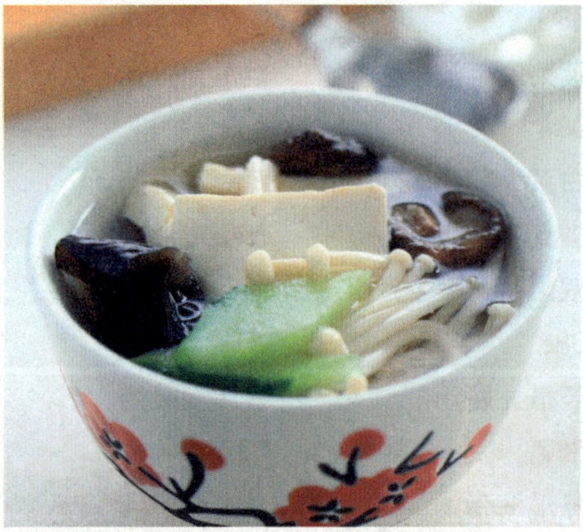

第1章

蔬菜汤的基础做法

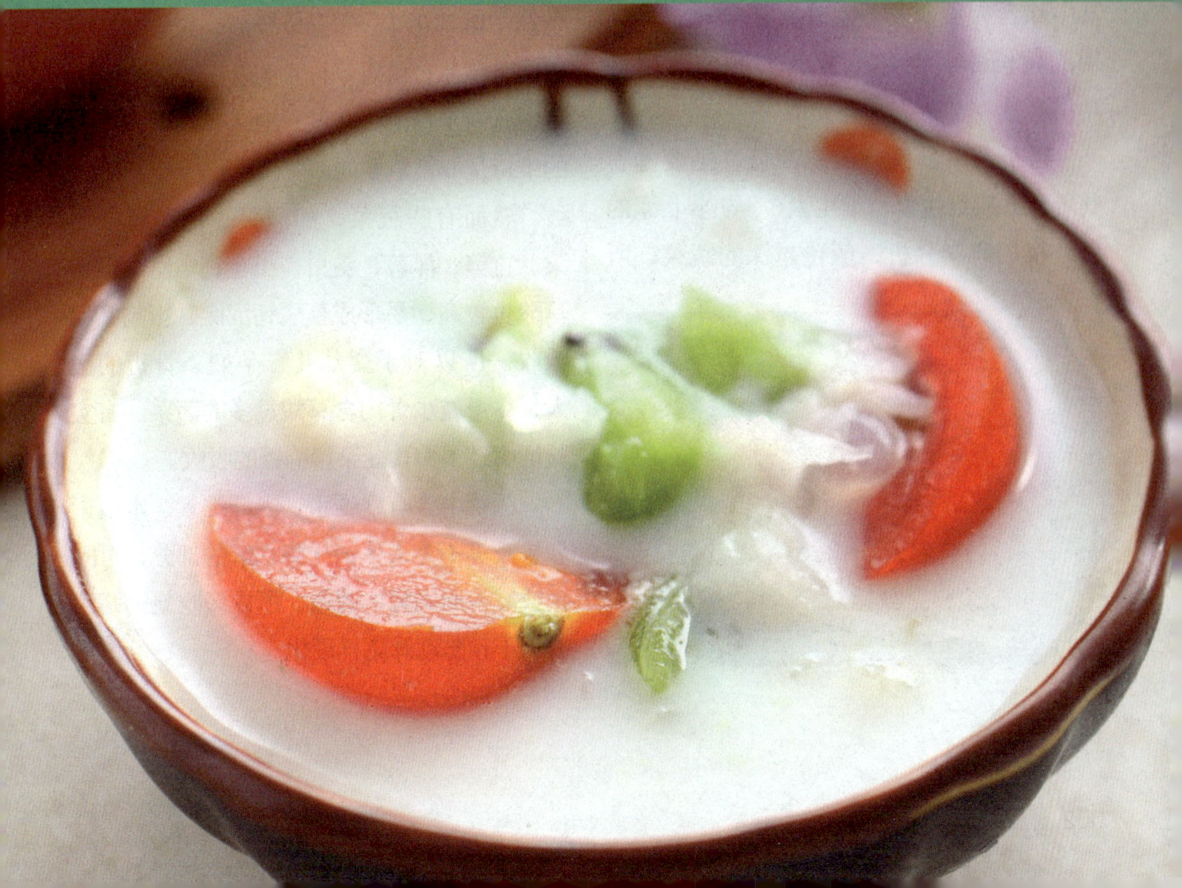

蔬菜的营养

蔬菜含有多种矿物质、维生素和善食纤维，在人体的生理活动中起重要作用。蔬菜大致可分为三大类：叶菜、瓜茄及根茎类。蔬菜可提供叶酸、胡萝卜素以及B族维生素等。专家建议，成人每日宜摄入500克蔬菜，其中2/3为叶菜，1/3为瓜茄和根茎类。

我们身体所需的许多营养来自摄入的蔬菜。在生活中，人们往往凭着蔬菜价格与味道作为选用标准，其实这很不科学。判断蔬菜的营养价值主要是看该蔬菜内含有多少人体必需的维生素以及铁、盐和纤维素等。

科学家通过对多种蔬菜营养成分的分析，发现蔬菜的营养价值与蔬菜的颜色密切相关。颜色深的蔬菜营养价值高，颜色浅的营养价值低，其排列顺序是“绿色蔬菜—黄色蔬菜—红色蔬菜—白色蔬菜”。

黄色胡萝卜比红色胡萝卜营养价值高，其中除含大量胡萝卜素外，还含有抑癌作用的黄碱素，黄色胡萝卜有预防癌症的功用。

判断蔬菜营养价值的高低，主要是看其所含B族维生素、维生素C、胡萝卜素的量。根据科学分析，颜色越深的蔬菜，所

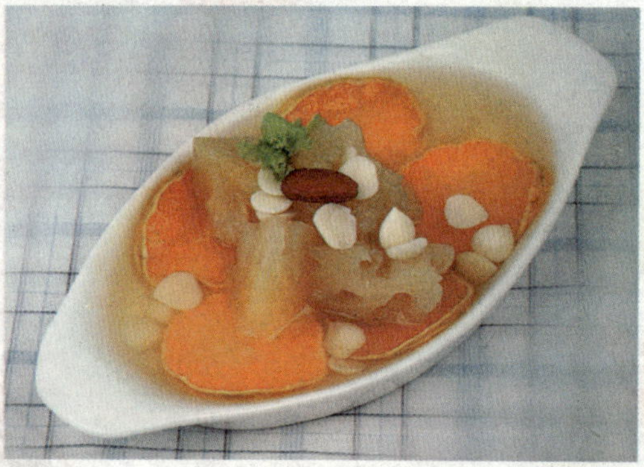

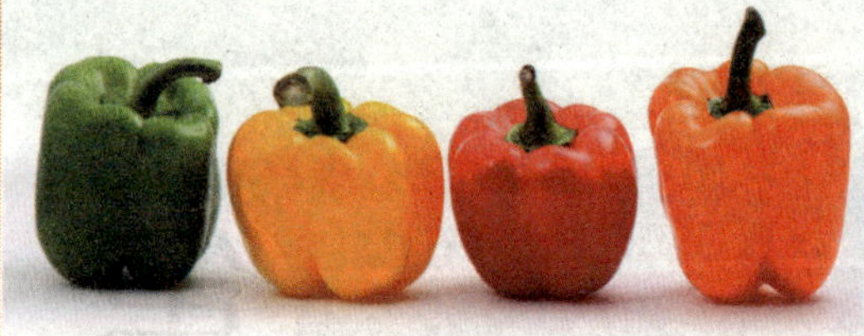

含B族维生素、维生素C与胡萝卜素越多，这类蔬菜富含维生素B_1、维生素B_2、维生素C、胡萝卜素及多种无机盐等，其营养价值较高。

胡萝卜中含胡萝卜素较高，并且还含有可防癌的本质素及能降压的琥珀酸钾盐；紫色茄子中维生素D的含量较高；辣椒、柿子椒中维生素C和胡萝卜素的含量也较高。蔬菜中含有丰富的无机盐，对人体内酸碱平衡的维持是非常重要的。

然而有些蔬菜，如菠菜、苋菜、空心菜、竹笋、洋葱、茭白，虽含钙丰富，但含草酸也较高，易形成草酸钙沉淀，影响钙的吸收。所以对于婴幼儿、孕妇、骨折的病人，尽量减少食用含草酸过多的蔬菜。有实验证明过多偏食菠菜影响锌的吸收。

蔬菜中含有纤维素、半纤维素、本质素和果胶等不为人体消化酶水解的部分，可阻止或减少胆固醇的吸收。所以多吃新鲜蔬菜有利于预防动脉粥样硬化症。

蔬菜汤推荐食材

汤是我国菜肴的一个重要组成部分，是由水和各种蔬菜、肉类以及一些其他的佐料经长时间的文火慢炖而形成的美味菜品。汤既可以作为正餐，又可以作为佐菜，不仅美味，而且营养。

无论是做菜中常用的菌藻、豆制品、蔬菜、家禽、畜肉、水产品、水果，还是一些不适合直接食用的下脚料如鸭骨架等，都可以作为汤煲的食材，通过烹饪变成可口的汤品。

下面介绍几种做蔬菜汤常用的食材。

⊙ 菌藻类

◆ 香菇

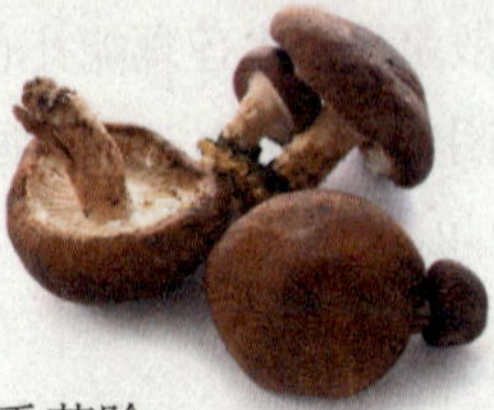

香菇是世界第二大食用菌，在民间素有“山珍”之称。它不仅味道鲜美，而且营养丰富。香菇除了富含B族维生素、维生素D之外，还含有铁、钾等多种微量元素。此外香菇还具有治疗食欲减退、少气乏力的作用。经常食用香菇能够增强细胞免疫能力，抑制癌细胞的生长，纠正人体酶缺乏症，降低血脂。可见，香菇是一种高蛋白、低脂肪的营养保健食品。

◆ 草菇

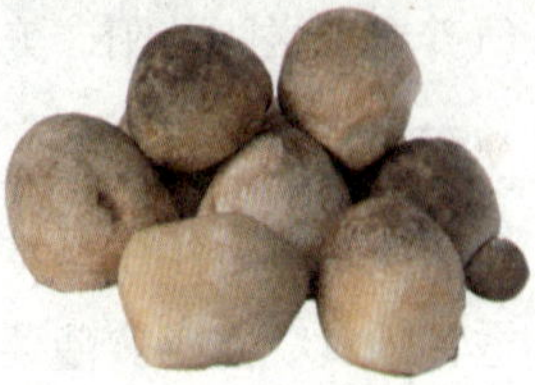

草菇因生长在潮湿腐烂的稻草中得名，多产于两广、福建、江西等地。它肥大肉厚、味道鲜美，有“兰花菇”“美味包脚菇”之称。草菇中含有丰富的蛋白质、多种维生素及磷、钾、钙等多种矿质元素，具有消食去热、滋阴壮阳、促进创伤愈合、增强人体免疫力等多种功效，是优良的食药兼用型的营养保健食品。

◆ 海带

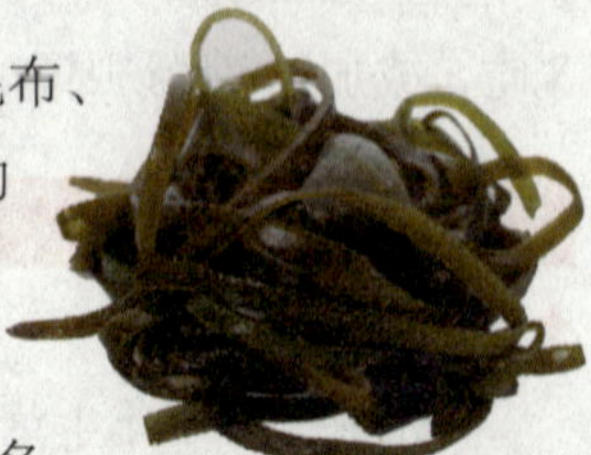

海带，别名昆布、江白菜，是褐藻的一种，因生长在海底的岩石上，形状像带子而得名。海带中含有大量的碘，还有钙、铁等多种营养元素。经常食用海带能够起到降压、降脂、利尿、消肿，提高免疫力，预防心脑血管病的作用；同时海带还具有减肥、护发、延缓衰老等多种功效。

◆ 木耳

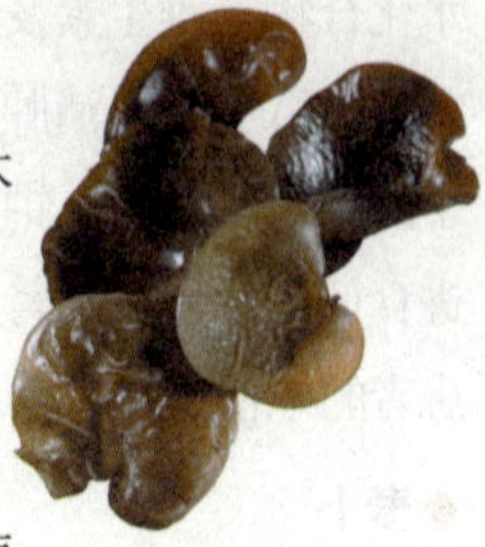

木耳，别名黑木耳、光木耳，主要分布于黑龙江、吉林、福建、湖北、广东、广西、四川、贵州、云南等地，生长于栎、杨、榕、槐等120多种阔叶树的腐木上。木耳色泽黑褐，质地柔软，营养丰富，吃法多样。它不仅味道鲜美，更具有很多药用功效，食之可以益气、充饥、轻身强智、止血止痛、补血活血，还可增强机体免疫力、防癌抗癌。

◆银耳

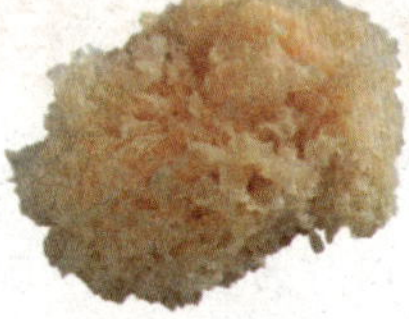

银耳，又称白木耳、雪耳、银耳子等，有“菌中之冠”的美称，是名贵的营养滋补佳品。银耳味甘、性平、无毒，既有补脾开胃的功效，又有益气清肠的作用，还可以滋阴润肺。银耳还富有天然植物性胶质，再加上它的滋阴作用，长期服用可起到养颜的作用。银耳价格不高，烹调方法多样，一般可以加冰糖炖来吃，或加红枣煲汤喝等。

⊙蔬菜类

◆冬瓜

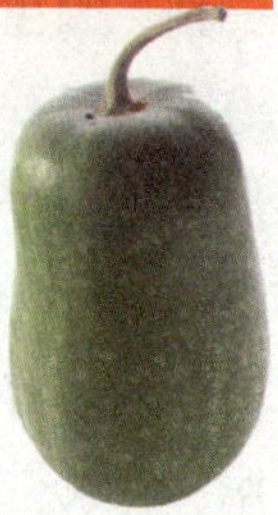

冬瓜是一种一年生草本植物，其状如枕，又叫枕瓜，生产于夏季。冬瓜成熟之际，表面会出现一层白粉状的东西，就好像是冬天所结的白霜，所以被称为冬瓜。冬瓜中含有丰富的蛋白质、碳水化合物、维生素及矿质元素等营养成分。常吃冬瓜可利尿消肿、清热解暑。由于冬瓜中的钾盐含量高、钠盐含量较低，因此是需进食低钠盐食物的肾脏病、高血压、浮肿病患者的绝佳选择。

◆萝卜

萝卜又名莱菔、水萝卜，属于根茎类蔬菜，原产我国，常见的种类有胡萝卜、青萝卜、白萝卜、水萝卜和心里美等。萝卜的营养丰富，具有下气消食、除痰润肺、解毒生津、和中止咳等多种药用价值。经常食用萝卜能够起到降血脂、软化血管、稳定血压的作用。

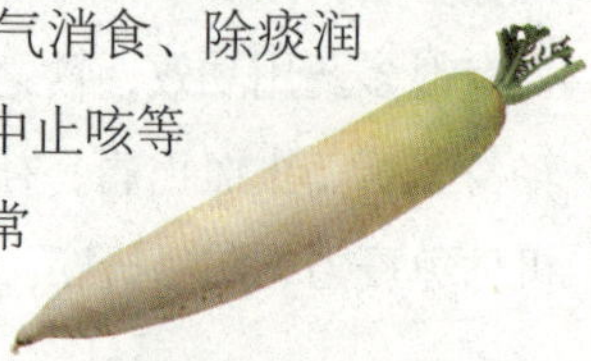

◆莲藕

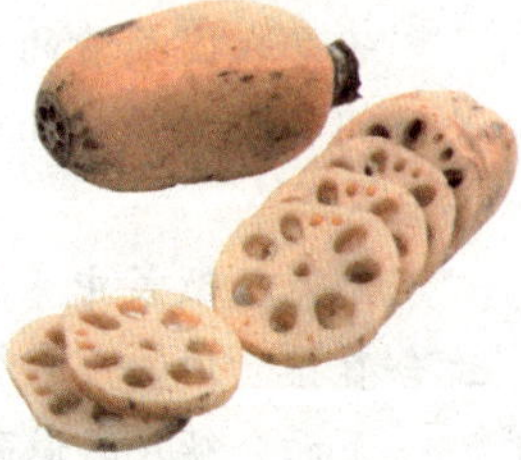

莲藕属睡莲科植物，可生食也可做菜，而且药用价值相当高，它富含淀粉、蛋白质、维生素B、维生素C、脂肪、碳水化合物及钙、磷、铁等多种矿物质，肉质肥嫩，白净滚圆，口感甜脆。生食莲藕能凉血散瘀，熟食莲藕能补心益肾、强壮筋骨、滋阴养血；同时还能利尿通便，帮助排泄体内的废物和毒素。

◆山药

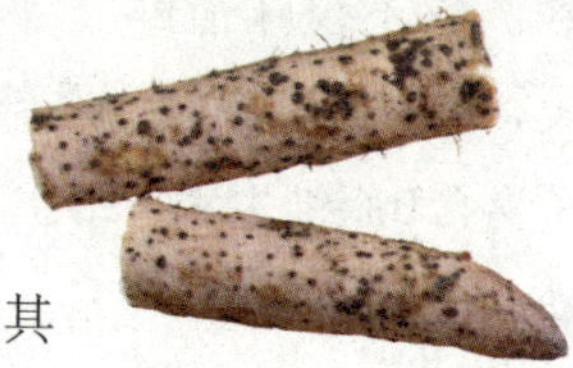

山药又被称为薯蓣，是一种多年生草本植物，其块根含淀粉和蛋白质，可以食用。山药味甘，性凉，入肺、脾、肾经，能补肾填精，延年益寿。山药中所含有的山药碱、胆碱、淀粉及钙、磷、铁等，具有诱生干扰素的作用，经常食用可以延年益寿、补气养血、滋阴补阳、美容养颜。

◆菠菜

菠菜属一年生草本植物，柔嫩多水分，适合炒食、煮汤。菠菜的营养价值丰富，具有润燥滑肠、清热除烦功效，对治疗便秘、痔疮也有一定疗效，还可以促进人体健康、防止衰老、防治缺铁性贫血。

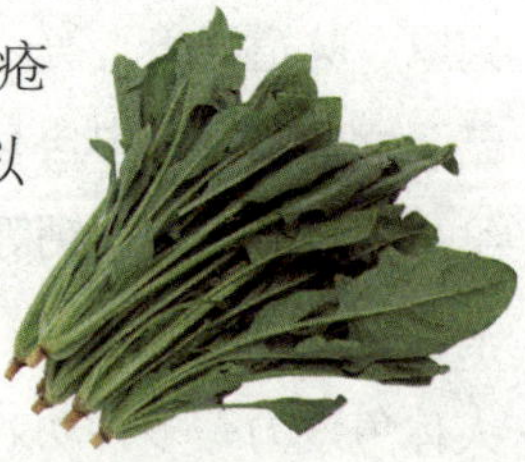

⊙豆制品类

◆黄豆

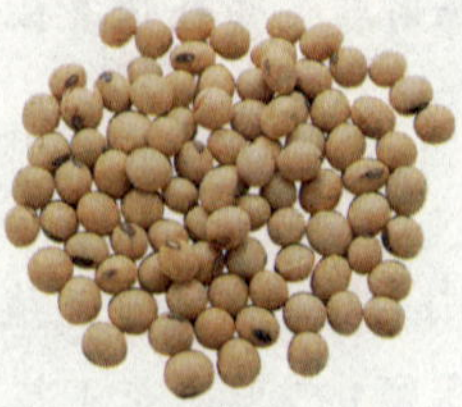

黄豆的营养价值最丰富，素有“豆中之王”之称，被人们叫作“植物肉”。干黄豆中含高品质的蛋白质约40%，为其他粮食之冠。黄豆中含有人体必需的多种氨基酸、磷脂、钙、磷、铁、钾、钠、胡萝卜素、B族维生素等成分。经常食用黄豆可降低血中胆固醇，预防高血压、冠心病、动脉硬化等。黄豆不仅可以直接食用，还可以制成豆浆或其他豆制品来食用。

◆豆腐

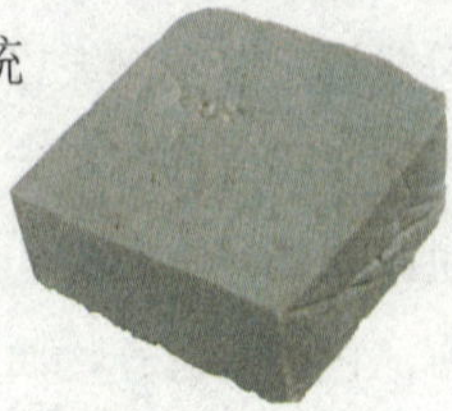

豆腐是我国的传统食品，黑豆、黄豆、白豆、豌豆和绿豆等都可用来制作豆腐。豆腐营养丰富，除了含有铁、钙、磷、镁等多种微量元素外，还含有糖类、植物油和丰富的蛋白。豆腐具有补中益气、清热润燥、生津止渴、清洁肠胃的功效，是儿童、病弱者及老年人补充营养的食疗佳品。

◆豆芽

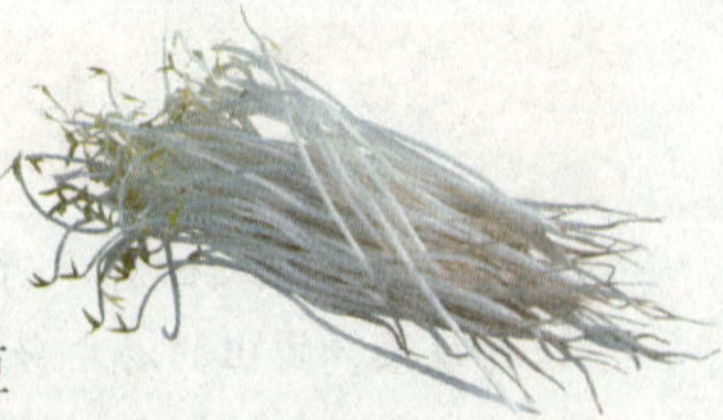

豆芽也称芽苗菜，常见的有黄豆芽、绿豆芽、黑豆芽、豌豆芽、蚕豆芽等品种。豆芽性寒、味甘，不同种类的豆芽功效各不相同：黄豆芽具有清热明目、补气养血、防止牙龈出血、心血管硬化及低胆固醇等功效；绿豆芽容易消化，具有清热解毒、利尿除湿的作用；黑豆芽养肾，含有丰富的钙、磷、铁、钾等矿物质及多种维生素；豌豆芽护肝；蚕豆芽健脾等。这些种类的豆芽可以在市场购买，也可以自己在家中培育。

◆豆泡

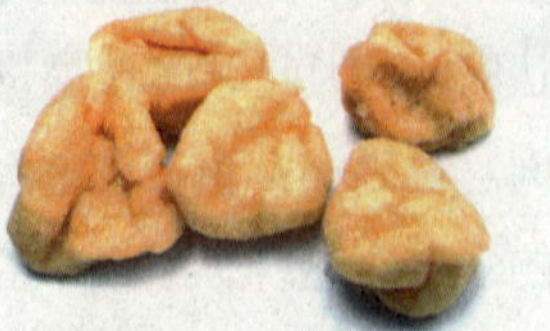

豆泡通常也叫油豆腐，是将老豆腐切成方块，在热油里炸过制成的。豆泡色泽金黄，内部组织呈蜂窝状，外筋内虚，易吸收汤汁，用来涮食或者煲汤都非常合适。豆泡富含优质蛋白、多种氨基酸、不饱和脂肪酸及磷脂等，其中铁和钙的含量也很高，可谓美味又营养。

◆豆皮

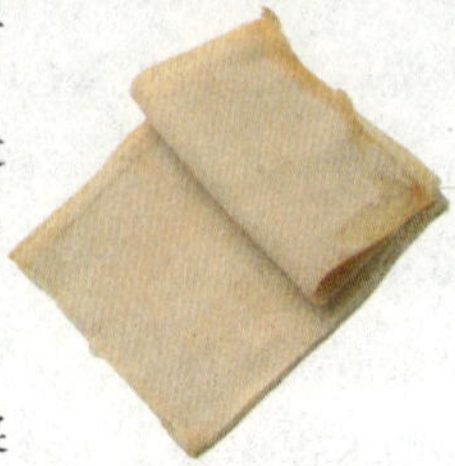

豆皮又名油皮、百片、腐衣、豆腐皮，是大豆磨浆烧煮后，凝结干后制成的豆制品。其皮薄透明，柔软不黏，色泽乳白，风味独特，是高蛋白、低脂肪的营养食品。豆腐皮中含有丰富的蛋白、大量卵磷脂和多种矿物质，能够保护心脏、促进骨骼发育、提高免疫能力，是一种妇、幼、老、弱皆宜的食用佳品。

怎样让蔬菜汤更营养

蔬菜中含有人体需要的多种营养素，经常食用蔬菜能让你身体更健康。下面教大家如何保存蔬菜，煲出的汤才含有更多营养。

⊙ 不要久存蔬菜

很多人喜欢一周进行一次大采购，把采购回来的蔬菜存在家里慢慢吃，这样虽然节省时间、方便，但蔬菜放置一天就会损失大量的营养素。例如，菠菜在通常情况下（20℃）放置一天，维生素C损失高达84%。因此，应该尽量减少蔬菜的储藏时间。如果储藏也应该选择干燥、通风、避光的地方。这样，蔬菜中的营养素得以更多地保存，煲出的汤自然也更有营养。

⊙ 不要先切后洗

许多蔬菜，人们都习惯先切后清洗，其实，这样做是非常不科学的。因为这种做法会加速蔬菜营养素的氧化和可溶物质的流失，使蔬菜的营养价值降低。要知道，蔬菜先洗后切，维生素C可保留98.4%～100%，如果先切后洗，维生素C就会降低到73.9%～92.9%。正确的做法是：把叶片剥下来清洗干净后，再用刀切成片、丝或块，随即下锅煲煮。还有，蔬菜不宜切得太细，过细容易丢失营养素。

⊙ 不要切成太小块

蔬菜切成小块，过1小时维生素C会损失20%。蔬菜切得稍大块，有利于保存其中的营养素。有些蔬菜若可用手撕断，就尽量少用刀切。据研究，蔬菜切成丝后，维生素仅保留18.4%。至于花菜，洗净后只要用手将一个个绒球肉质花梗团掰开即可，不必用刀切，因为用刀切时，肉质花梗团便会被弄得粉碎不成形，当然，最后剩下的肥大主花大茎要用刀切开。总之，能够不用刀切的蔬菜就尽量不要用刀切。

⊙ 应现煮现处理

蔬菜买回家后不能马上整理。许多人都习惯把蔬菜买回家以后就立即整理，整理好后却要隔一段时间才煮。其实我们买回来的包菜的外叶、莴笋的嫩叶、毛豆的荚都是活的，它们的营养物质仍然在向可食用部分供应，所以保留它们有利于保存蔬菜的营养物质。而整理以后，营养物质容易丢失，菜的品质自然下降，因此，不打算马上煮的蔬菜就不要立即整理，应现煮现理。

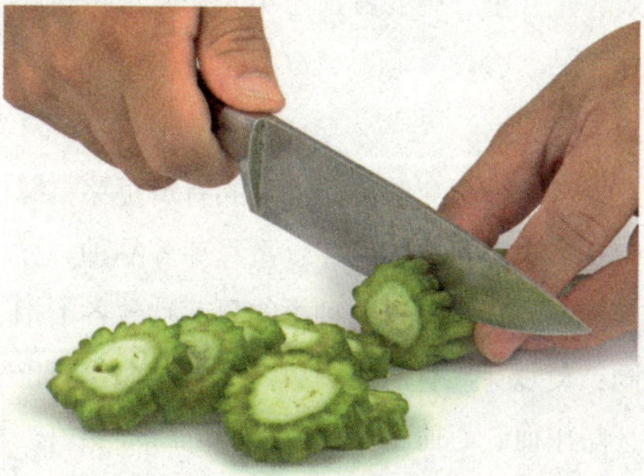

汤煲辅料的应用方法

辅料是指在制作菜品时，除了主要的食材外，其他需要用到的做调味之用的辅助材料，如葱、姜、蒜和各种调料。调料在汤煲的制作中起着很重要的作用，总的来说，它的作用主要是调味：如喜欢吃辣味的人在汤中加入辣椒；如果想增加鲜味，则在汤中加入鸡精或者鱼露等调料；如果想去除食材的异味，做鱼虾或肉类时可在汤中加入料酒等。

调料虽然重要，但也不可胡乱添加。调料过多会影响汤的滋补作用，如果炖肉时加入大量的辣椒、八角、茴香、花椒、胡椒、鲜姜等佐料，就可能会改变汤的食性，引起上火；用料太杂，煲出来的汤，会失去其主料纯正鲜美的味道；用料不当还可影响汤的感观性状，如加入淀粉过多，汤会变成糊。因此在使用调料时要本着适量的原则。

香辛料又被称作辛香料或香料，是用一些植物的种子、花蕾、叶茎、根块等制成的调料的总称。辛香料一般都具有刺激性香味，其作用是为了给食物增加香味，从而使食物更美味，达到增进食欲的目的。香辛料很少单独使用，一般由几种调和构成，而我们平时生活中最常用到的，就是葱、姜、蒜和花椒。

下面就来了解一些辛香料的处理方法。

◆老姜的处理

将老姜洗净，带皮拍散即为姜块。

将老姜洗净去皮，切成两半。

用斜刀将姜切成小块。

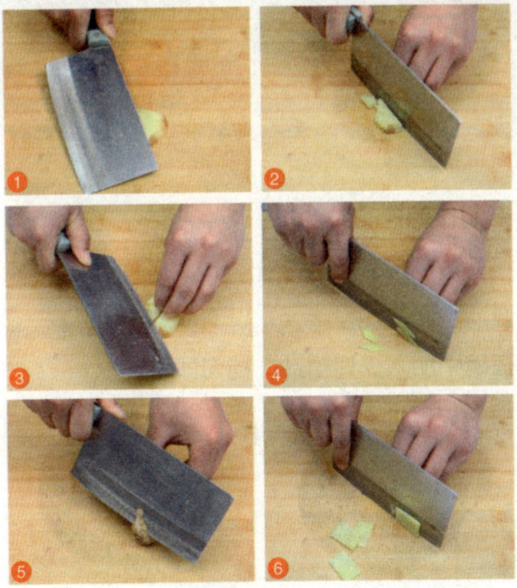

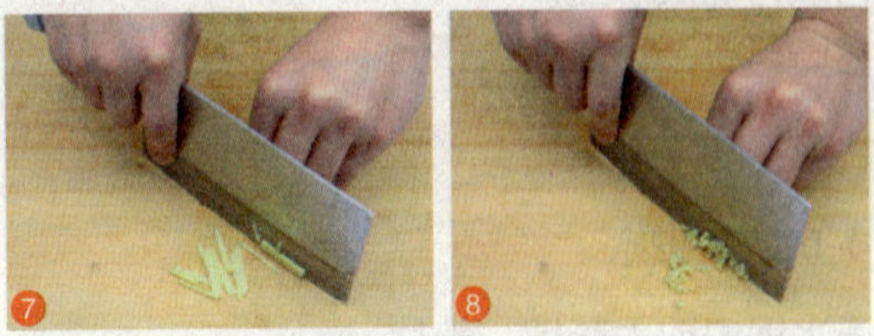

然后将姜切成菱形的姜片即可。

将老姜洗净去皮。

将去皮的姜纵向切成长片。

再将姜片纵向切成姜丝。

最后把姜丝剁成姜末。

◆大葱的处理

将大葱切去根须。

剥去大葱的外皮和老皮，清洗干净。

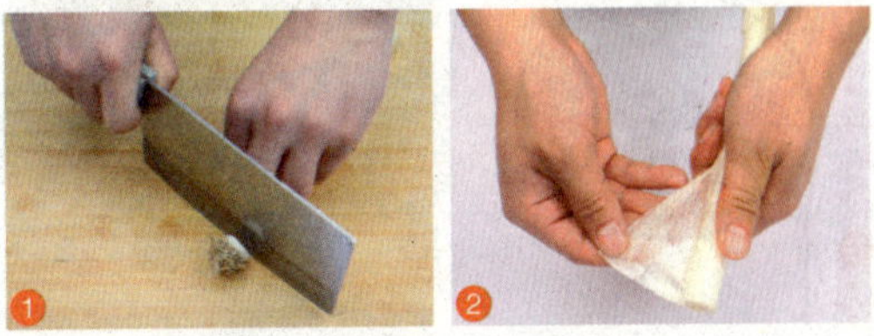

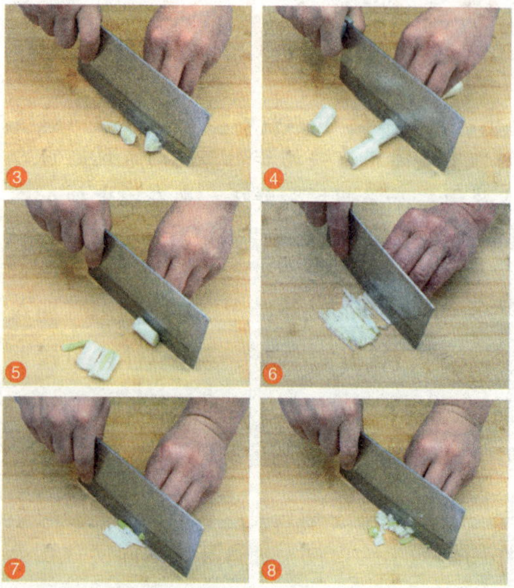

用滚刀法将大葱切成葱段即可。

将大葱切成小段。

将葱段纵向切成两半。

再顺刀切成葱丝。

将葱段纵向切成葱条。

将葱条切成葱粒。

◆ 巧取花椒水

清水锅内放入花椒、姜片。

烧沸后改用中火熬出香味。

将汤汁放入大碗内凉凉。

过滤去掉杂质即成。

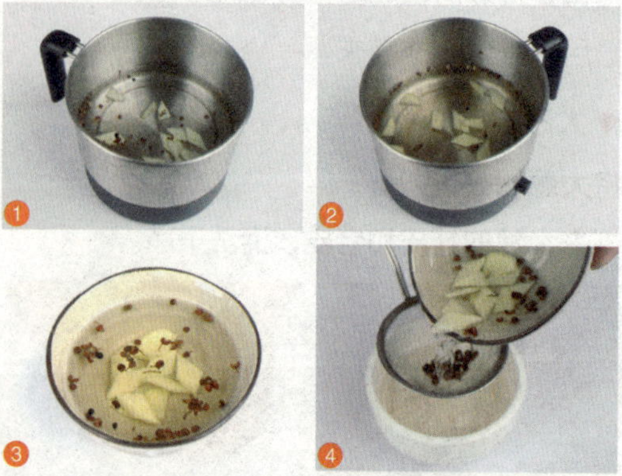

◆ 大蒜去皮

将大蒜切去根部和蒜芽。

剥去蒜的外皮，将蒜掰成小瓣。

剥去蒜瓣上的蒜皮，取净蒜瓣备用。

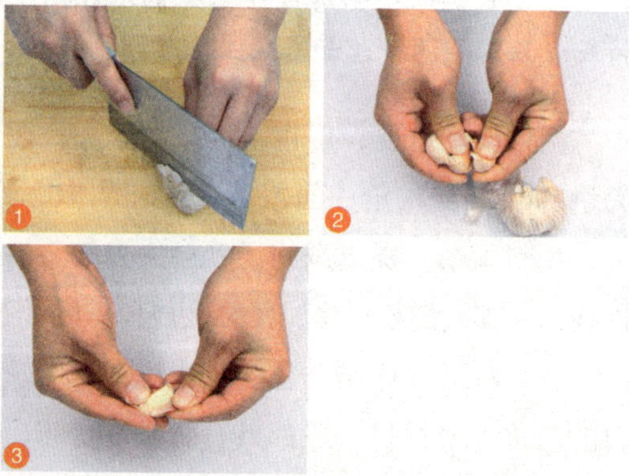

◆ 制作蒜片、蒜末、蒜蓉

将净蒜瓣切成蒜片。

将净蒜瓣用刀拍一下，再剁碎，得到蒜末。

将净蒜瓣放入捣蒜器内捣成蒜蓉。

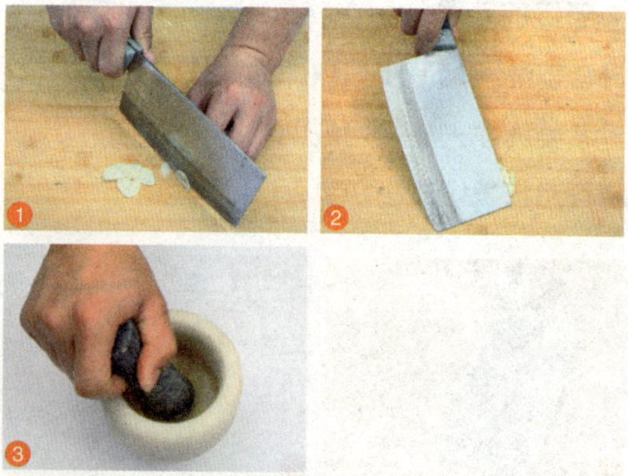

◆ 制作蒜汁

将蒜瓣制成蒜蓉后取出，放入碗中，加入适量清水调匀。

在碗中加入少许精盐，搅匀即可。

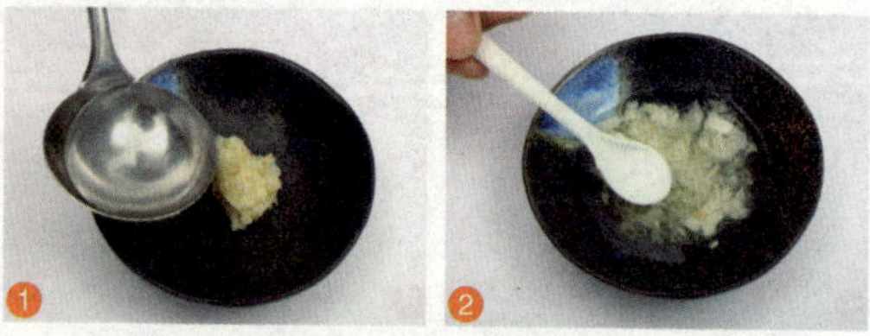

◆ **葱、姜、蒜的保存**

按照葱、姜、蒜的大小和数量，将锡纸剪成大小合适的形状，将葱、姜、蒜分别包好，放在阴凉通风处。这样做能够延长葱、姜、蒜的保存时间，而且用过的锡纸还能再次使用。

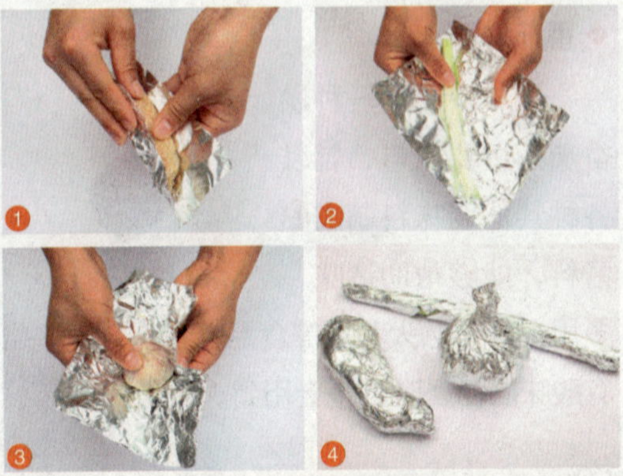

⊙ 汤煲的调料应用

调味料也被称为佐料，少量加入菜品中即可改善食物味道。大部分调料直接或间接来自植物，少数为动物成分或者合成成分。调料可以添加酸、甜、苦、辣、咸、鲜、麻等各种味道，下面就介绍几种汤煲中常见的调料及其用法。

◆ **精盐**

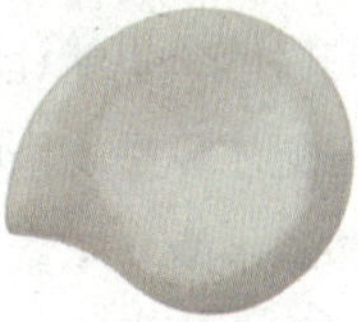

精盐又叫加工盐或细盐，是经过去除杂质后再次结晶析出的盐，其中所含杂质较少。根据需要，有时还要加入碘，制成碘盐。精盐是日常烹调中不可或缺的调料，煲汤中也少不了它调味，一般在汤将要煮好时加入。

◆ **鸡精**

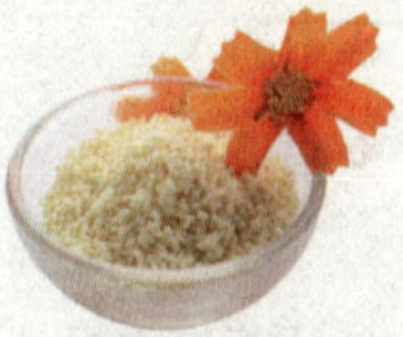

鸡精是以新鲜鸡肉、鸡骨、鸡蛋等为原料制成的用作增鲜、增香的调味料，一般在汤即将出锅前加入。

◆ **糖**

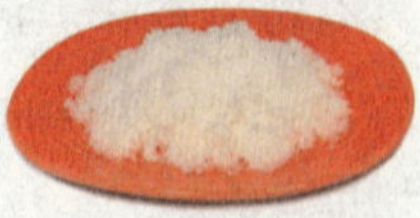

在煲汤时常用的糖有白砂糖、冰糖和红糖。白砂糖颜色洁白，甜味纯正，甜度稍低于红糖，烹调中常用；冰糖是砂糖的结晶再制品，制作水果甜汤时经常用到；红糖一般是指甘蔗经榨汁，通过简易处理，经浓缩形成的带蜜糖，常被用在带有补益作用的汤煲中。

◆ **酱油**

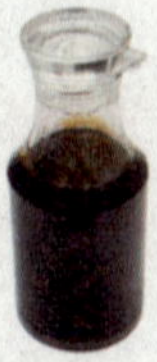

酱油是中国的传统调味品，这种调味品以咸味为主，亦有鲜味、香味等。一般分为老抽和生抽两种，其中生抽较咸，用于提鲜；老抽较淡，用于提色。

◆ **醋**

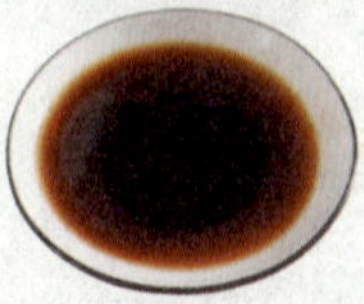

在煲汤的过程中，除了制作酸辣汤等带有酸味的汤羹，一般较少用到醋。但在炖制骨头汤时，适当添加一些醋，能够使汤中骨头的钙质更好地溶出，使汤变得更加营养。

◆ **料酒**

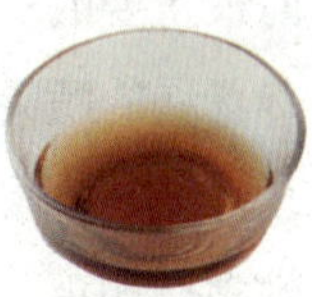

料酒是用于烹饪调味的酒，可减少食物腥膻和油腻的口感，主要用在烹调肉类、家禽、海鲜和蛋等动物性原料的时候。制作汤煲时用在对食材的腌制上，或者在煲汤过

程中加入。

◆ **香油**

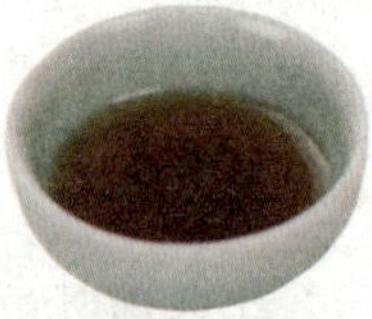

香油，又称芝麻油，是从芝麻中提炼出来的，具有特别香味。汤品煲好后，滴入几滴香油，可以增加汤羹的香味，增进食欲。

◆ **蚝油**

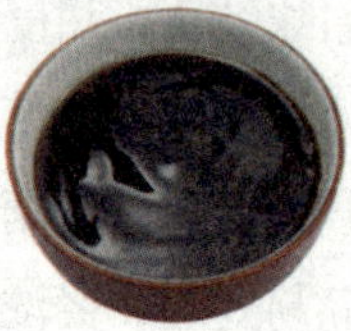

广东地区称牡蛎为蚝，蚝油是用牡蛎经煮熟取汁浓缩，加辅料精制而成的调味品。蚝油口感咸鲜微甜，加入汤羹中能够起到增鲜、提味的作用。

◆ **椰浆**

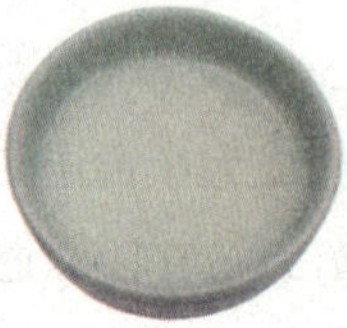

椰浆是从成熟椰子的椰肉中榨出来的乳白色黏稠液体，不同于椰子中原有的半透明香甜味液体，其可以用来调味，能增加汤羹的香味。

◆ **番茄沙司**

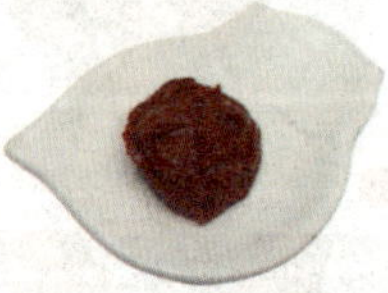

番茄沙司是一种以番茄为主要原料，辅以各种其他调味料制成的酱料，能够帮助调味，多用于制作意大利面等食品，在煲制一些带有酸味的汤煲时，也会用到。

汤煲美味的秘诀

是不是了解了煲汤的食材、调料之后，我们就能做出一锅美味的汤来呢？答案是否定的，除了这些必备的知识，我们还应掌握一些煲汤很可能会用到的小窍门，这些秘诀能够帮助我们将汤做得更美味。

◆ **选料新鲜**

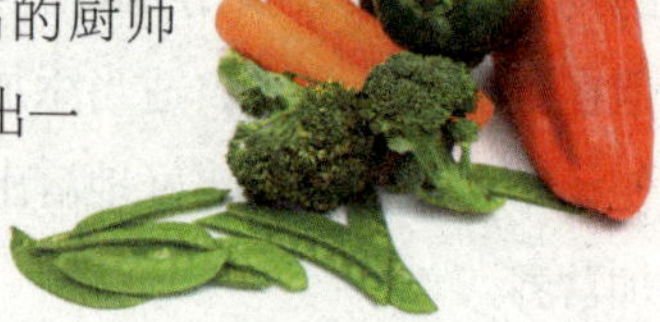

如果没有好的原材料，技巧再高的厨师也不能保证做出一锅好汤来。在选择原材料时最重要的一个标准就是要新鲜。在购买制作汤煲的蔬菜、水果时，一定要挑选那些质地鲜嫩、不萎蔫的。在购买用来煲汤的动物性食材如鸡、鸭、排骨等，要选择新鲜、干净、颜色正常、没有异味的。所谓新鲜，是指鱼类、畜类、禽类最好在杀死后的3~5个小时之内进行烹调，用这样的食材烹制出的菜肴无论是营养还是味道都非常好。

◆ **材料搭配适宜**

合理的材料搭配，不仅能使汤获得更好的口感，也能让汤的营养更均衡。那么如何搭配才算是均衡呢？煲汤的材料要尽量保持酸碱平衡、荤素搭配，最好不要选择品种单一的食材来煲汤；因为除了主食材之外，煲汤所用的辅料比较灵活多变，可以在选择煲汤材料时，根据饮汤者体质搭配材料，制作出更适合自身的汤品来。

◆ **掌握水的用量和用法**

对于汤类菜肴来说，水的运用是非常

重要的。水不仅是食品的传热媒介，还是汤的重要组成部分，加水量的多少直接关系到汤煲的口感。一般情况下，加水量为主要食材质量的2~3倍，但这个标准也并非绝对，喜欢喝汤的人可以在煲汤时多加些水，喜欢汤汁比较浓稠的人可以在煲汤时少加些水。有一点需要注意的是，在制作汤煲时，尽量要一次性把水量加足，如果确实需要中途加水，也要加入热水，以免影响汤的味道。

◆ **把握食材切放时机**

一般在煲汤时需要放入几种不同的食材，而不同的食材由于性质不同，需要炖煮的时间也不尽相同，因此在往锅中加入食材时，一定要把握好时机。一些需要长时间炖煮的材料，如肉、某些根茎类的蔬菜等，可以先放入锅中；一些比较易熟的嫩叶类蔬菜，在起锅前几分钟放入即可。还有一点需要注意的是，一些富含蛋白质和脂肪等营养物质的动物性食材，应放入冷水锅中进行烧煮，以免营养物质突然遇到高温凝固，形成外膜阻碍食材内部的营养物质的外溢。

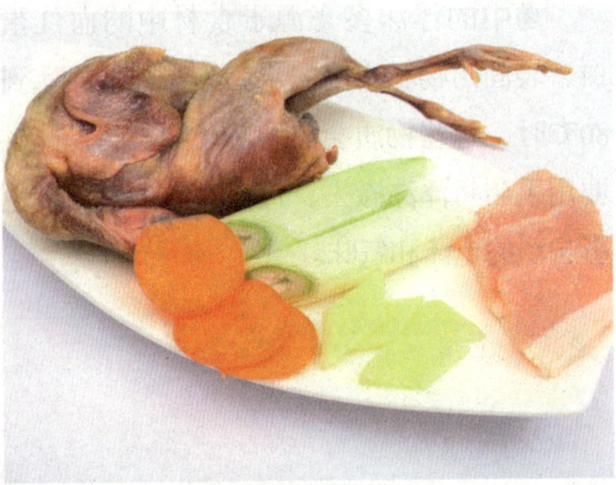

◆ **掌握火候**

正确地掌握和运用火候，是能否成功制作一道美味汤品的关键因素之一。汤对火候的要求很高，并不是所有汤都需要用大火长时间地熬煮，运用什么样的火候取决于食材的性质，如果错误用火，很容易破坏汤汁的味道和营养。

◆ **汤煲时间的讲究**

做汤时间的长短对于汤的影响也很大，要使食材中的营养素充分溢出进入汤汁内，而又不破坏食材的营养，就要把握好做汤的时间。做汤时间并不是越长越好，而是要根据做汤所用食材的性质而定，如果汤中主料是肉鸡或者猪肉片，一般煮2小时左右即可；如果主料是猪棒骨、老母鸡或猪蹄等，一般要煮3~4个小时；如果汤中的主料是蔬菜或水果，则无须煮太久。

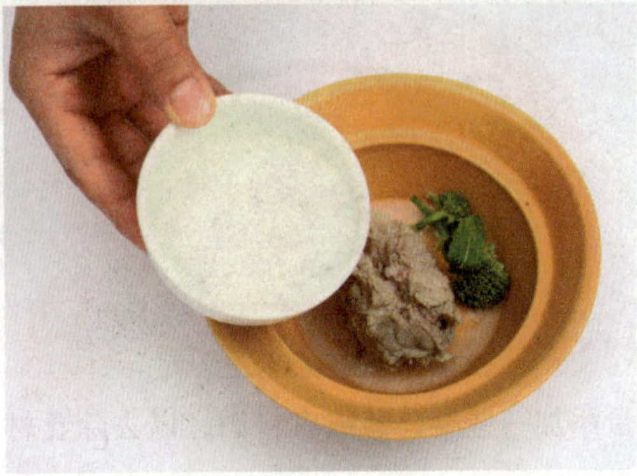

◆ **除异增鲜的技巧**

用于制汤的食材，尤其是动物性食材，大多有不同程度的腥味和异味，这些味道融入汤中会严重影响汤的口感，因此做汤之前或在做汤的过程中就要采取一些办法来去除食材异味，增加汤的鲜味。在制作的动物性食物为主料的汤时，做汤过程中，可以适

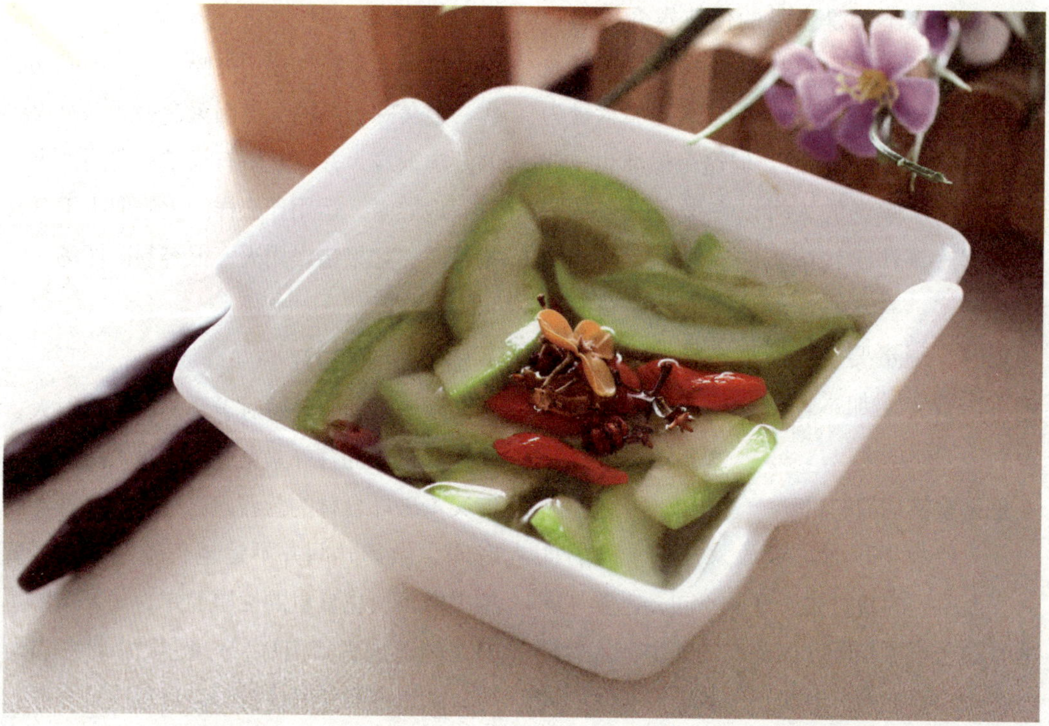

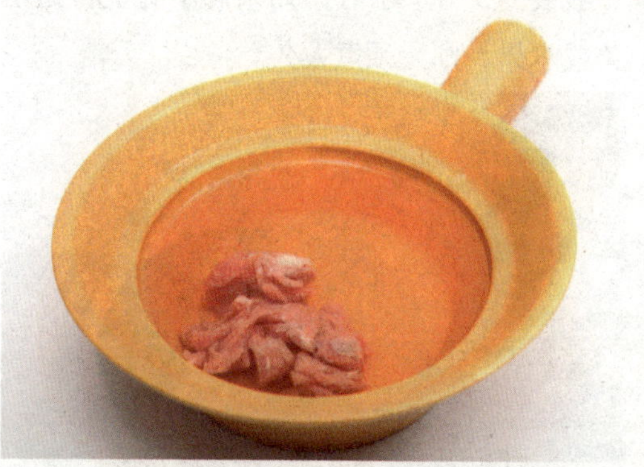

量添加一些姜、葱或者料酒，以去除食材异味。

◆ **调料添加要适时适量**

有些人喝汤喜欢原汁原味，不喜欢往汤中加入过多调味品，担心破坏食材原有的鲜香味。的确，过多地加入调味品会影响汤的口感，破坏汤的营养成分，因此向汤中添加调味品时要注意用量。除了调味品的用量，添加调味品的时机也会影响汤的味道。一般来说，煮汤时，盐应当最后加，因为盐能使蛋白质凝固，有碍鲜味成分的扩散，如果早加会影响汤的味道。

◆ **撇净浮沫**

汤中的浮沫多来源于食材中的血红蛋白、表面污物和水中的水垢等，当水温达到80℃时，这些物质会漂浮在汤的表面，此时要用手勺将浮沫撇去，直至撇净为止，以免影响汤的色泽和气味。

第2章

清爽低脂蔬菜汤

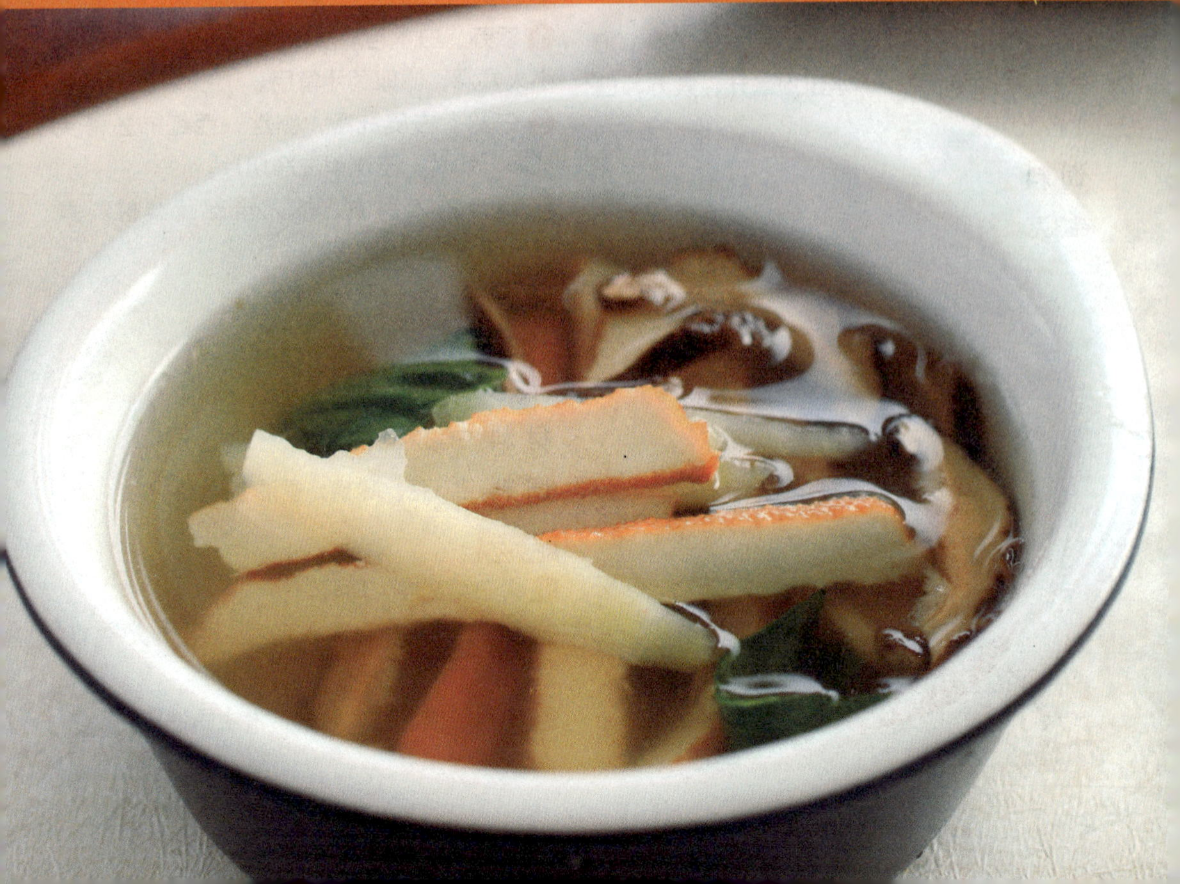

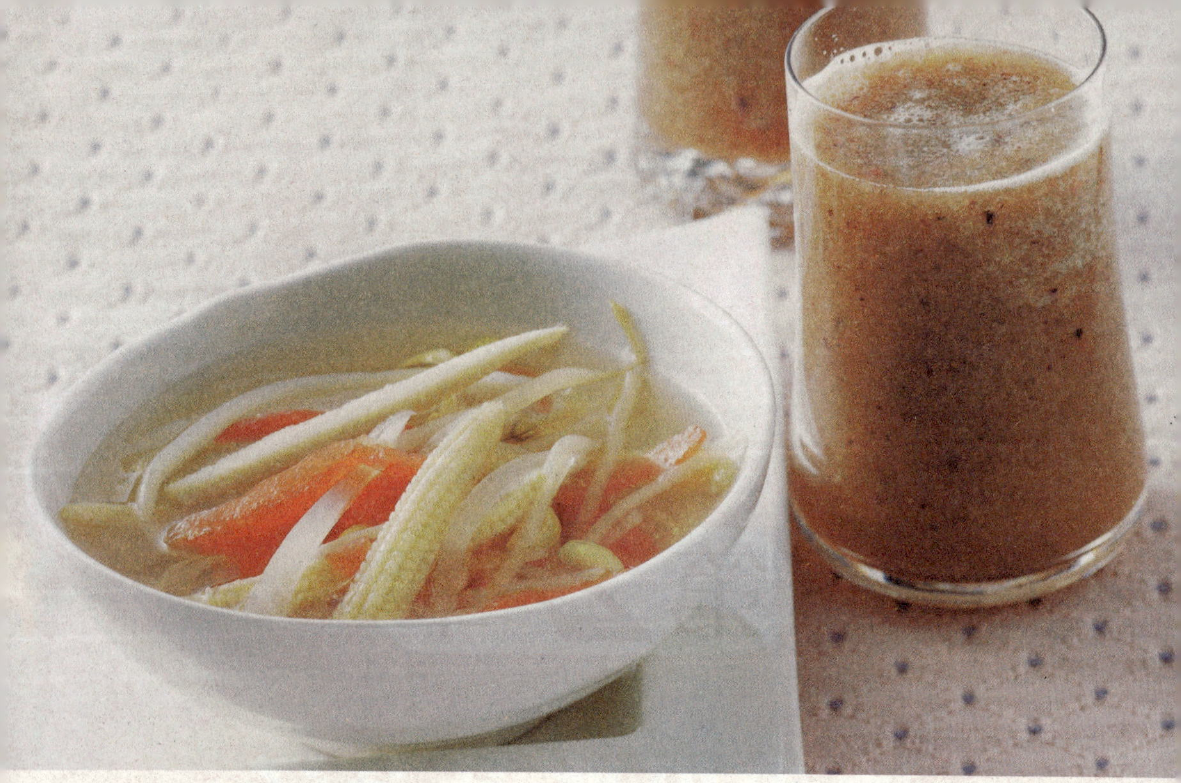

什锦蔬菜汤

材料

白萝卜200克，西红柿250克，玉米笋100克，绿豆芽15克，清水800毫升、紫苏、白术各10克。

调料

盐3克。

做法

1. 紫苏、白术与清水800毫升置入锅中，以小火煮沸，滤取药汁备用。
2. 白萝卜去皮洗净，刨丝；西红柿去蒂头洗净，切片；玉米笋洗净切片。
3. 药汁放入锅中，加入全部蔬菜材料煮沸，放入盐调味即可。

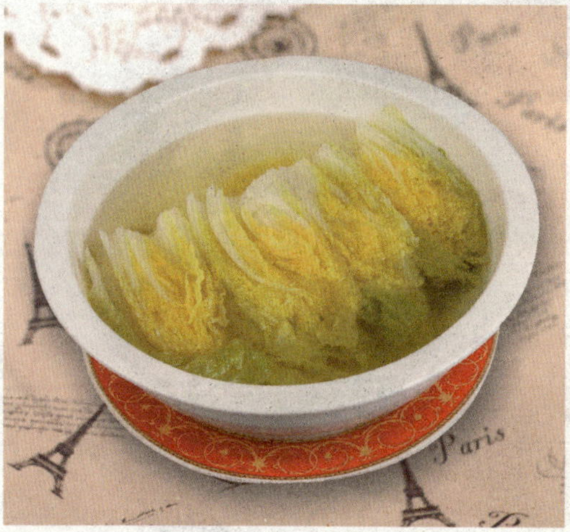

白菜清汤

材料 白菜200克。

调料 盐3克，味精、香油各适量。

做法

1. 将白菜洗净，掰开。
2. 在锅中放水，放入白菜，用小火煮10分钟。
3. 出锅时放入盐、味精，淋上香油即可。

黄花菜汤

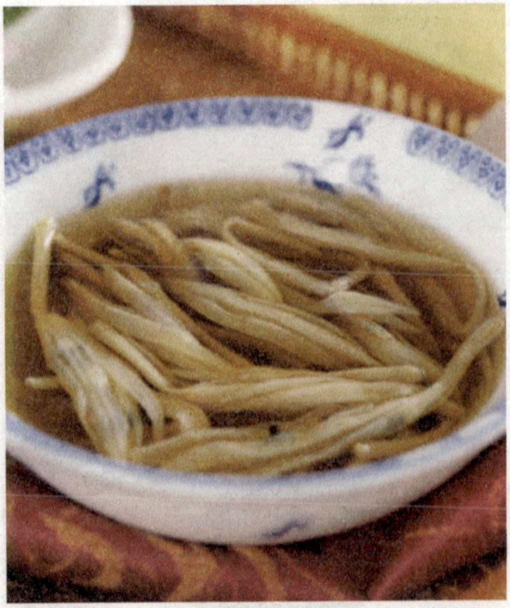

材料 干黄花菜50克。

调料 植物油20克，食用盐3克，鸡精1克。

做法

1 将黄花菜冷水泡1小时，去除硬柄，淘洗干净备用。

2 锅上火烧热，倒入食用油，加入黄花菜，煸炒片刻。

3 加适量水煮开，10分钟后调入盐、鸡精即可。

上汤鲜黄花菜

材料

黄花菜300克，上汤200毫升。

调料

盐3克，味精2克。

做法

1 黄花菜洗净，沥水。

2 锅置火上，烧沸上汤，下入黄花菜，调入盐、味精，装盘即可。

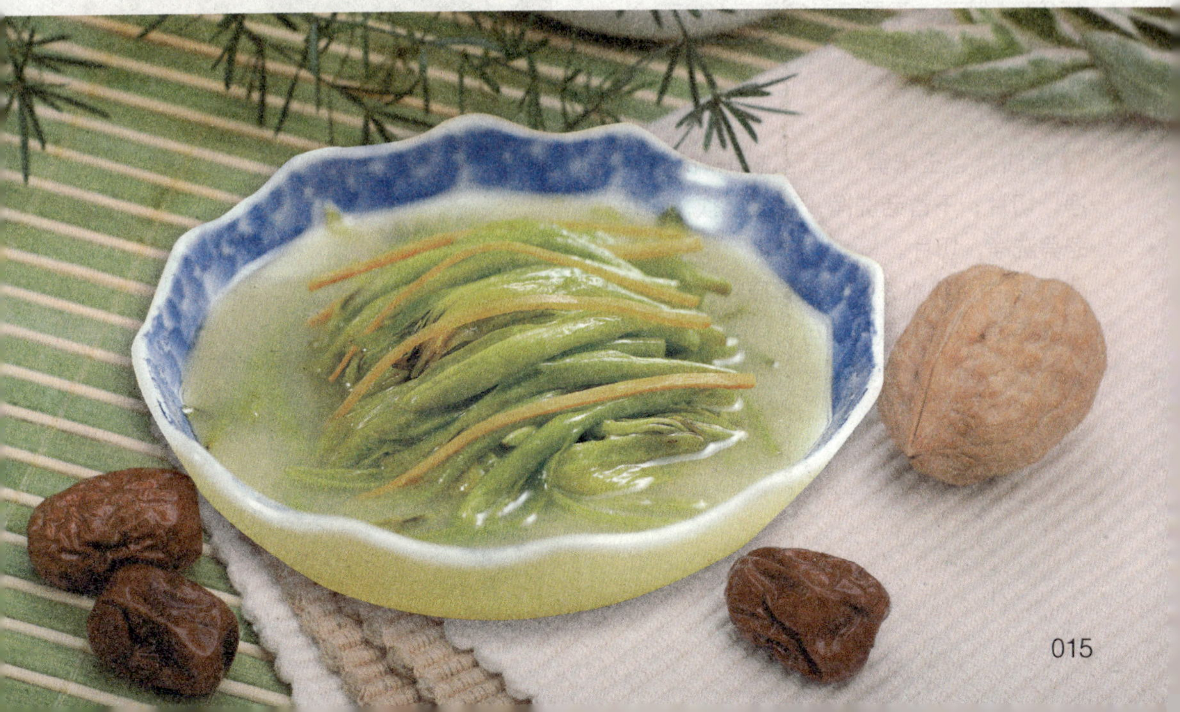

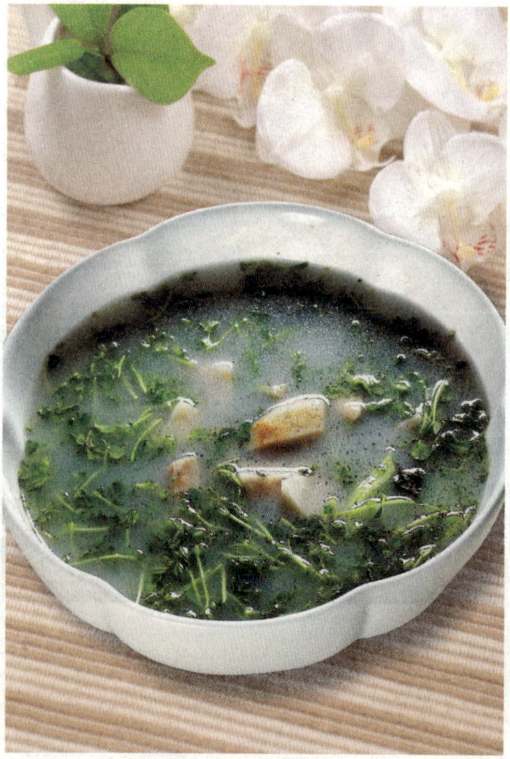

芋儿黑豆苗汤

材料 小芋头250克，黑豆苗50克。

调料 姜片5克，食用盐3克，味精、鸡精各2克，香油5毫升，上汤200毫升，植物油适量。

做法

1. 芋头去皮，洗净，切成滚刀块；黑豆苗清洗干净，备用。
2. 锅上火烧热，放入油，爆香姜片，倒入上汤，放入芋头煮透。
3. 调入盐、味精、鸡精，下黑豆苗烧熟。
4. 淋入香油起锅，盛入汤碗中即成。

锅仔什锦

材料 油菜150克，玉米笋100克，胡萝卜150克，草菇、干香菇、冬笋各100克。

调料 盐5克。

做法

1. 将油菜、玉米笋、草菇洗净；胡萝卜洗净，切片；干香菇洗净，浸泡至软，切块；冬笋洗净，切片。
2. 小锅中烧热水，下入所有原料。
3. 最后调入盐，煮熟即可。

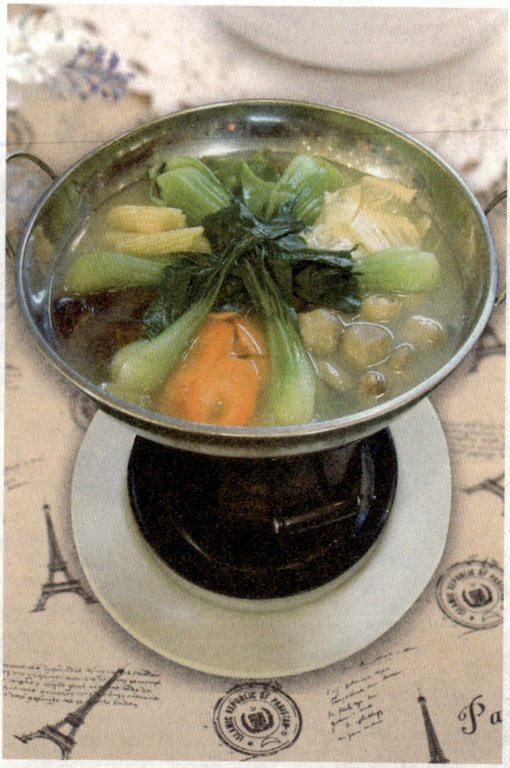

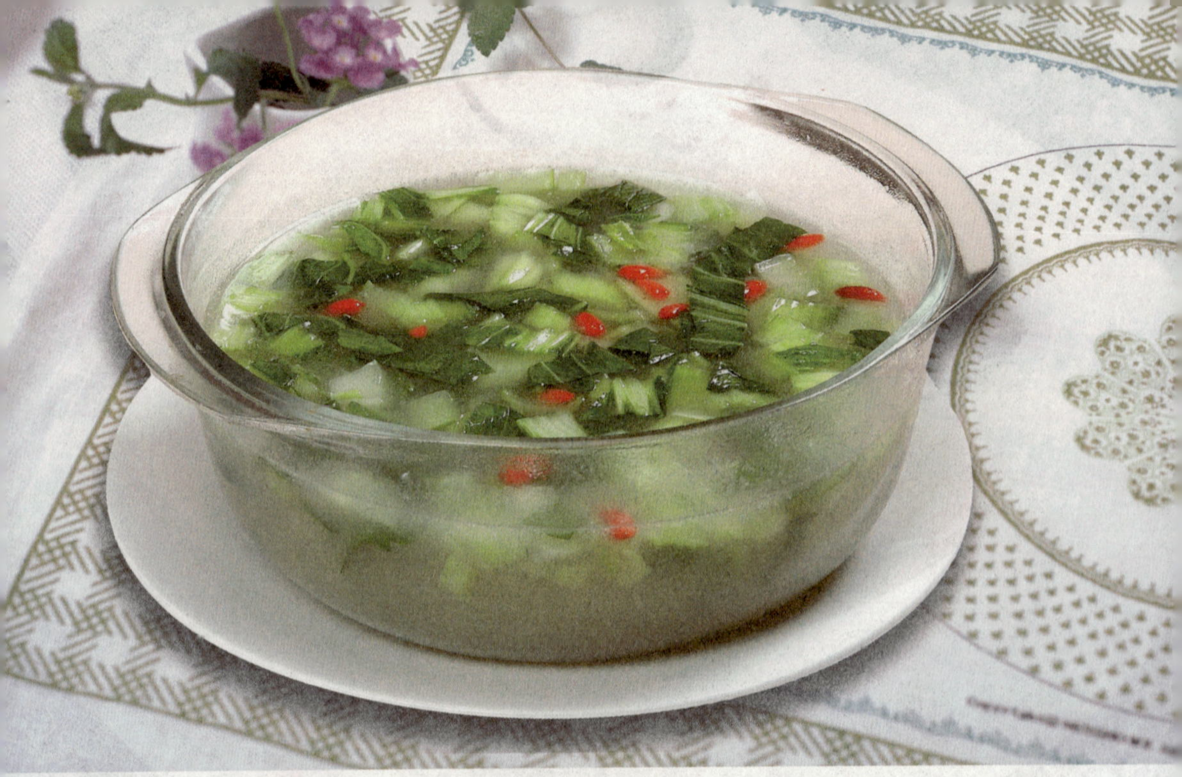

米汤青菜

材料

米汤300克，青菜50克，枸杞10克。

调料

盐3克。

做法

1. 青菜洗净切碎；枸杞洗净沥干。
2. 锅中下入米汤煮沸。
3. 再倒入青菜和枸杞煮熟，加盐调好味即可。

芥丝姜汤

材料 芥菜丝100克。

调料 色拉油25克，生姜25克，精盐5克，鸡精、葱花各3克，香油2克，香菜段5克。

做法

1. 将芥菜丝洗净，生姜去皮洗净切成丝备用。
2. 净锅上火倒入色拉油，把葱花、姜丝炝香，下入芥菜丝同炒，倒入水，调入精盐、鸡精煲至熟，淋入香油，撒入香菜段即可。

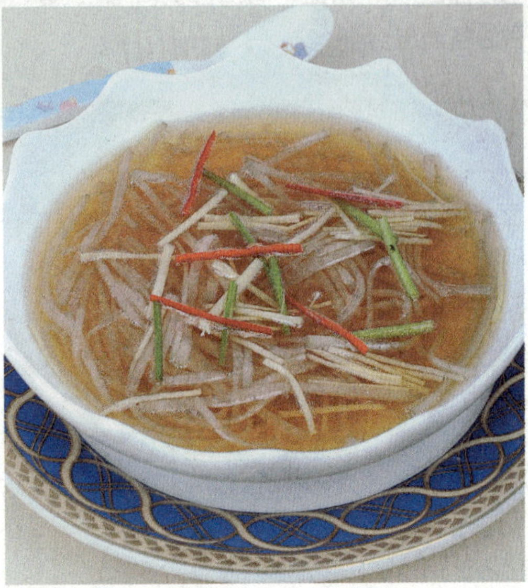

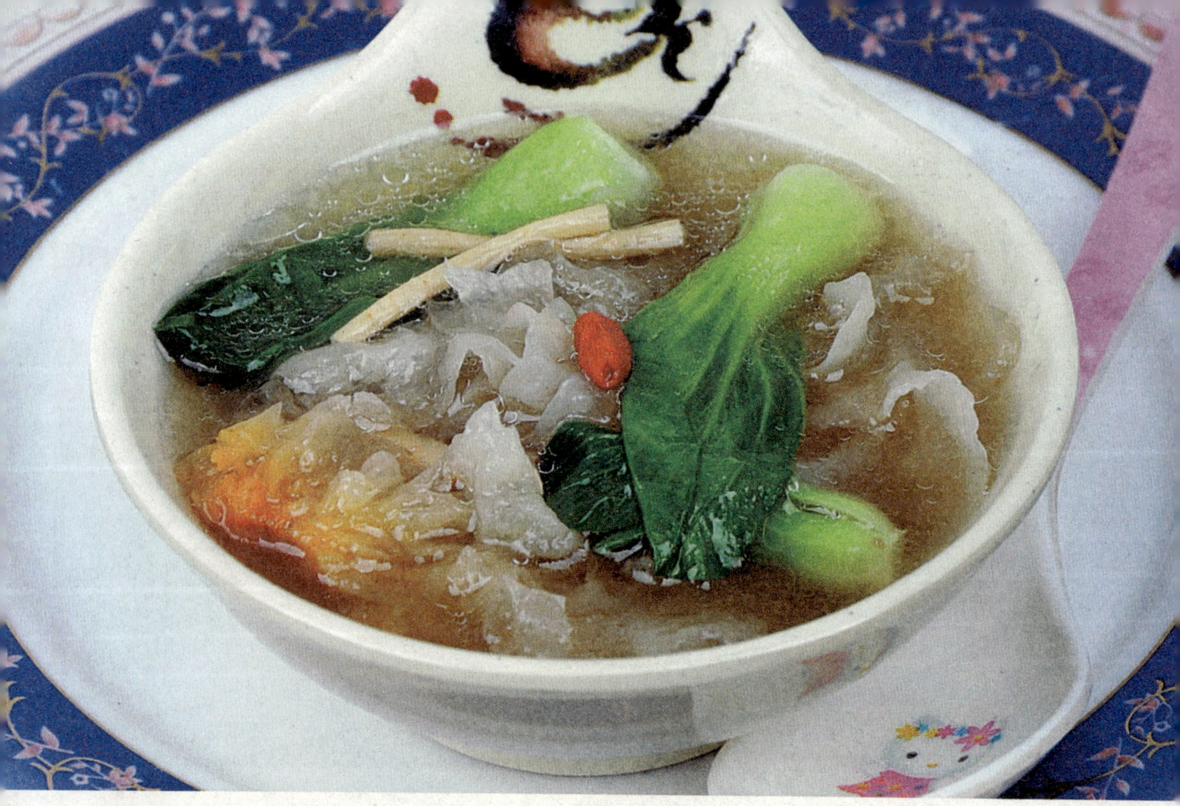

菜心银耳汤

材料

水发银耳120克，菜心30克，当归、党参各2克。

调料

色拉油25克，精盐、鸡精各3克，葱、姜、香油各适量。

做法

1. 将水发银耳洗净撕成小朵，菜心洗净备用。
2. 净锅上火倒入色拉油，将葱、姜、当归、党参炒香，倒入水，调入精盐、鸡精烧开，下入水发银耳、菜心，淋入香油即可。

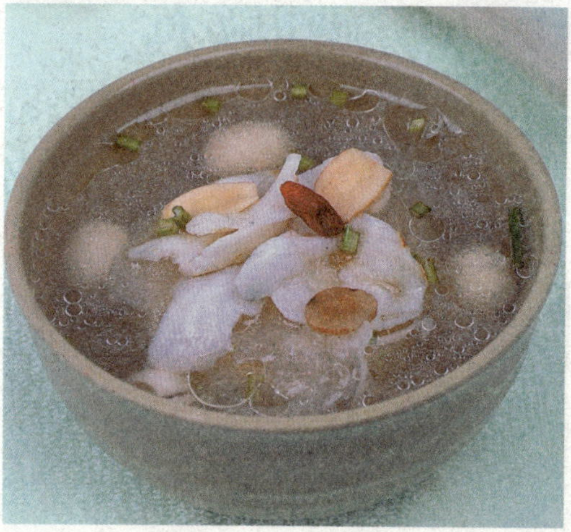

百合参汤

材料 水发百合200克，水发莲子200克，沙参100克，矿泉水适量。

调料 冰糖适量。

做法

1. 将水发百合、水发莲子均洗净，沙参用温水清洗备用。
2. 净锅上火，倒入矿泉水，调入冰糖，下入沙参、水发莲子、水发百合煲至熟即可。

煲三样

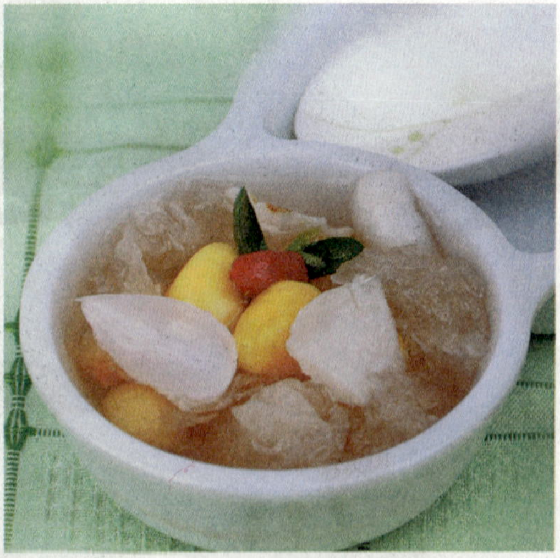

材料 银杏40克，银耳20克，水发百合18克。

调料 纯净水适量，冰糖10克。

做法

1. 将银杏洗净；银耳泡发洗净撕成小朵；水发百合洗净备用。
2. 净锅上火倒入纯净水烧开，下入银杏、水发银耳、水发百合，调入冰糖煲至成熟即可。

佛手胡萝卜马蹄汤

材料

胡萝卜100克，佛手瓜75克，马蹄35克。

调料

色拉油25克，精盐5克，味精4克，姜末、香油2克，胡椒粉3克。

做法

1. 将胡萝卜、佛手瓜、马蹄治净均切丝备用。
2. 净锅上火，倒入色拉油，爆香姜末，下入胡萝卜、佛手瓜、马蹄煸炒，加入适量清水，烧开后调味，淋入香油即可。

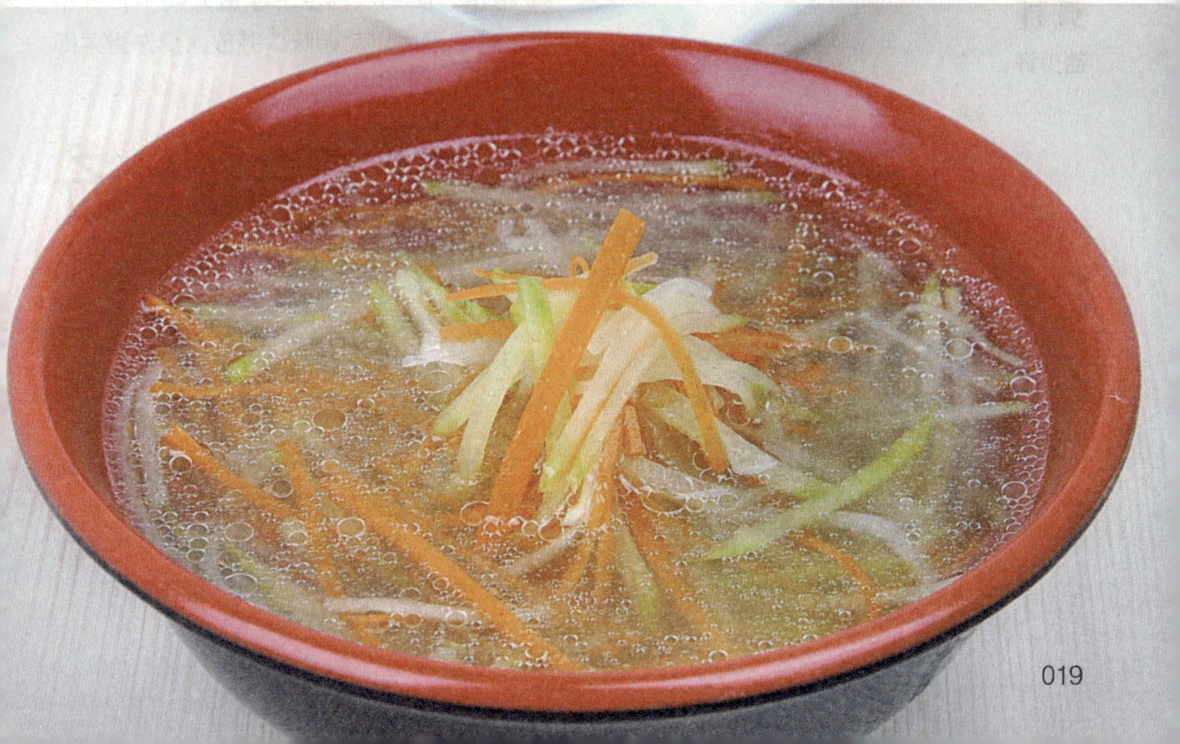

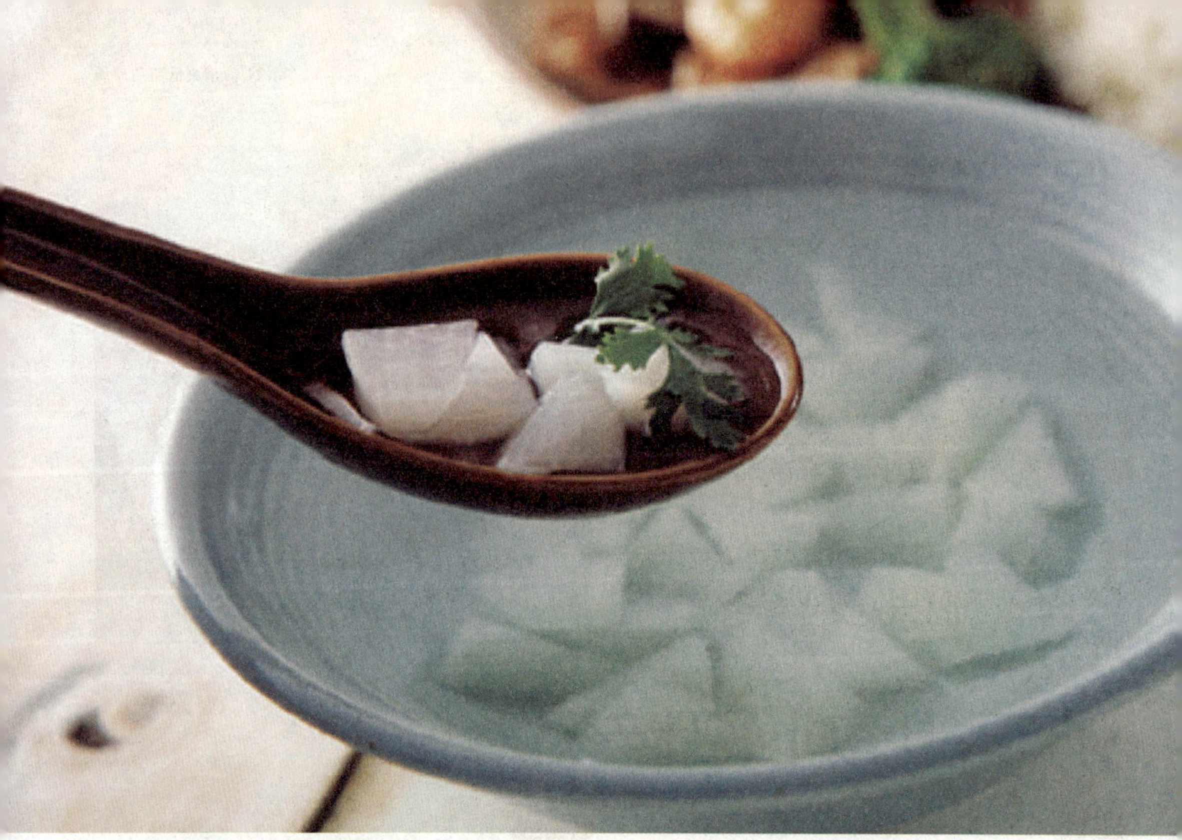

白萝卜汤

材料

白萝卜60克，香菜、高汤各少许。

调料

盐少许。

做法

1. 白萝卜洗净，去皮，切丁。
2. 将水、高汤、白萝卜丁放入锅中，开中火，待水滚后以盐调味，并放入少许香菜即可食用。

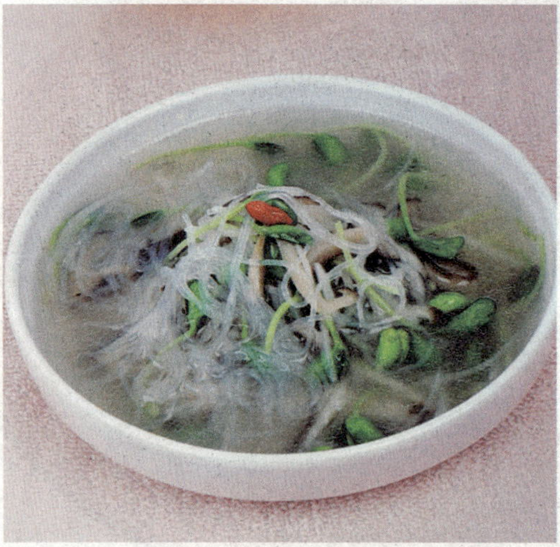

白萝卜香菇粉丝汤

材料 豆苗10克，白萝卜100克，香菇30克，水发粉丝20克。

调料 高汤适量，精盐少许。

做法

1. 将白萝卜、香菇治净均切成丝，水发粉丝洗净切段，豆苗洗净备用。
2. 净锅上火，倒入高汤，调入精盐，下入白萝卜、香菇、水发粉丝、豆苗煲至熟即可。

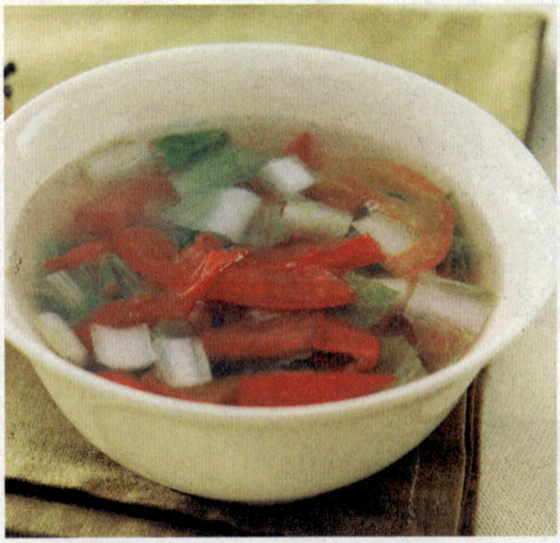

蔬菜西红柿汤

材料 小白菜30克，西红柿20克。

调料 植物油5毫升，盐少许。

做法

1. 小白菜洗净，切成适当大小；西红柿洗净，切成块。
2. 锅中加水1000毫升，开中火，待水滚后，将处理好的小白菜、西红柿放入，待再沸后，以盐调味即可。

莲子白萝卜汤

材料

莲子30克，白萝卜250克。

调料

白糖适量。

做法

1. 将莲子去心，洗净；白萝卜洗净，切块，备用。
2. 锅内加适量水，放入莲子，大火烧沸，改用文火煮10分钟，再下萝卜块，文火煮沸5分钟，调入白糖即成。

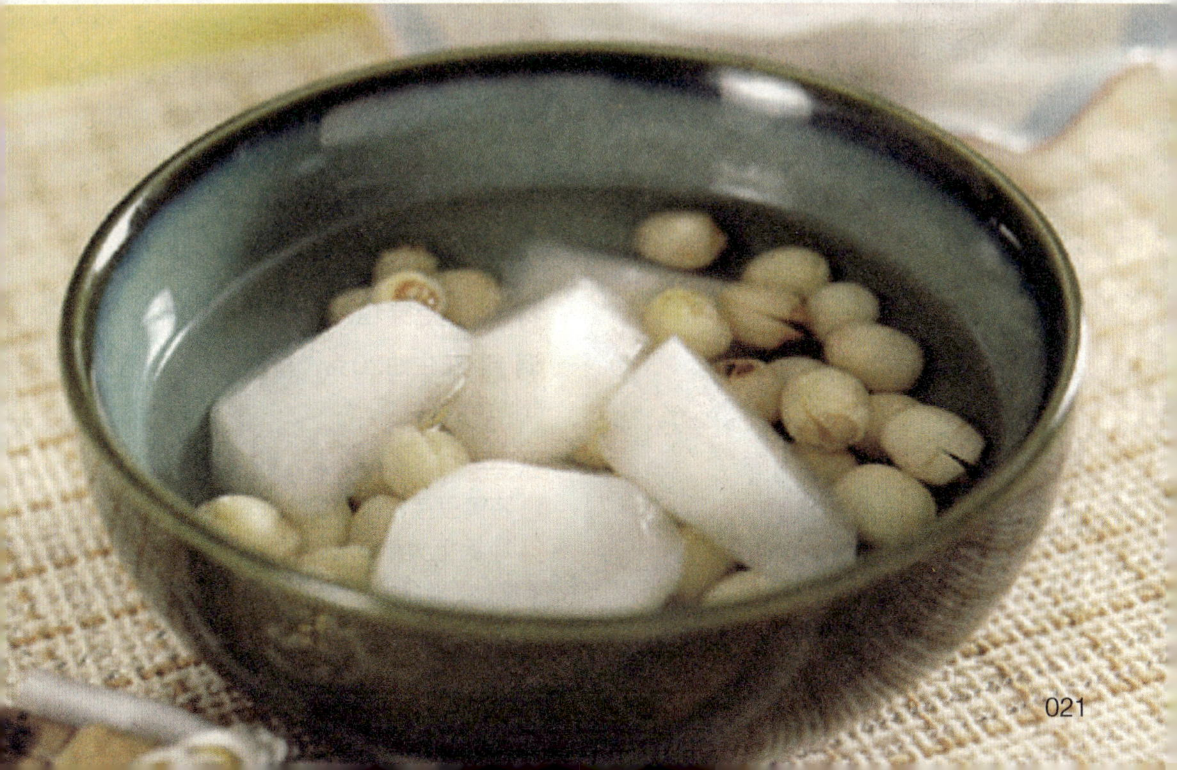

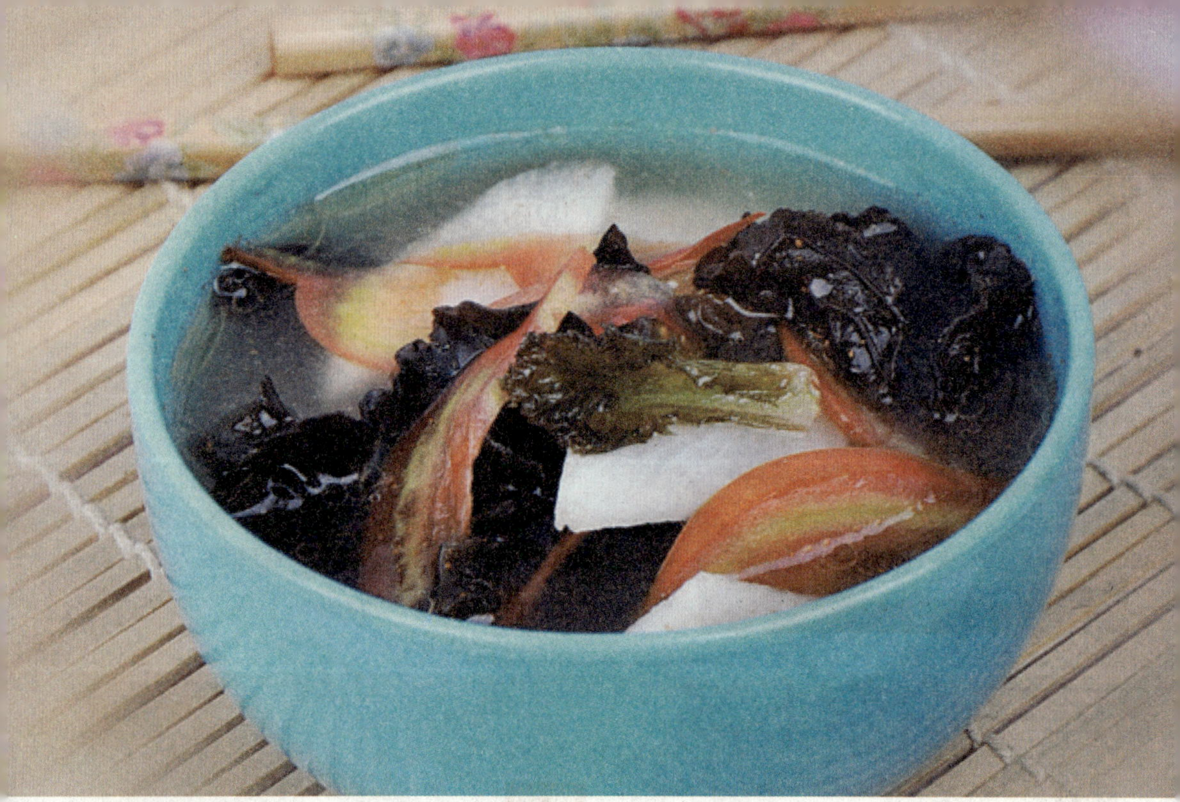

西红柿山药汤

材料

西红柿200克，山药100克，木耳50克。

调料

花生油20克，精盐适量，味精3克，葱、香油各2克。

做法

1. 将西红柿洗净切片，山药洗净切片，木耳撕小块备用。
2. 净锅上火倒入花生油，将葱炝香，下入西红柿煸炒，倒入水，调入精盐、味精烧沸，下入山药、木耳煲熟，淋入香油即可。

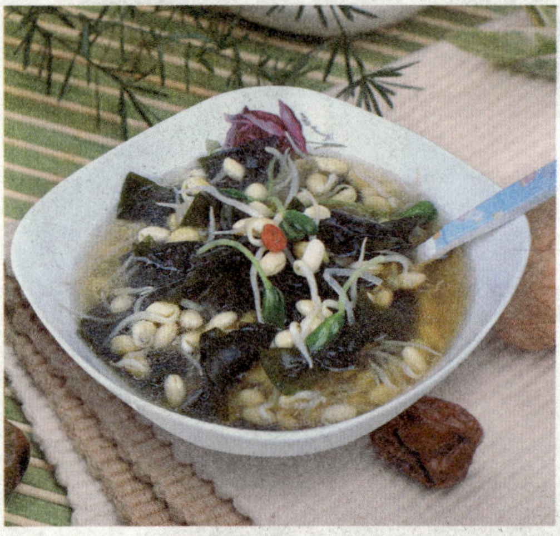

豆芽海带汤

材料 黄豆芽120克，海带结20克。

调料 花生油20克，精盐3克，鸡精2克，香油适量。

做法

1. 将黄豆芽、海带结洗净备用。
2. 净锅上火倒入花生油，下入黄豆芽、海带煸炒，倒入水，调入精盐、鸡精煲至熟，淋入香油即可。

豆芽韭菜汤

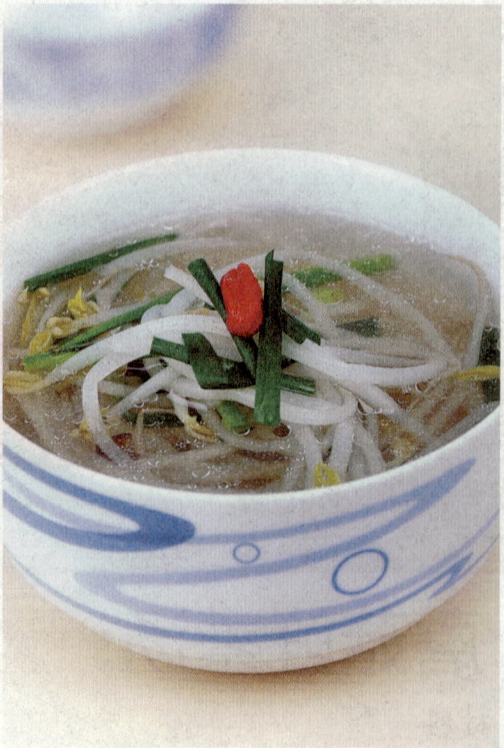

材料 绿豆芽100克，韭菜30克。

调料 花生油10克，精盐少许。

做法

1. 将准备好的绿豆芽择洗干净；韭菜洗净，切段备用。
2. 净锅上火，倒入花生油，油热后下入绿豆芽煸炒片刻。
3. 倒入水烧开，撒入韭菜，待再次开锅后，调入精盐即可。

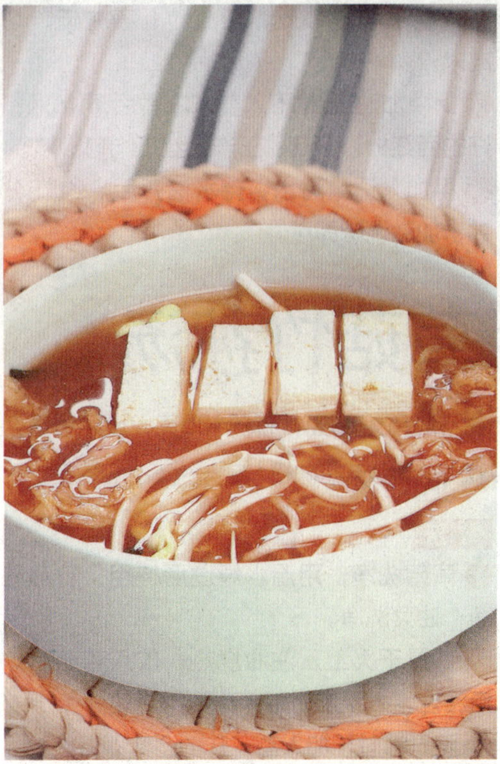

泡菜黄豆芽汤

材料 豆腐200克，黄豆芽200克，韩国泡菜100克。

调料 盐适量。

做法

1. 豆腐洗净，切块；黄豆芽择洗干净；泡菜切段。
2. 锅上火，倒水加热，下入豆腐和黄豆芽煮熟。
3. 再加入泡菜稍煮片刻，下盐调味，即可食用。

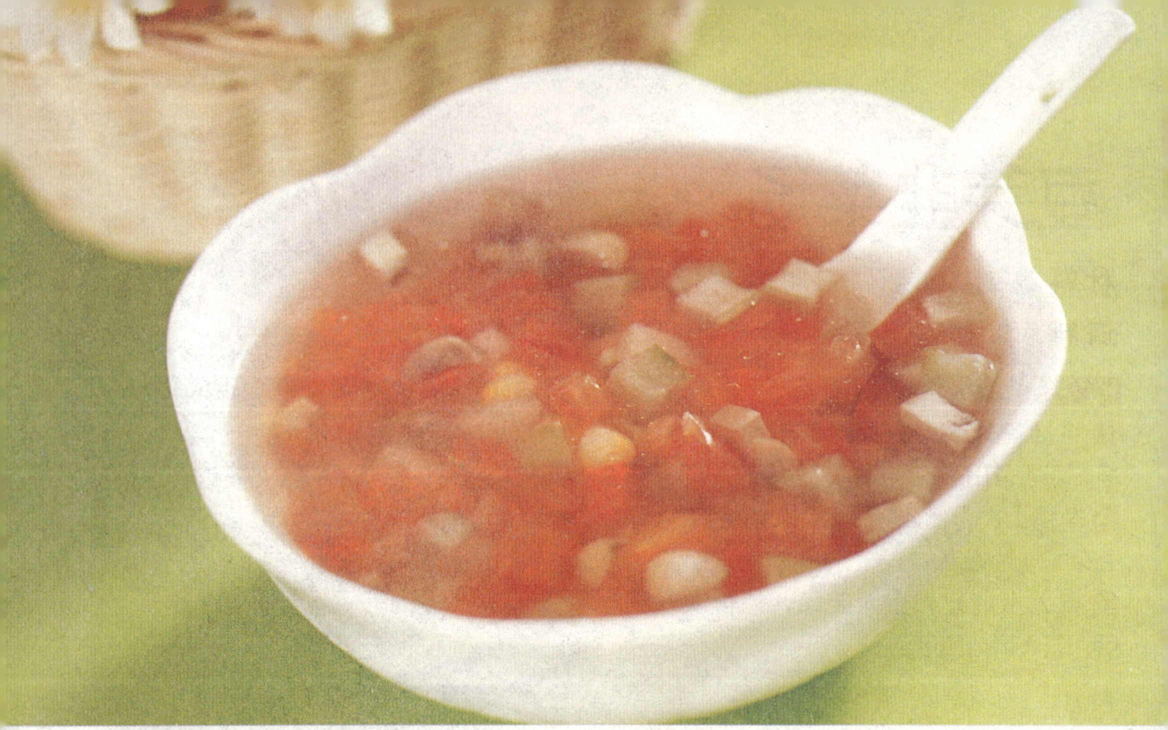

蘑菇鲜素汤

材料

西红柿1个，蘑菇150克，玉米粒50克，丝瓜1个。

调料

姜、盐各2克。

做法

1. 西红柿、蘑菇洗净均切成粒；玉米粒洗净；丝瓜削去外皮，切成粒；姜去皮，切成末。
2. 锅中加油烧热，下入姜末爆香后，再加入备好的西红柿、蘑菇、玉米、丝瓜均匀炒熟。
3. 再加入适量清水，待水滚开后煮约15分钟，加盐调味即可。

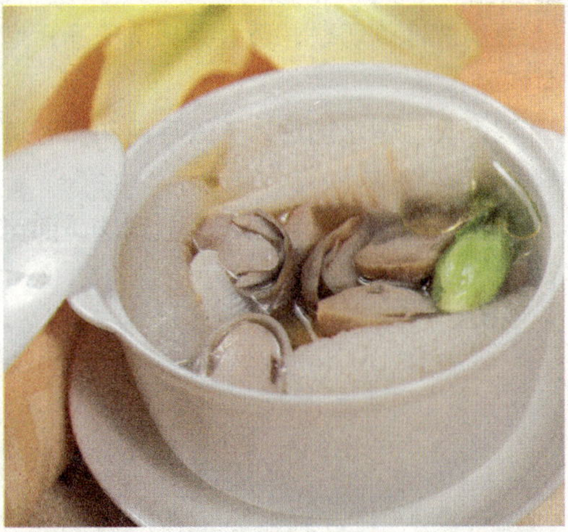

草菇竹荪汤

材料 草菇50克，竹荪100克，油菜适量。

调料 盐3克，味精1克。

做法

1. 草菇洗净，用温水焯过后待用；竹荪洗净；油菜洗净。
2. 锅置于火上，注油烧热，放入草菇略炒后，注水煮至沸时下入竹荪、油菜。
3. 再煮沸时，加入盐、味精调味即可。

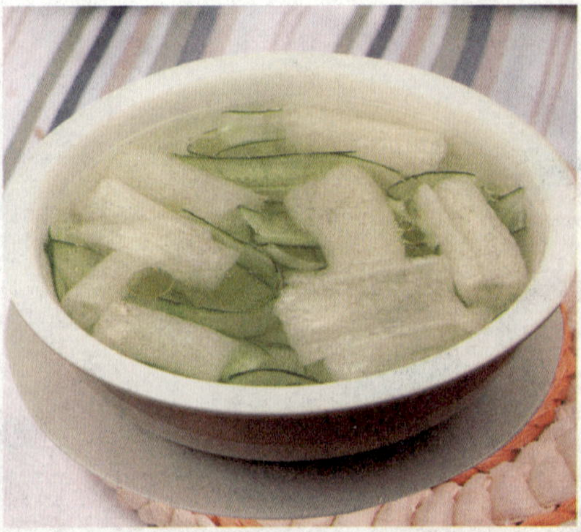

黄瓜竹荪汤

材料 黄瓜、竹荪各300克。

调料 盐3克，鸡精2克，高汤适量。

做法

1. 黄瓜洗净，切成长薄片；竹荪泡发洗净，切成段。
2. 锅倒入高汤煮沸，放入竹荪煮至熟后。
3. 加入盐、鸡精调味，起锅前放入黄瓜，烧开即可。

什锦汤

材料

金针菇、滑子菇各200克，油菜、胡萝卜各80克。

调料

盐2克。

做法

1. 金针菇洗净，去根；油菜洗净，对切；胡萝卜洗净，切块；滑子菇洗净。
2. 油锅烧热，放入滑子菇、胡萝卜煸炒均匀，八分熟时，加入清水烧开，放入金针菇，烧开后再放入油菜。
3. 再烧开后，加盐调味即可。

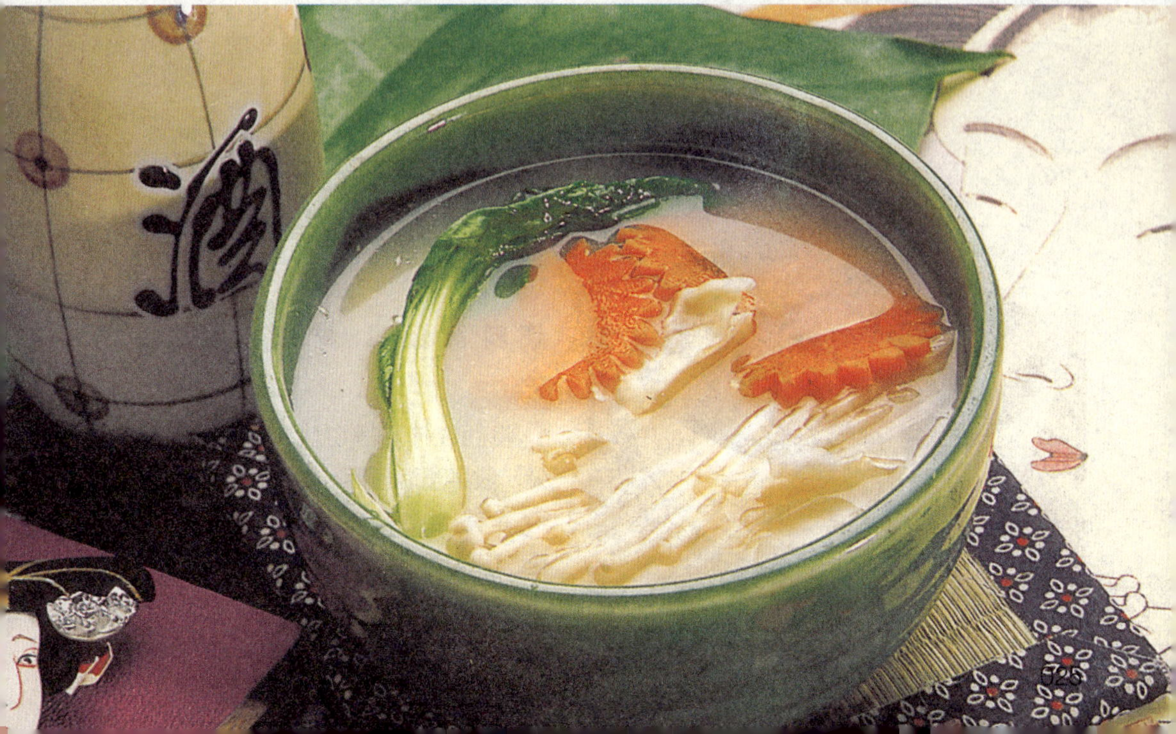

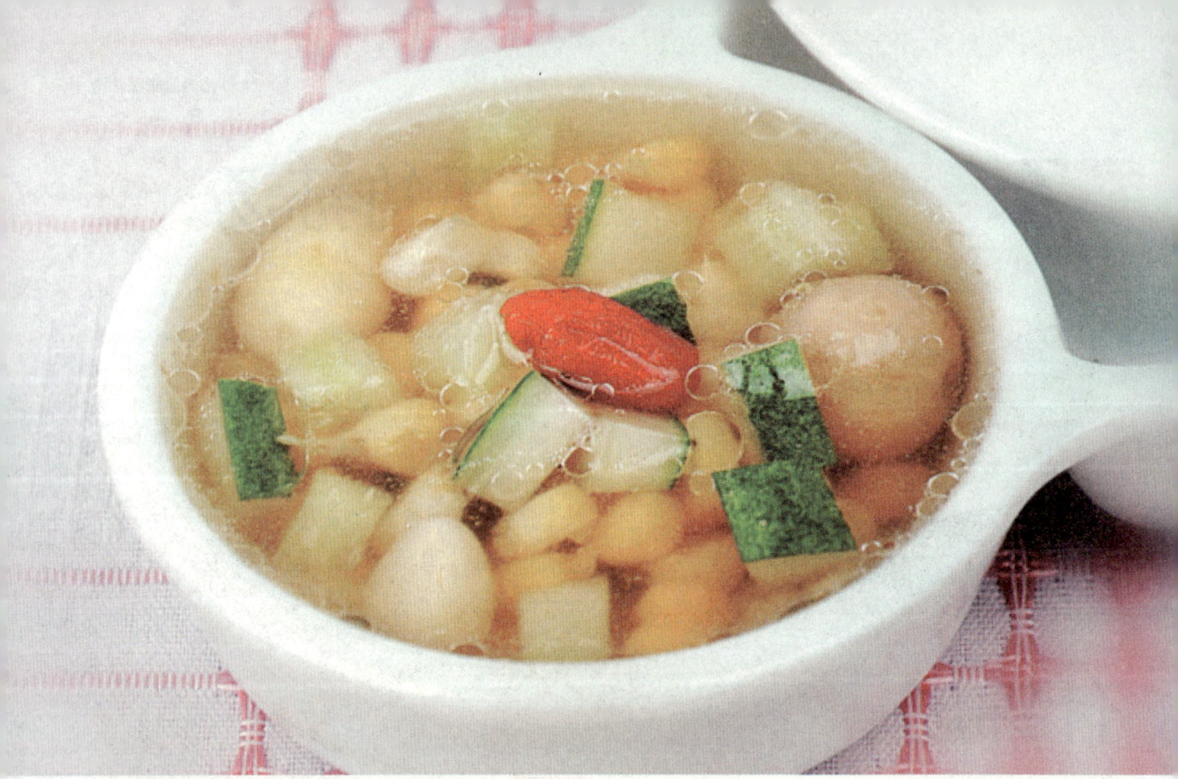

黄瓜玉米汤

材料

玉米粒200克，黄瓜100克，莲子50克。

调料

高汤适量，糖20克。

做法

1 将玉米粒洗净，黄瓜洗净切小丁，莲子洗净。

2 将煲锅上火倒入高汤，加入玉米粒、黄瓜、莲子，调入糖，小火煲至熟。以盐调味，即可食用。

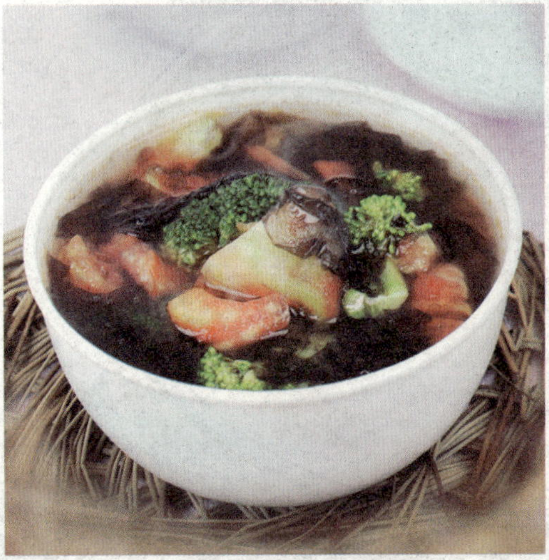

双喜美味汤

材料 西红柿175克，西蓝花100克，紫菜10克。

调料 高汤适量，精盐3克，香油2克。

做法

1 将西红柿洗净切块，西蓝花洗净掰成小朵，紫菜浸泡备用。

2 净锅上火倒入高汤，下入西红柿、西蓝花、紫菜烧开，调入精盐、香油煲至熟即可。

黄瓜黑白耳汤

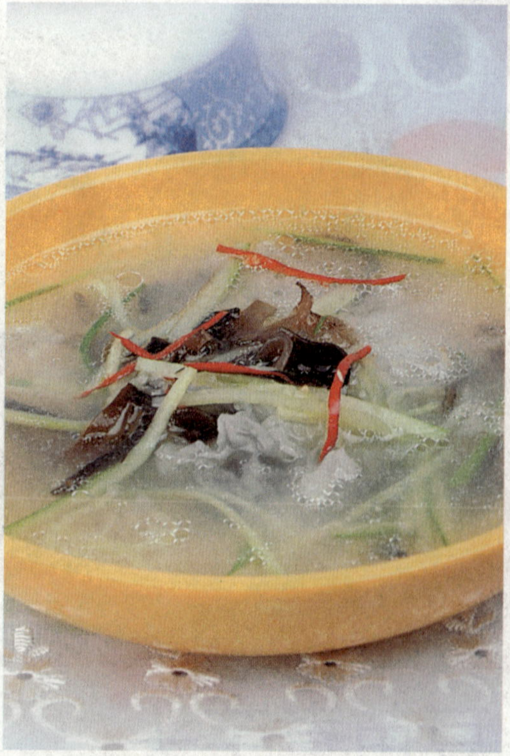

材料 黄瓜120克，水发木耳、银耳各25克。

调料 花生油20克，精盐3克，葱、姜末各1克，香油3克。

做法

1. 将黄瓜洗净切丝，水发木耳、银耳洗净均切丝备用。
2. 净锅上火倒入花生油，将葱、姜爆香，下入黄瓜、水发木耳、银耳稍炒，倒入水，调入精盐煲至熟，淋入香油即可。

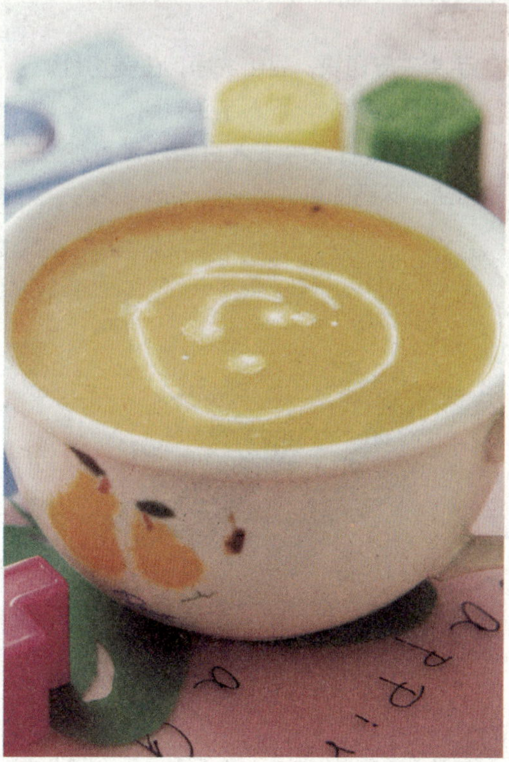

薏仁南瓜浓汤

材料 薏仁35克，南瓜150克，洋葱60克，黄油5克。

调料 盐3克，胡椒粉少许，奶精球1个。

做法

1. 薏仁洗净后放入果汁机中打成薏仁泥；南瓜、洋葱切成细丁备用。
2. 烧热锅，放入黄油烧融后，炒香洋葱丁，再放入南瓜丁煮至熟烂后，倒入果汁机中，打成泥状。
3. 南瓜泥、薏仁泥一起倒入锅中煮滚并化成浓汤状后，加调味料，再淋上少许奶精即可。

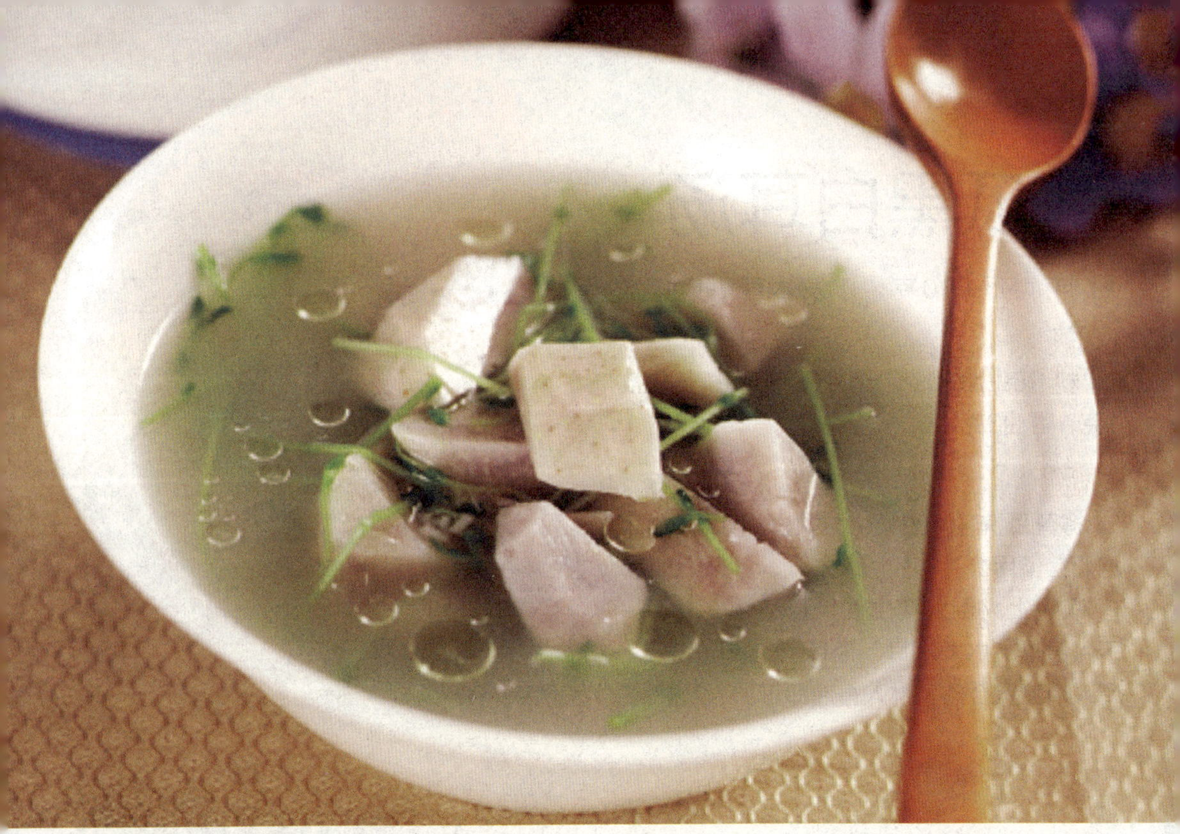

豆苗煮芋头

材料

芋头300克，豆苗150克。

调料

生姜10克，盐3克，味精3克。

做法

1. 芋头去皮切块，豆苗洗净，生姜切片。
2. 锅中注入清水，下入芋头煮熟。
3. 待芋头熟后，再下入豆苗烧沸，加入生姜和盐、味精即可。

大芥菜红薯汤

材料 大芥菜450克，红薯500克。

调料 姜2片，花生油5毫升，盐5克。

做法

1. 大芥菜洗净，切段。
2. 红薯去皮，洗净，切成块状。
3. 烧锅，加入花生油、姜片、红薯爆炒5分钟，加入1000毫升沸水，煮沸后加入大芥菜，煲滚20分钟，加盐调味即可。

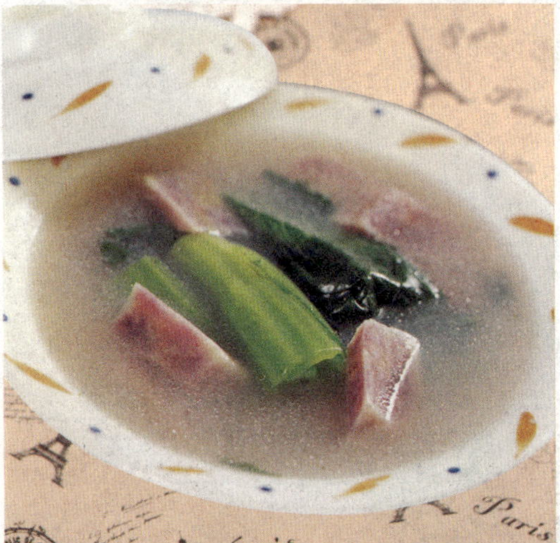

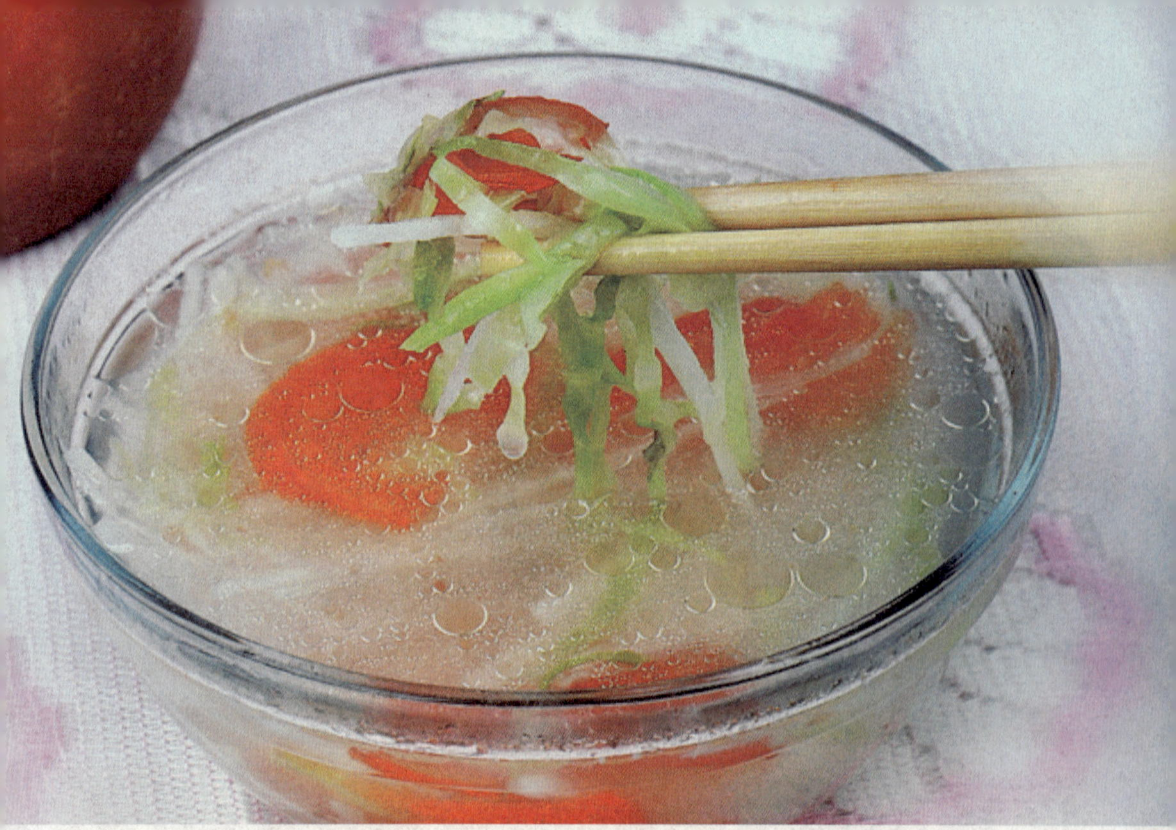

大头菜西红柿素汤

材料

大头菜100克，西红柿1个，山药75克。

调料

清汤适量，精盐3克，香油3克。

做法

1. 将大头菜洗净切丝，西红柿洗净切片，山药去皮洗净切丝备用。
2. 净锅上火倒入清汤，调入精盐，下入大头菜、西红柿、山药煲至熟，淋入香油即可。

牛蒡素肉丝汤

材料 牛蒡15克，素肉丝6克。

调料 盐、味精各少许。

做法

1. 将新鲜牛蒡洗净，去皮后切片；素肉丝加水泡软备用（防止变色）。
2. 锅中加水煮开后加入牛蒡与素肉丝炖煮，熟后调入盐、味精即可。

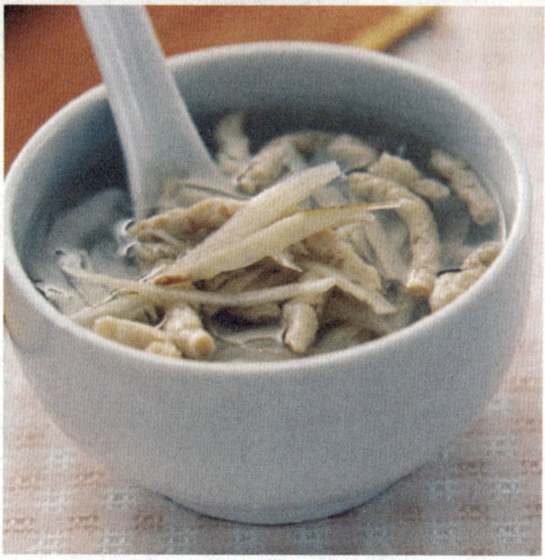

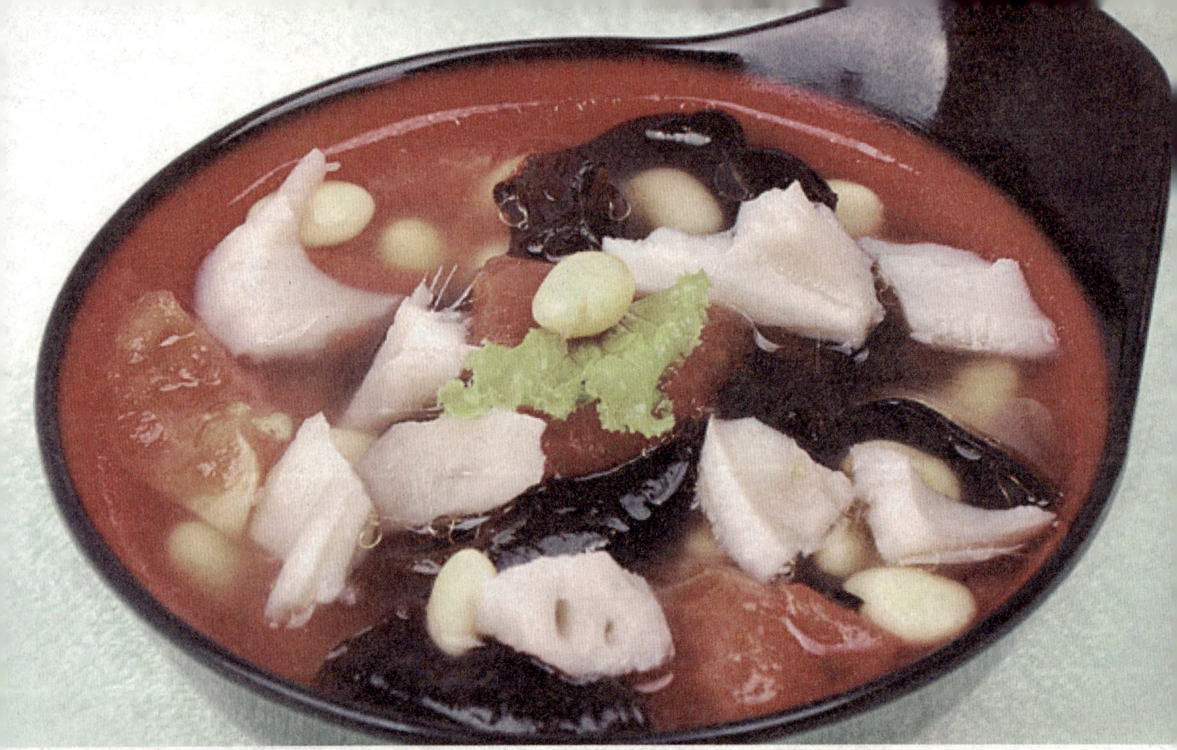

莲藕木耳汤

材料

莲藕200克，水发木耳50克，黄豆、西红柿各10克。

调料

精盐4克。

做法

1. 将莲藕去皮洗净切滚刀块，水发木耳洗净撕成小朵，黄豆洗净浸泡，西红柿切成块备用。
2. 净锅上火倒入水，调入精盐，下入莲藕、水发木耳、黄豆、西红柿煲至熟即可。

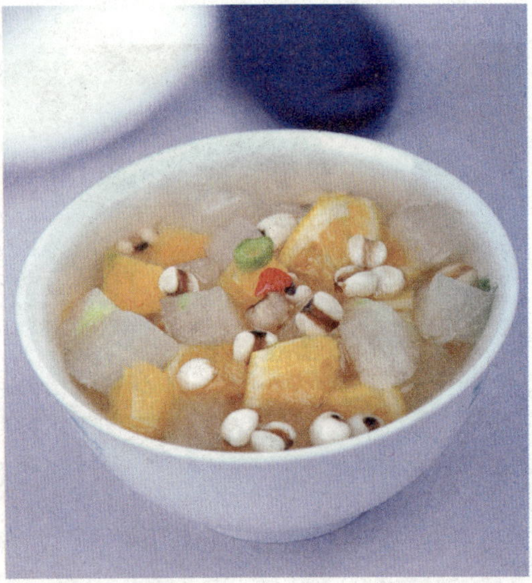

橙子节瓜薏米汤

材料 橙子1个，节瓜125克，薏米30克。

调料 精盐少许，白糖3克。

做法

1. 将橙子洗净切丁，节瓜洗干净，去皮、籽切丁，薏米淘洗净备用。
2. 汤锅上火倒入水，下入橙子、节瓜、薏米煲至熟，调入精盐、白糖即可。

香菇莼菜汤

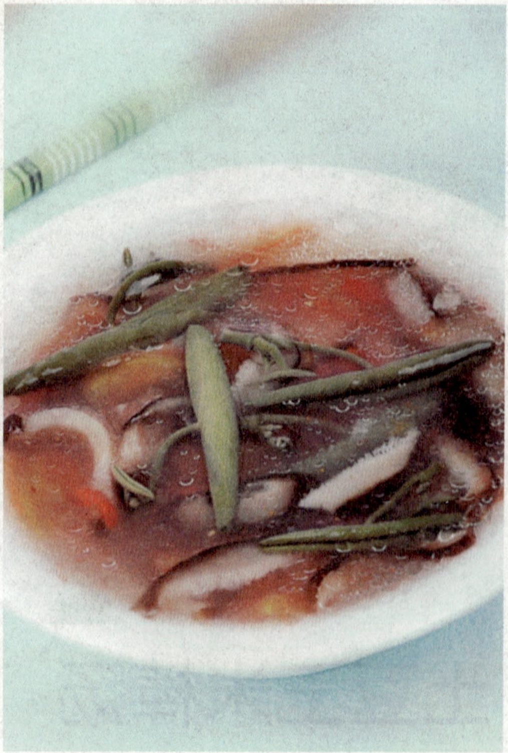

材料 香菇125克，西红柿100克，莼菜30克。

调料 高汤适量，盐少许。

做法

1. 将香菇洗净切丝，西红柿洗净切片，莼菜洗净焯水备用。
2. 净锅上火倒入高汤，下入香菇、西红柿、莼菜烧开，调入精盐至熟即可。

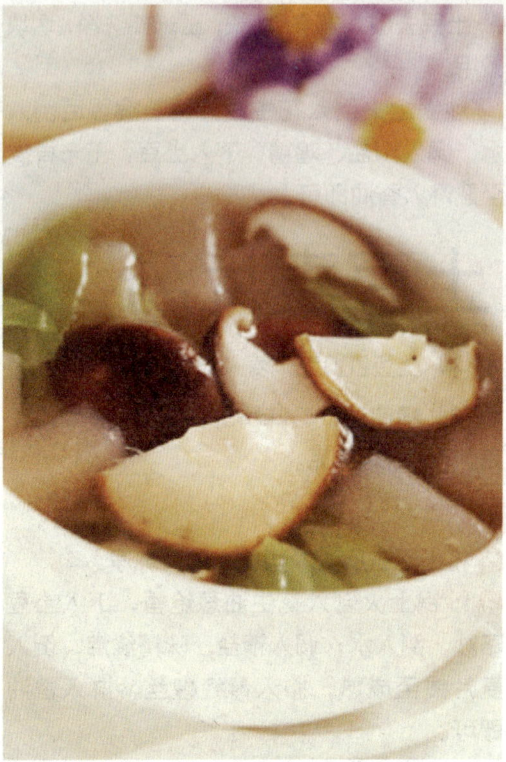

香菇白菜魔芋汤

材料 香菇20克，白菜150克，魔芋100克。

调料 盐3克，生粉适量，味精3克。

做法

1. 香菇洗净切成片，白菜洗净切角。
2. 魔芋切成薄片，下入沸水中氽去碱味后，捞出。
3. 将白菜倒入热油锅内炒软，再将500毫升水倒入白菜锅中，加盐煮沸，放入香菇、魔芋同煮开约2分钟，加味精调味，以生粉勾芡拌匀即可。

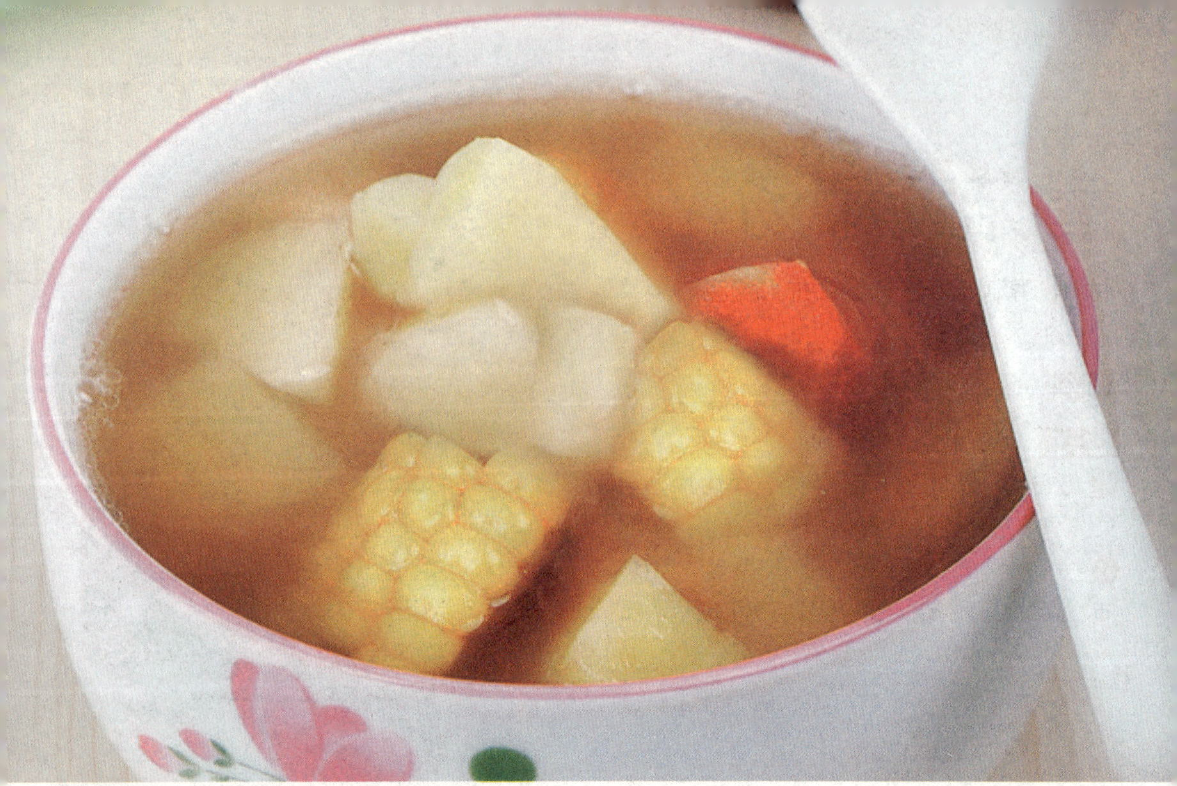

土豆玉米棒汤

材料

土豆100克，玉米棒65克。

调料

花生油25克，精盐少许，鸡精3克，姜、香油各2克。

做法

1. 土豆去皮、洗净、切块，玉米棒洗净，切块备用。
2. 炒锅上火倒入花生油，将姜煸香后倒入水，调入精盐、鸡精，下入土豆、玉米棒煲至熟淋入香油即可。

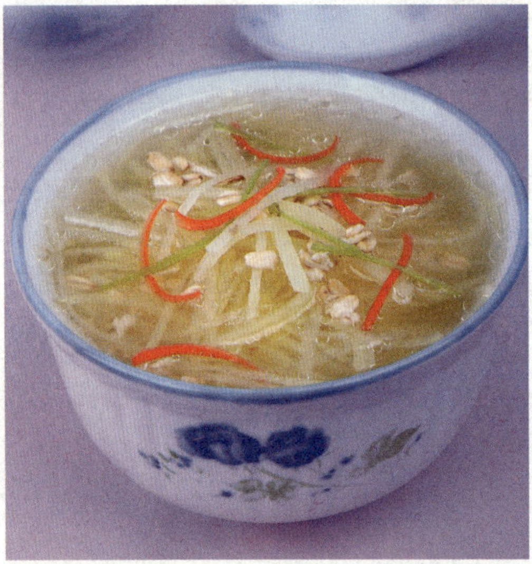

土豆麦片汤

材料 土豆200克，麦片100克。

调料 精盐适量，味精3克，葱5克，香油2克，青红椒丝3克。

做法

1. 将土豆去皮洗净切丝，麦片洗净。
2. 炒锅上火倒入花生油葱炝香，下入土豆略炒，倒入水，调入精盐、味精烧沸，倒入麦片煲至成熟，撒入青红椒丝，淋入香油即可。

洋葱番茄汤

材料 番茄1个，洋葱150克，玉米棒1根。

调料 盐、鸡精、植物油各适量。

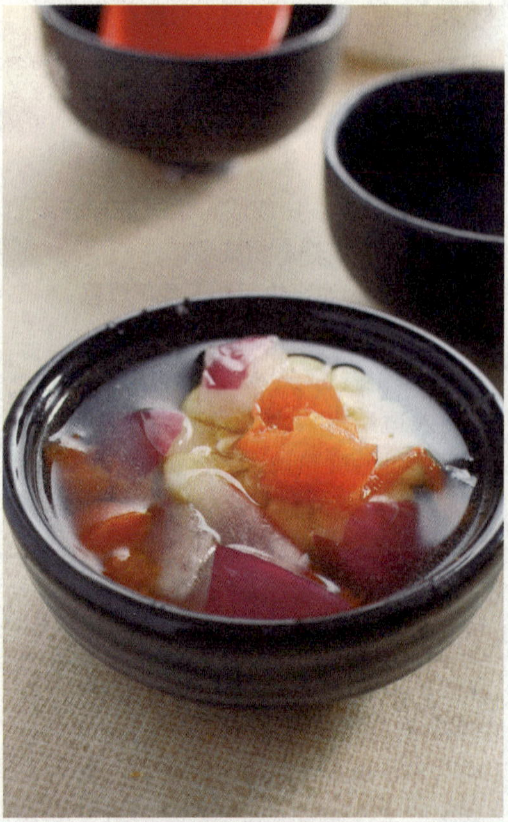

做法

1. 将洋葱洗净，切片；番茄洗净去皮，切块；玉米棒洗净，切段。
2. 炒锅中放少许油，下入洋葱，煸炒至软。
3. 将番茄加入锅中继续翻炒。
4. 砂锅中加入水，放入玉米。
5. 放入已经煸炒好的洋葱和番茄，大火煮开后转小火，煮至玉米棒熟透。
6. 最后根据自己的口味，加入适量盐、鸡精调味即可。

小贴士

一般人切洋葱时常会有不适的感觉。其实只要事先把洋葱和刀放在冷水里浸一会儿，再切洋葱时就不会流眼泪了。

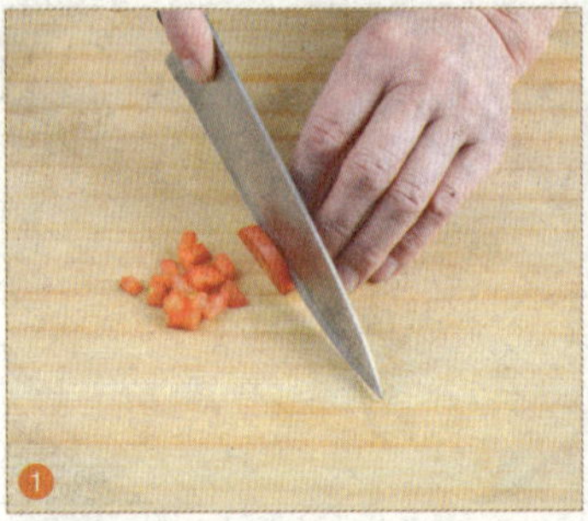

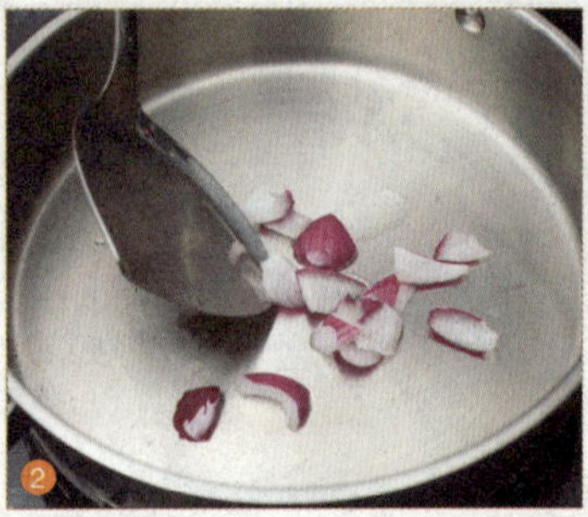

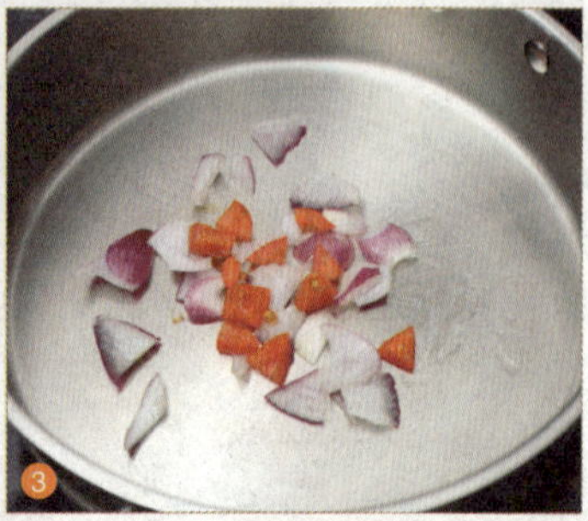

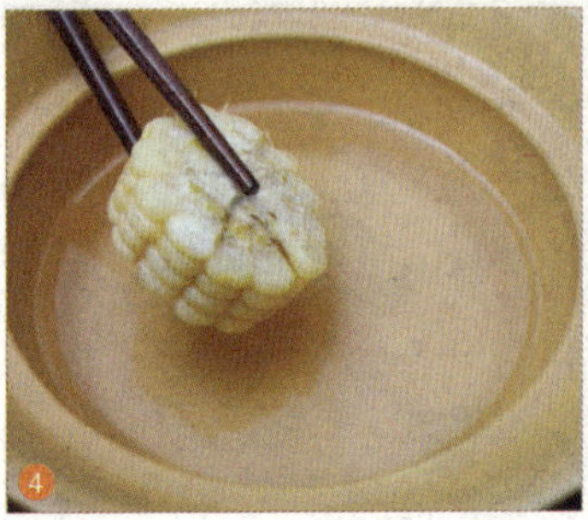

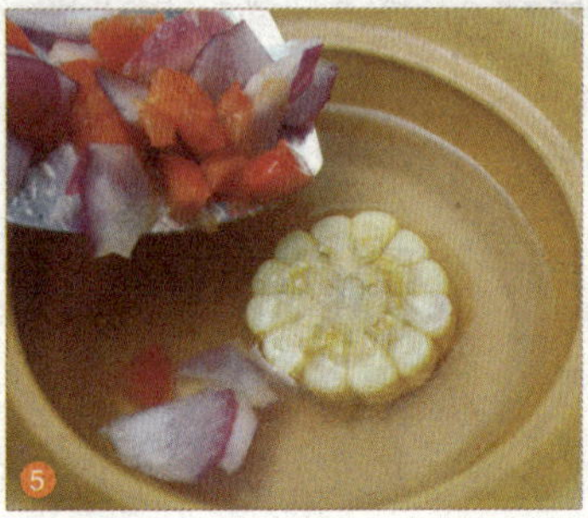

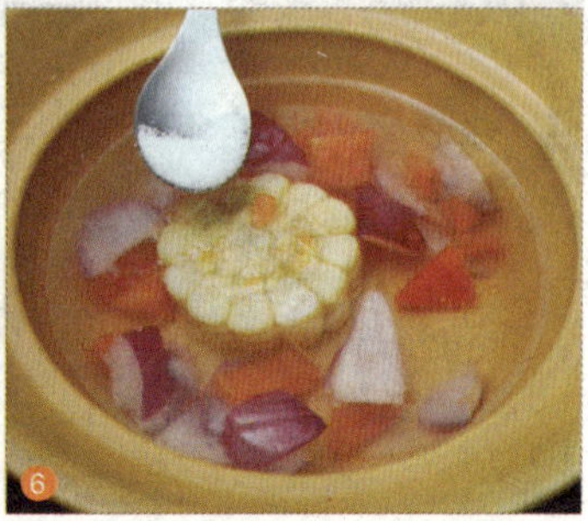

土豆菠菜汤

材料 土豆200克，菠菜100克。

调料 油、胡椒粉、盐、酱油、味精、葱各适量。

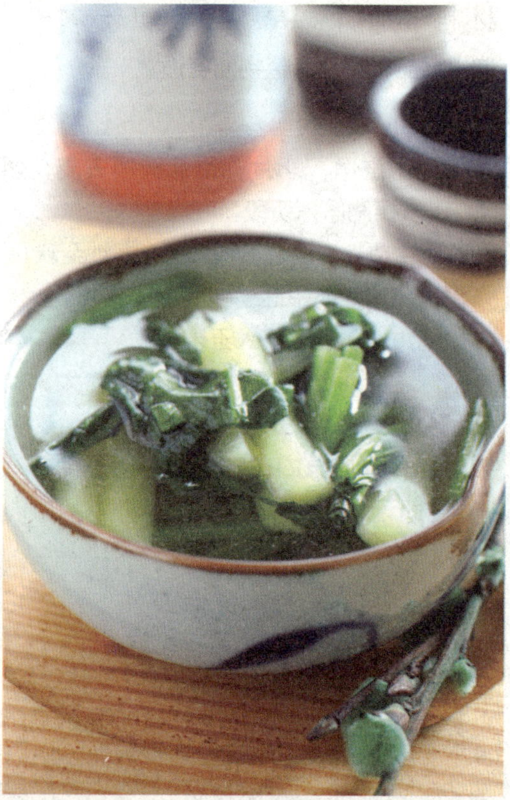

做法

1 将菠菜洗净，切成段；土豆洗净去皮，切成小条；葱洗净，切成葱花。

2 锅中加油，油烧热后加入葱花爆香。

3 将土豆条倒入锅中翻炒。

4 加入适量酱油和胡椒粉，翻炒均匀。

5 倒入适量水，大火煮开后加盖转中小火，煮至土豆变熟。

6 加入菠菜略煮，出锅前加入适量的盐和味精即可。

小贴士

选购菠菜时，宜选择叶子较厚，伸张得很好，且叶面宽、叶柄短的。如叶部有变色现象，要予以剔除。

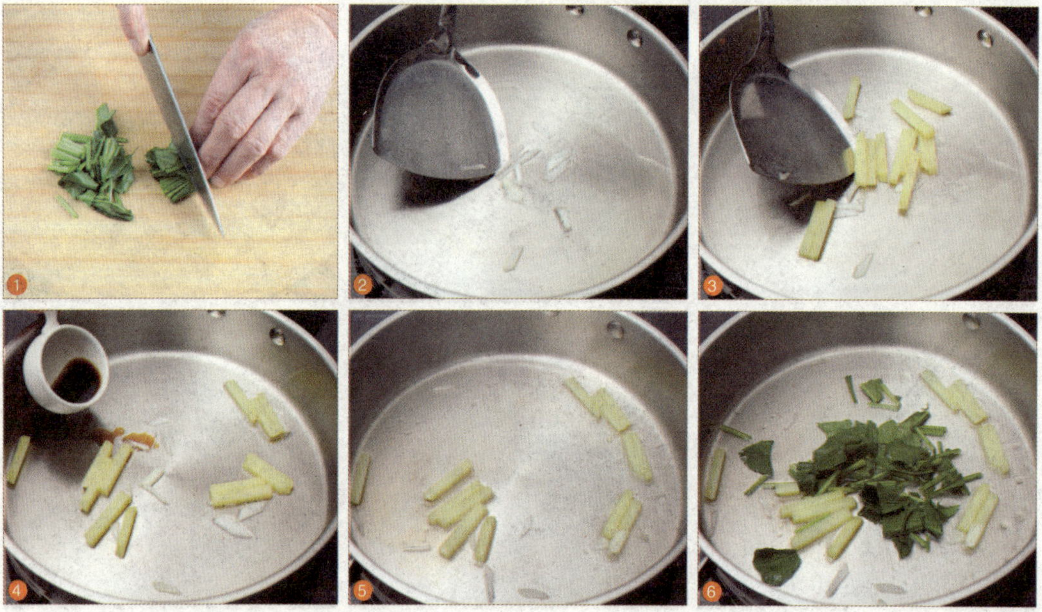

香菇白菜魔芋丝汤

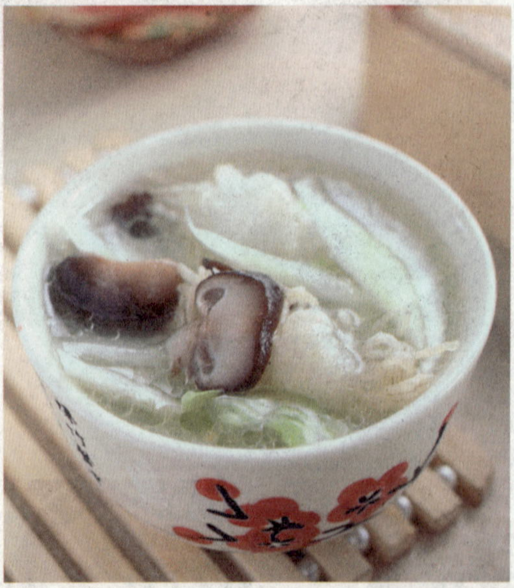

材料 干香菇50克，大白菜150克，魔芋丝100克。

调料 盐2克，淀粉15克，味精1克，姜3克，油5克。

做法

1. 魔芋丝洗净，切小；大白菜洗净，撕成小块。
2. 香菇温水泡发，去蒂洗净，切抹刀片备用；姜洗净，切成姜末。
3. 淀粉加水调成水淀粉。
4. 置锅火上，加油烧热，倒入香菇片和魔芋略炸片刻，捞起沥干油分。
5. 大白菜块倒入热油中炒软。

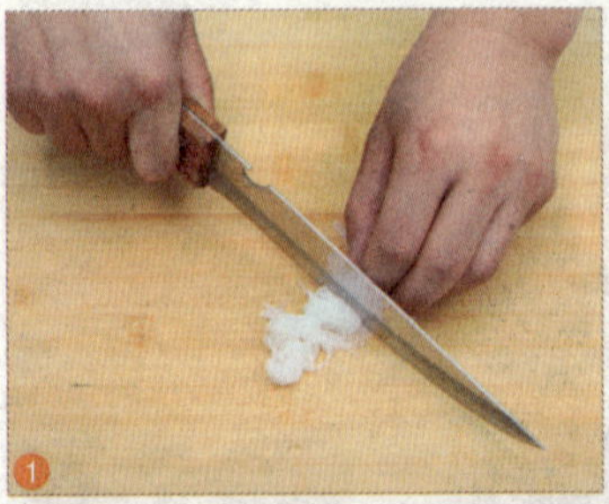

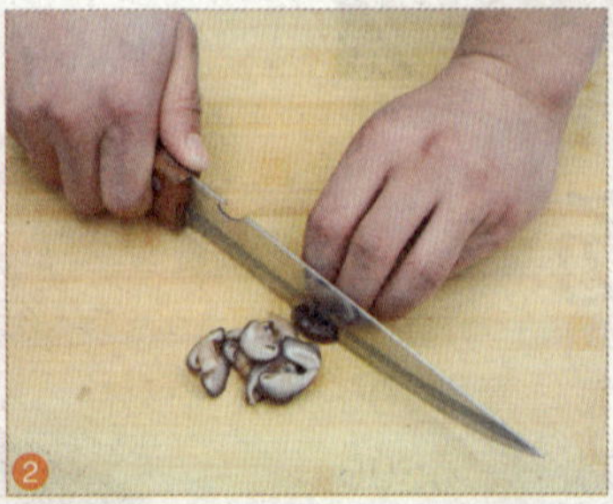

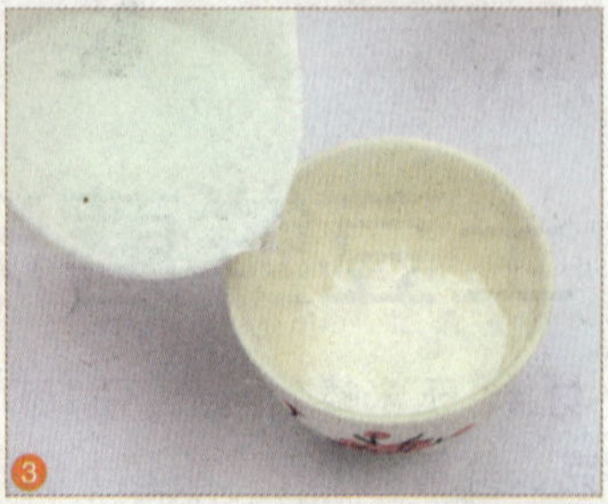

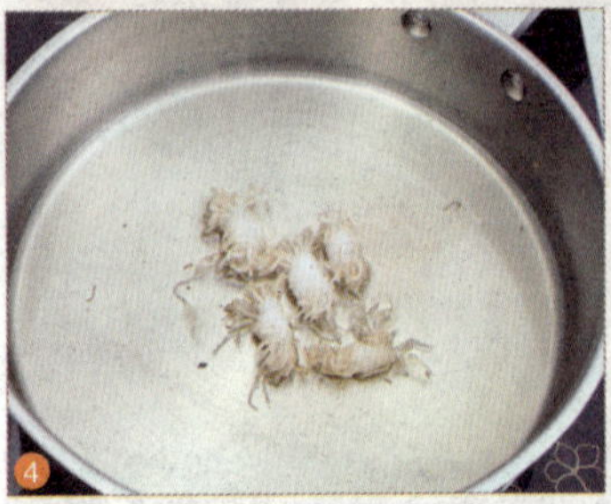

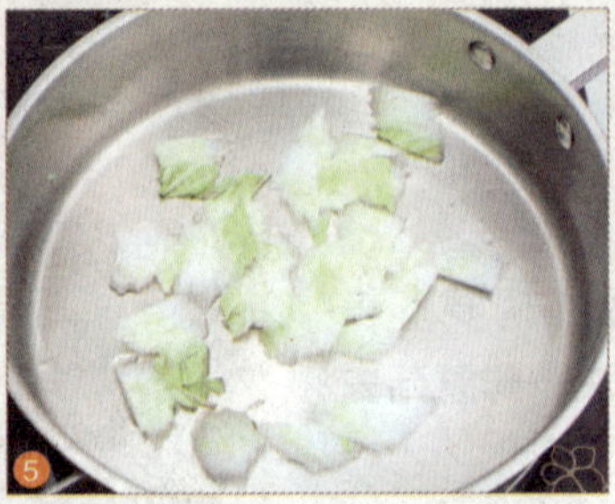

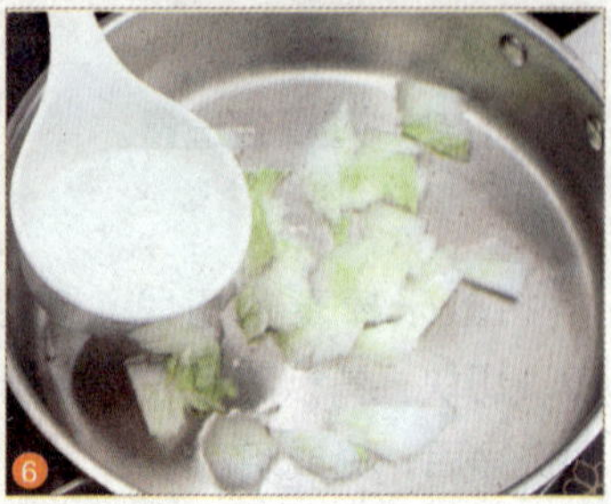

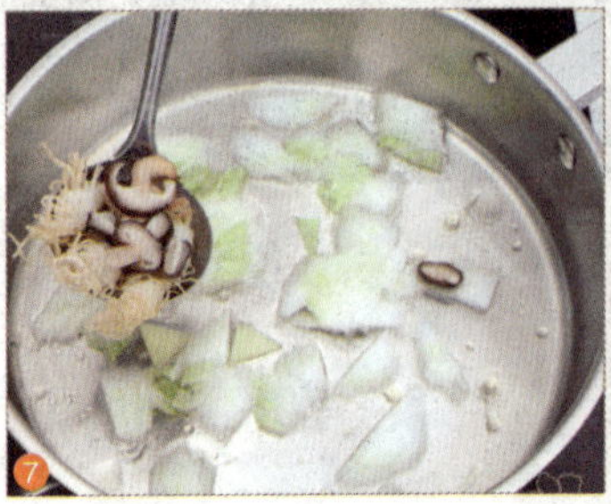

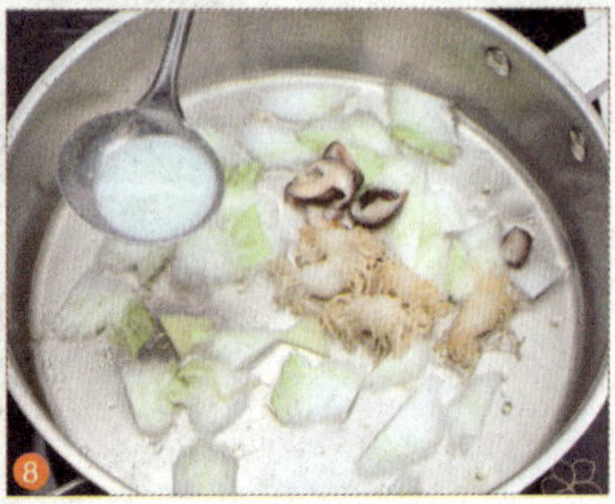

6. 白菜锅中注入适量冷水，加入盐和姜末煮沸。
7. 放入香菇片、魔芋丝，大火煮2分钟左右。
8. 加入味精调味，最后以水淀粉勾稀芡即可。

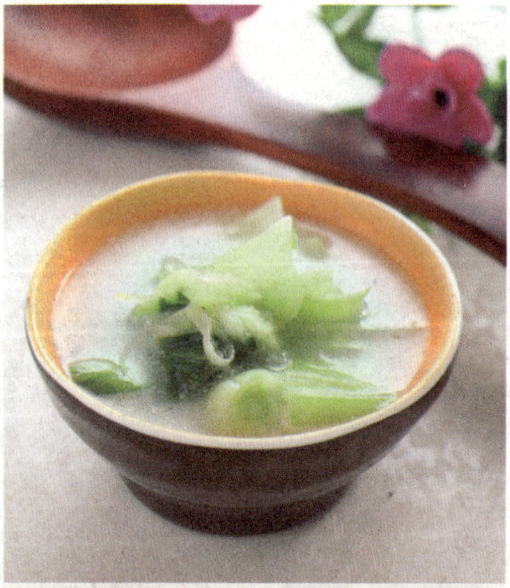

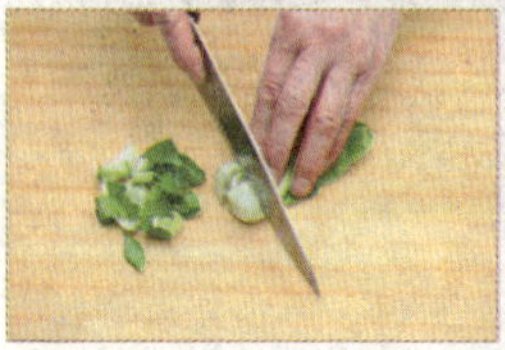

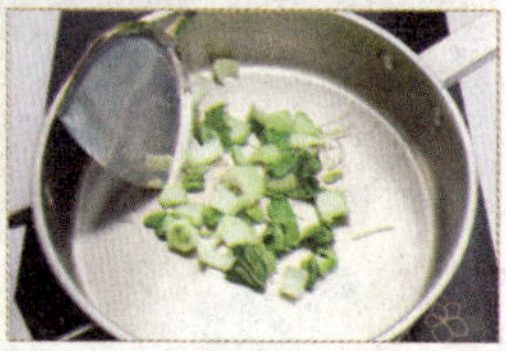

上汤油菜

材料 油菜300克，高汤适量。

调料 油、盐、生抽各适量，葱、姜少许。

做法

1. 将油菜清洗干净，切成段；将葱、姜洗净，切细丝。
2. 将锅中倒入适量油，加入姜丝、葱丝爆锅。
3. 将切好的油菜段放入锅中翻炒，当油菜变软，加入适量生抽略炒。
4. 将适量高汤倒入锅中，待高汤煮沸，根据自己的口味，加入适量盐调味。

土豆鲜蘑汤

材料 玉米棒1根，土豆150克，青椒100克，鲜蘑100克，胡萝卜50克，高汤500毫升。

调料 盐、鸡精各适量。

做法

1. 将玉米棒煮熟切段；土豆、胡萝卜去皮，切块；青椒洗净去籽，切块；鲜蘑菇去蒂洗净后，撕成条。
2. 将高汤倒入锅中，放入所有原料煮熟。
3. 最后加盐、鸡精煮至入味。

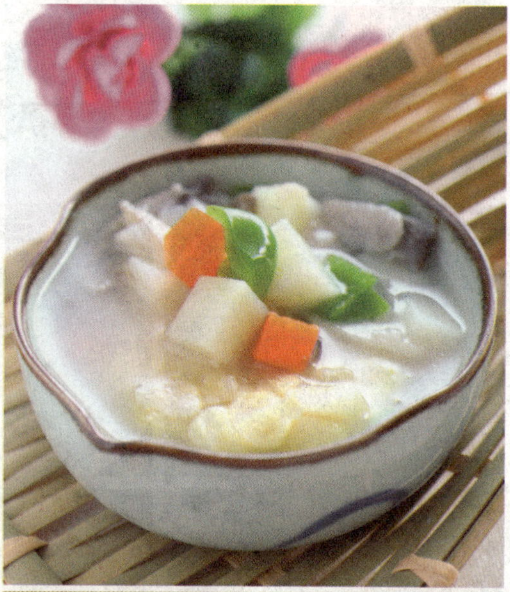

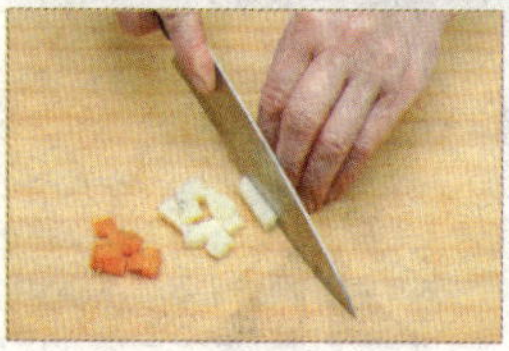

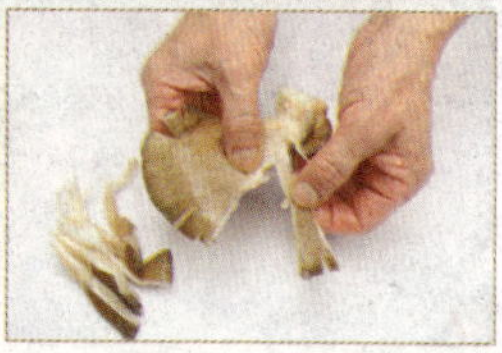

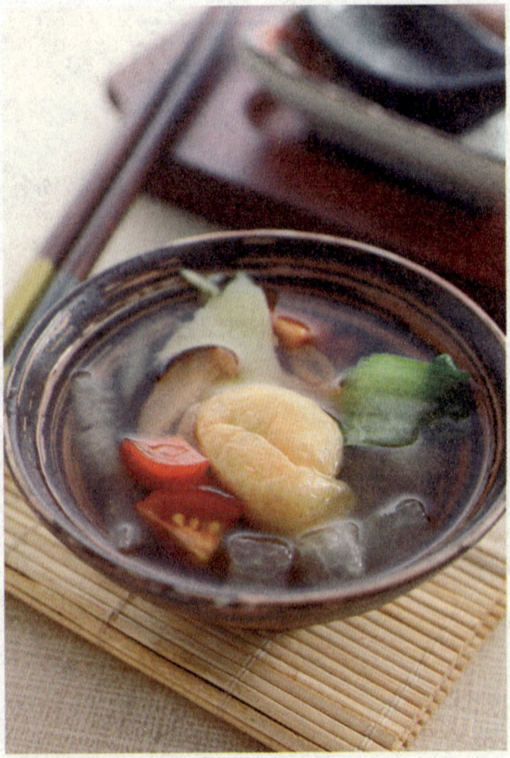

什锦冬瓜汤

材料 冬瓜100克，鲜香菇40克，西红柿50克，熟笋40克，油菜50克，面筋块50克，鲜汤适量。

调料 盐、味精、花生油、香油各适量。

做法

1. 将香菇、熟笋、冬瓜分别切成长约5厘米的片；西红柿洗净，切块；油菜洗净，切片；面筋切块。
2. 将汤锅内放入花生油，大火烧热，倒入鲜汤，将洗切好的冬瓜、香菇、熟笋、西红柿放入锅中，再加入盐和味精。
3. 等汤开之后，放入面筋块、油菜煮熟，滴上几滴香油即可。

青菜冬瓜汤

材料 冬瓜150克，青菜150克，干粉丝50克。

调料 盐、鸡精、姜各适量。

做法

1. 粉丝在温水中泡软；冬瓜去皮后切成块；青菜洗净切段；姜切成姜丝。
2. 锅中加入适量水，放入冬瓜和姜丝，煮沸后再略煮一下。
3. 将青菜段和泡软的粉丝放入汤中煮至所有食材都熟透。
4. 加入适量盐和鸡精调味即可。

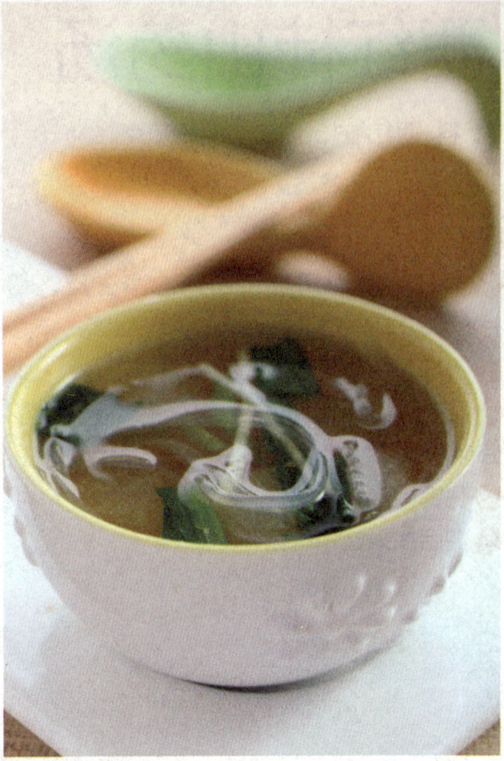

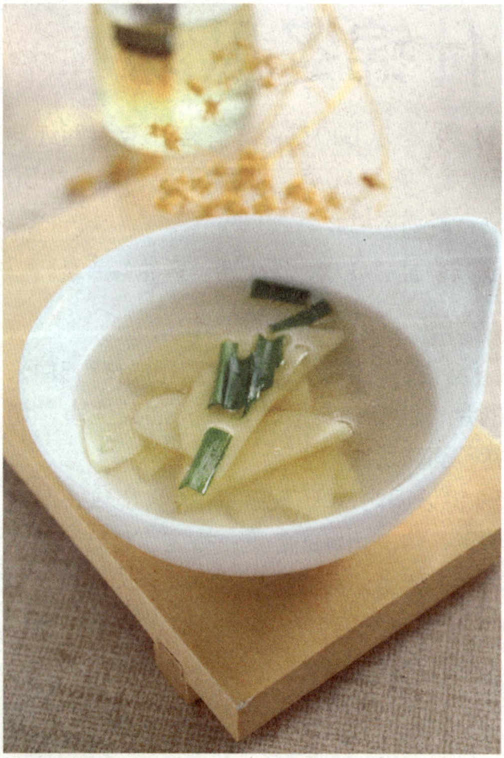

蒜苗土豆汤

材料 蒜苗1根，土豆150克。

调料 高汤、黄油、蒜片、盐、胡椒粉各适量。

做法

1. 蒜苗洗干净，留叶的部分，切片；土豆洗净，去皮切片。
2. 将蒜片用黄油爆香，加入蒜苗、土豆片一起炒至熟软。
3. 在锅中倒入高汤煮沸，小火炖煮15分钟左右，最后放入盐和胡椒粉调味即可。

西红柿山药汤

材料 西红柿150克，山药200克。

调料 葱、盐各适量。

做法

1. 西红柿洗净切块；山药洗净去皮，切片；葱切末。
2. 锅加油烧热，放入西红柿煸炒。
3. 在锅中倒入适量水，烧开后小火再煮2分钟。
4. 在锅中放入山药，煮开。
5. 最后加入盐和葱花调味。

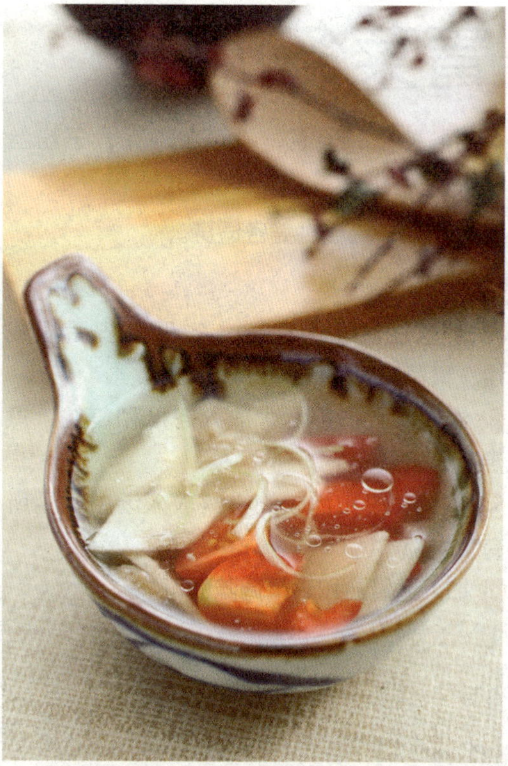

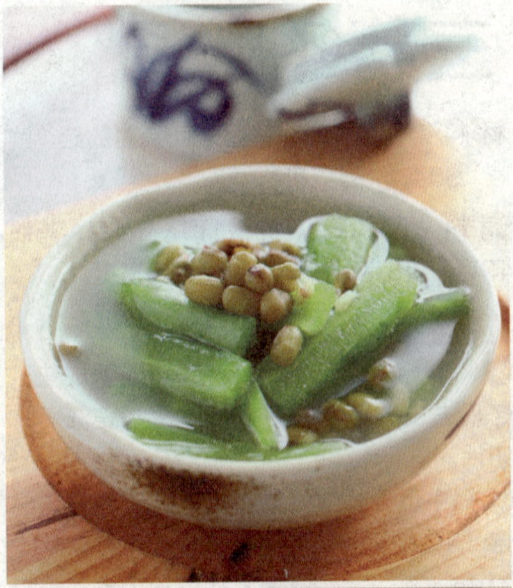

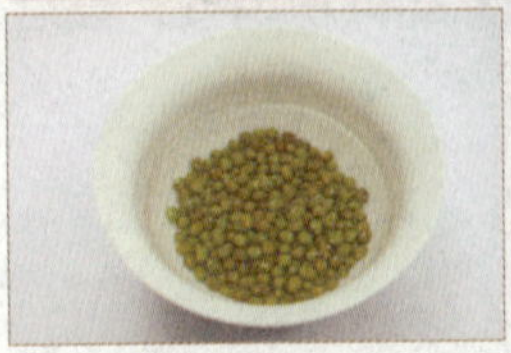

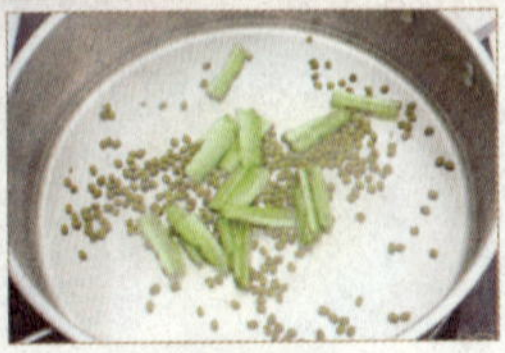

苦瓜绿豆汤

材料 苦瓜100克，绿豆50克。

调料 白砂糖适量。

做法

1. 将苦瓜洗净去瓤，切成条；绿豆洗净，用清水浸泡待用。
2. 锅内加入适量清水，先用大火煲至水开，然后放入苦瓜和绿豆，待水再开，改用中火继续煲至绿豆熟烂。
3. 根据自己的口味，加入适量白砂糖调味，凉后即可食用。

丝瓜面筋汤

材料 丝瓜320克，油面筋240克，粉丝50克。

调料 葱花、盐、味精、胡椒粉、香油、植物油、清汤各适量。

做法

1. 将丝瓜洗净刮皮，切滚刀块；油面筋逐一切四瓣；粉丝洗净，剪段。
2. 锅内倒植物油烧至六成热，放入葱花煸香，放丝瓜翻炒片刻。
3. 锅中倒入清汤，大火煮开后放入油面筋、粉丝，中火煮5分钟。
4. 加入盐、味精、胡椒粉调味，出锅之前淋上香油即可。

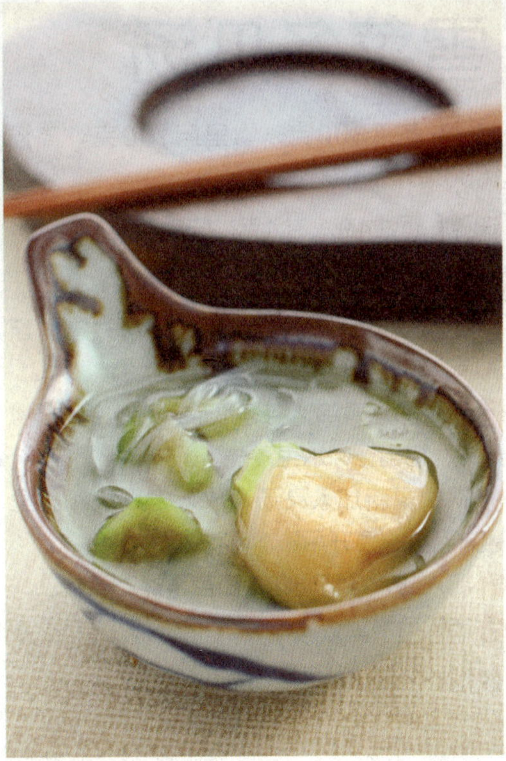

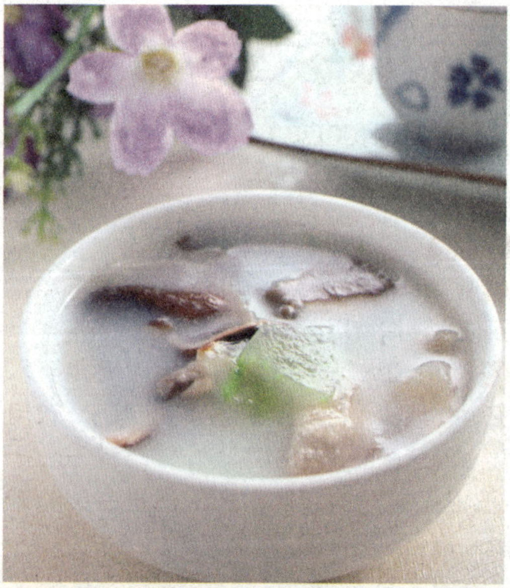

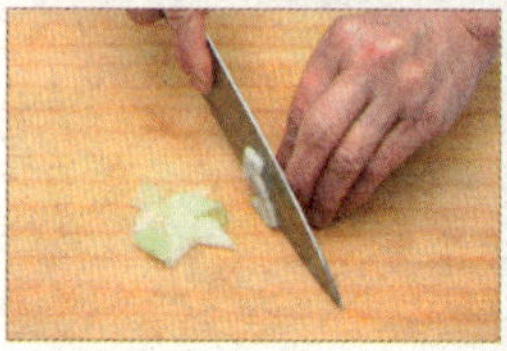

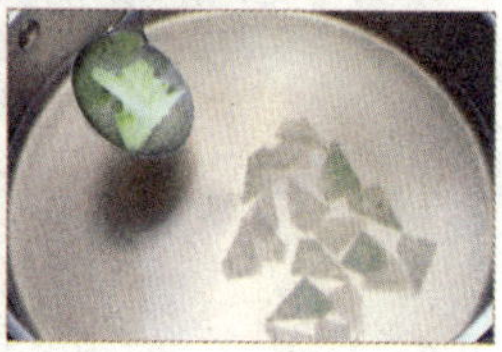

三菇冬瓜汤

材料 冬瓜300克，鲜香菇50克，蘑菇（鲜蘑）50克，平菇50克。

调料 胡椒粉2克，味精1克，盐4克，鸡油15克，姜5克，大葱10克，高汤适量。

做法

1. 将香菇、蘑菇、平菇洗净，改刀成块；冬瓜去皮洗净，改刀成片；葱、姜洗净，切片。
2. 锅中倒入适量高汤，烧开，下冬瓜、蘑菇、平菇、香菇，小煮片刻。
3. 加入葱、盐、味精、胡椒粉稍煮，最后淋上少许鸡油即可。

雪菜冬瓜汤

材料 冬瓜300克，雪里蕻100克，高汤1000毫升。

调料 香油4克，盐4克，味精2克。

做法

1. 冬瓜去皮、去瓤，洗净，切块；雪里蕻洗净，切成末。
2. 锅中加水煮沸，将冬瓜放入沸水锅中煮4分钟，捞出在凉水里浸一下。
3. 锅中重新加入高汤，放入冬瓜块和雪里蕻末，大火煮开后撇净浮沫。
4. 加入盐、味精调味，加盖再煮2分钟。
5. 出锅前淋上香油即可。

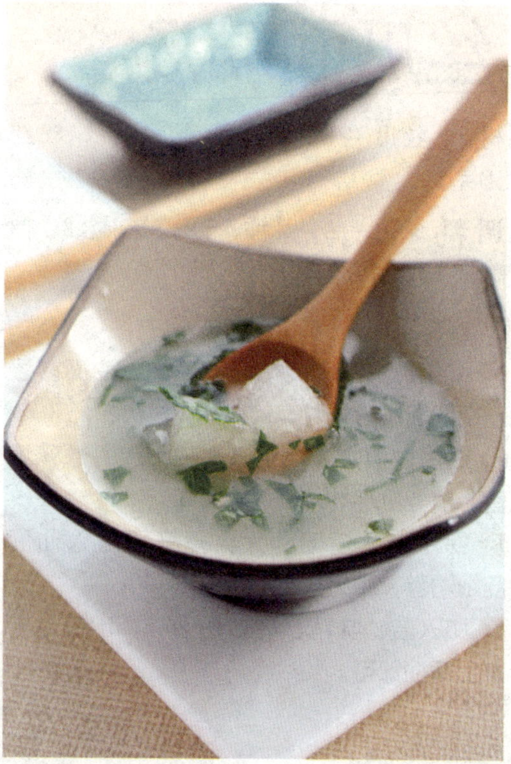

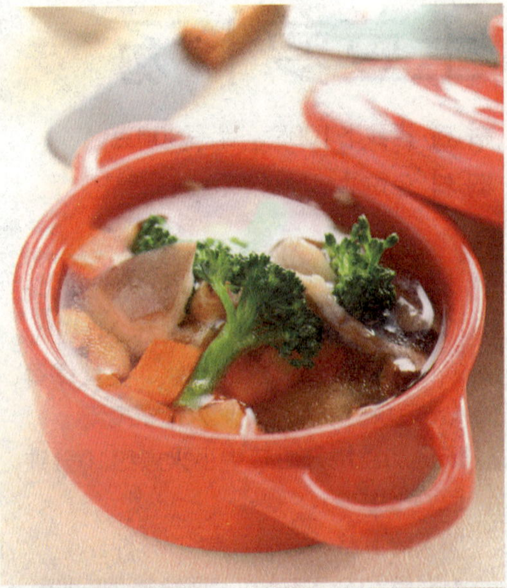

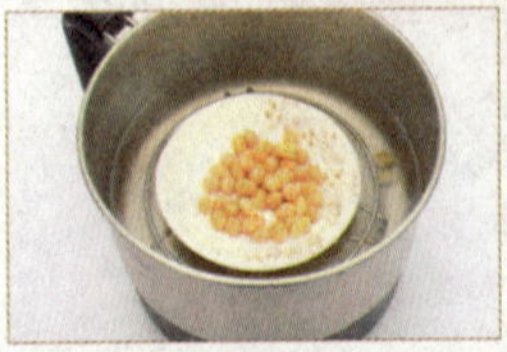

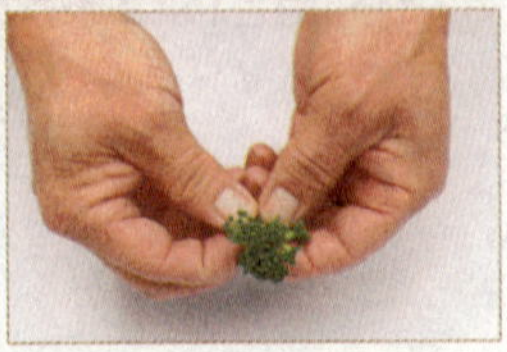

西蓝花蘑菇汤

材料 胡萝卜150克，蘑菇50克，黄豆30克，西蓝花30克，清汤适量。

调料 油5克，盐3克，白砂糖1克。

做法

1. 黄豆洗净，泡透蒸熟；胡萝卜洗净，去皮，切块；蘑菇洗净，切片；西蓝花洗净，掰成小块。
2. 烧锅下油，放入胡萝卜、蘑菇翻炒一下，锅中加入清汤，中火煮至胡萝卜熟烂。
3. 锅中再放入黄豆和西蓝花煮透，加入盐和白砂糖调味即可。

草菇竹荪汤

材料 水发草菇50克，水发竹荪30克，油菜适量，高汤250毫升。

调料 盐、白砂糖各5克，味精3克，胡椒粉少许。

做法

1. 将草菇洗净，切片；竹荪洗净，切片，分别下沸水锅中汆一下，捞出备用；油菜洗净。
2. 汤锅内倒入高汤，放入竹荪、草菇，大火煮开再转小火，煮至竹荪熟透。
3. 加入洗好的油菜，放盐、白砂糖、味精和胡椒粉调味，煮开即可。

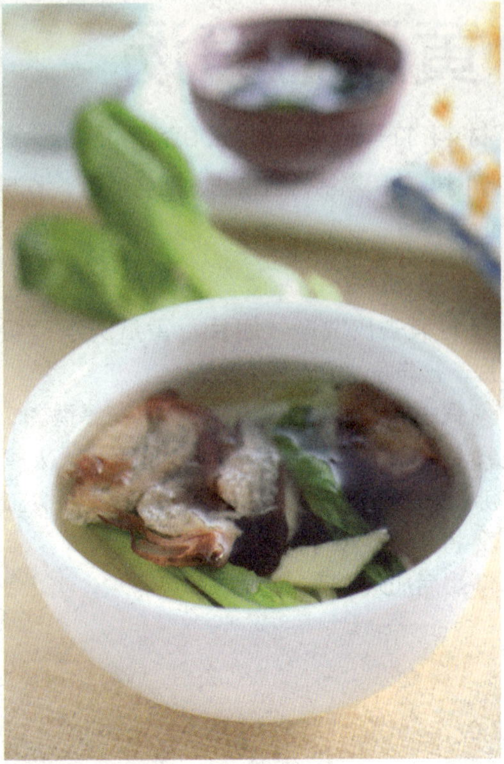

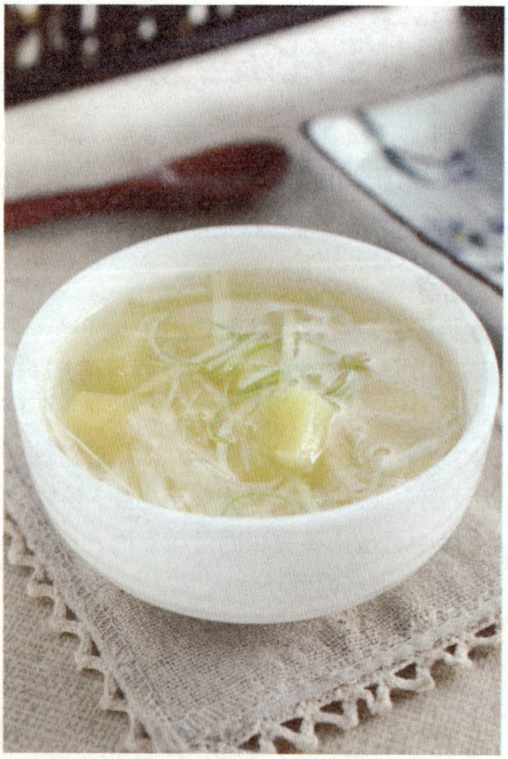

土豆萝卜汤

材料 青萝卜100克，土豆300克。

调料 色拉油、盐、葱、姜各适量。

做法

1 青萝卜洗净去皮，切成丝；土豆洗净去皮，切成滚刀块；葱、姜分别洗净，切丝。

2 锅中加油烧热，加入葱丝、姜丝爆香，放入土豆块翻炒几下，加入适量高汤。

3 汤锅加盖烧开后转中小火煮约10分钟，至土豆熟透。

4 加入萝卜丝，再加盖煮约3分钟。

5 根据自己的口味，加入适量盐调味即可。

黄瓜竹笋汤

材料 竹笋50克，黄瓜200克。

调料 盐、鸡精、植物油、葱各适量，清汤适量。

做法

1 竹笋去皮洗净，切片；黄瓜洗净，切片；葱洗净，切成葱花。

2 锅中加入适量油烧热，下入葱花爆香。

3 锅中加入适量清汤，放入竹笋，大火煮沸，撇去浮沫。

4 将黄瓜下入锅中，大火煮沸。

5 最后加入鸡精、盐调味即可。

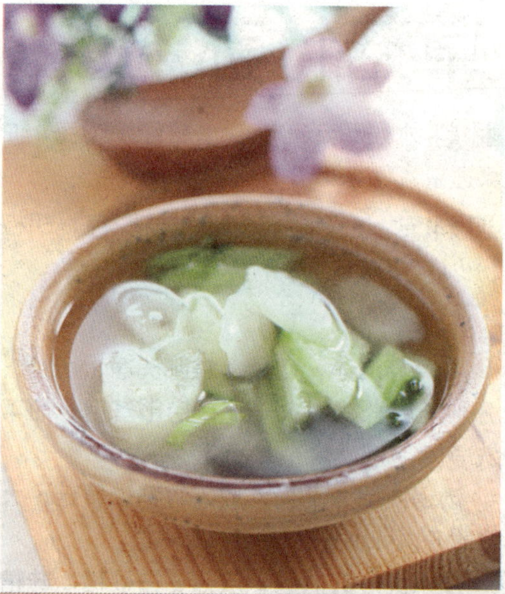

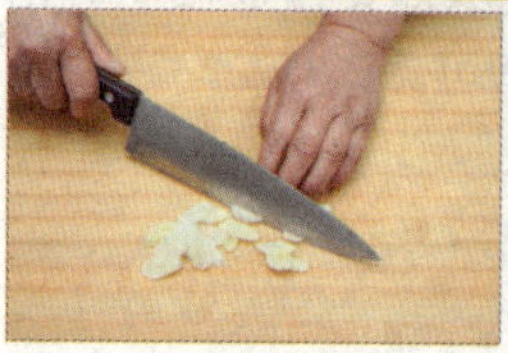

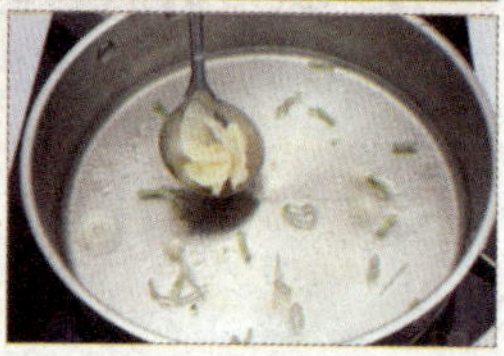

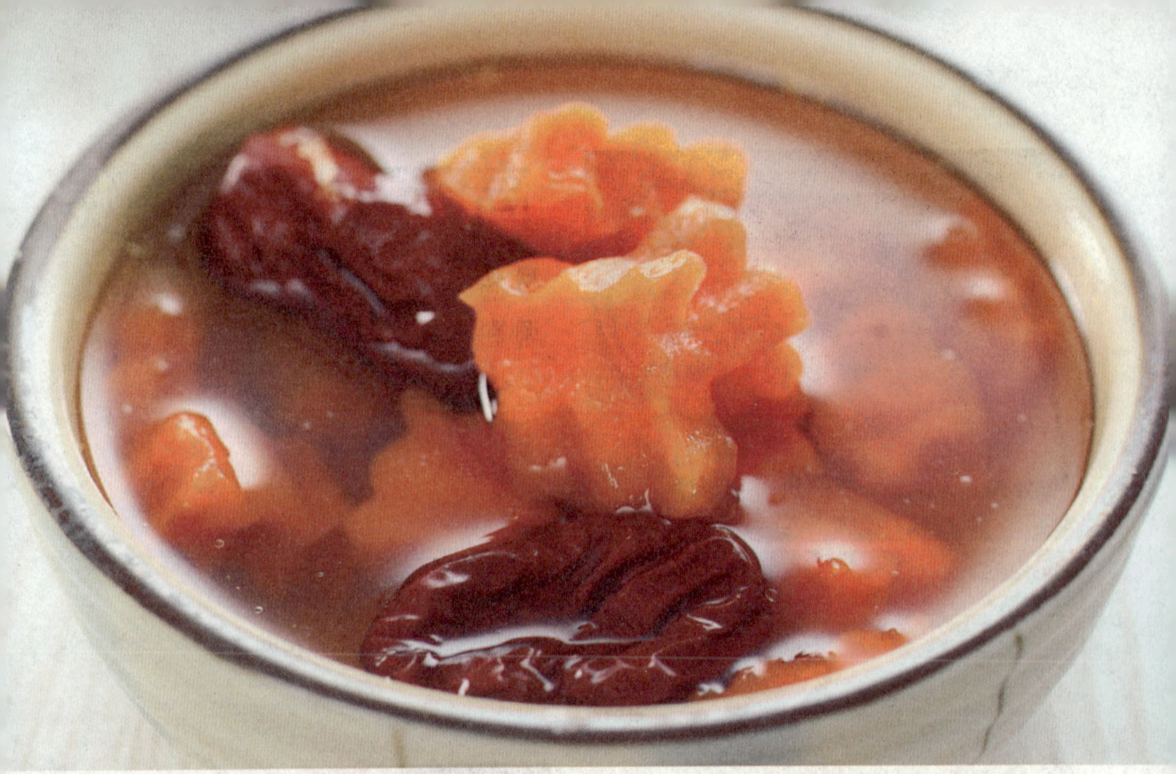

大枣胡萝卜汤

材料

胡萝卜300克，大枣10颗。

调料

白砂糖适量。

做法

1 胡萝卜洗净，切成带锯齿的方形块；大枣用温水泡发，洗净。

2 置锅火上，注入适量清水，放入大枣、胡萝卜同煮。

3 煮沸后根据自己的口味加入适量白砂糖，煮至白砂糖溶化即可。

鲜白萝卜汤

材料 白萝卜500克。

调料 姜、盐各适量。

做法

1 白萝卜洗净，切成片；姜洗净，切片。

2 锅中加适量清水，将白萝卜片和姜片一起放入锅中，大火煮至白萝卜熟透。

3 根据自己的口味，加入适量盐来调味即可。

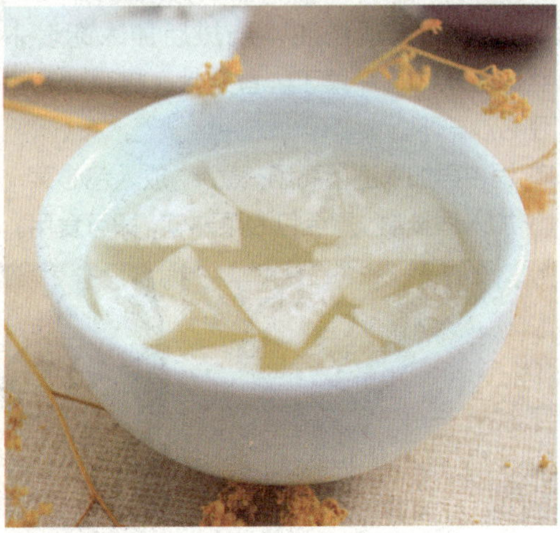

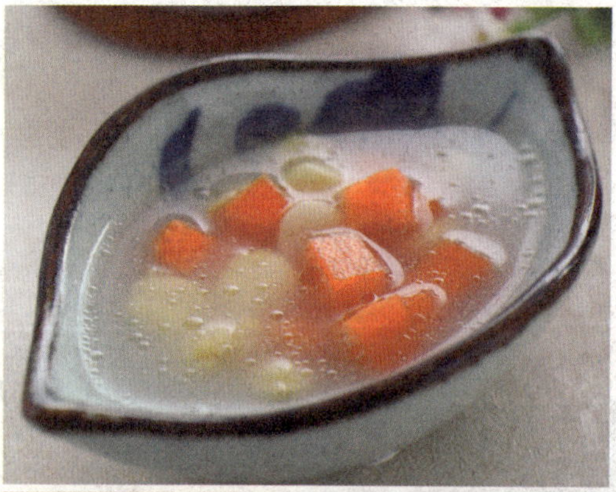

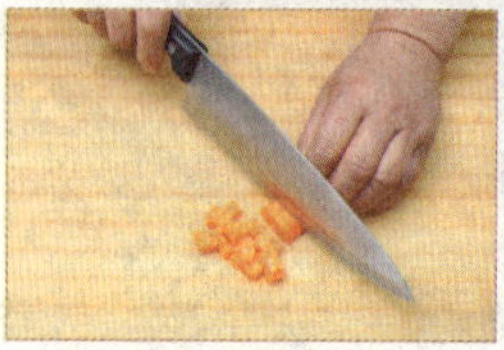

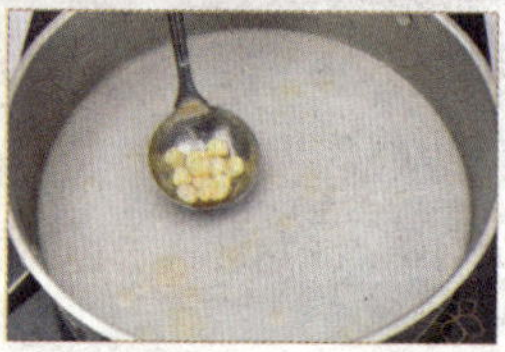

高汤玉米胡萝卜煲

材料 甜玉米粒400克，胡萝卜150克。

调料 鸡清汤500克，胡椒粉、盐各适量。

做法

1. 胡萝卜洗净，切成小块。
2. 锅中加入鸡清汤和适量清水，大火煮开。
3. 将甜玉米粒、胡萝卜块加入锅中，大火煮沸后转小火煮20分钟。
4. 加入适量盐和胡椒粉调味。

什锦汤

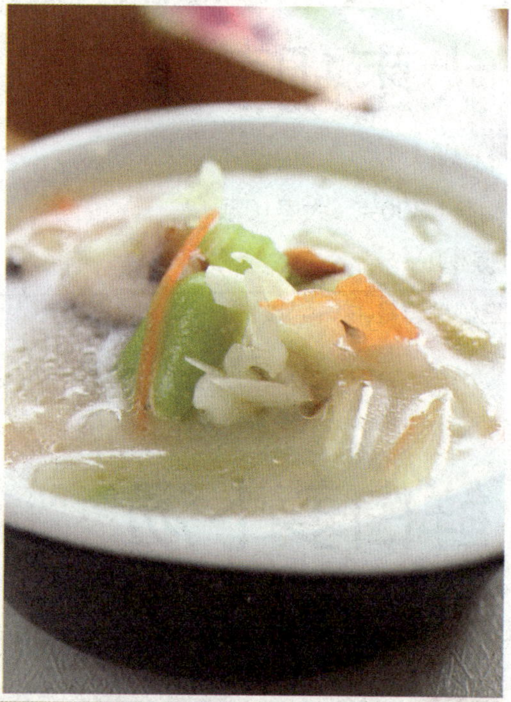

材料 包心菜200克，干香菇30克，榨菜40克，胡萝卜150克，玉米1根，蚕豆50克，芹菜适量。

调料 盐、油、高汤各适量。

做法

1. 包心菜洗净掰开，切成丝；香菇泡软洗净，去蒂后切成片；榨菜、胡萝卜洗净切成丝；玉米刮下玉米粒；芹菜切丁；蚕豆洗净。
2. 锅中加入适量油，烧热后加入胡萝卜丝、玉米粒、芹菜丁、香菇片、榨菜丝和蚕豆略炒一下。
3. 锅中再加入适量高汤，煮沸，放入包心菜。
4. 加入适量盐，煮至包心菜熟软，即可食用。

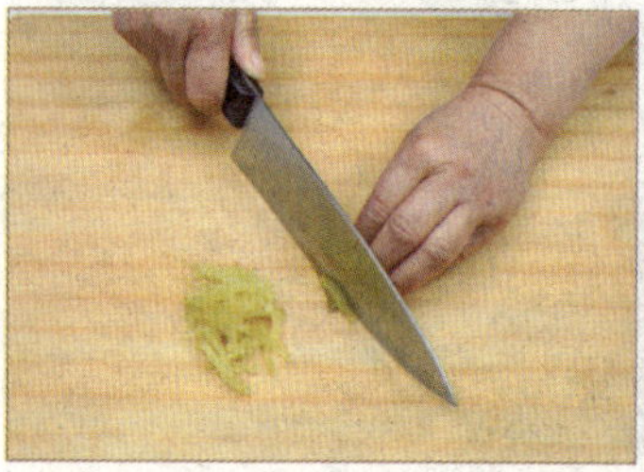

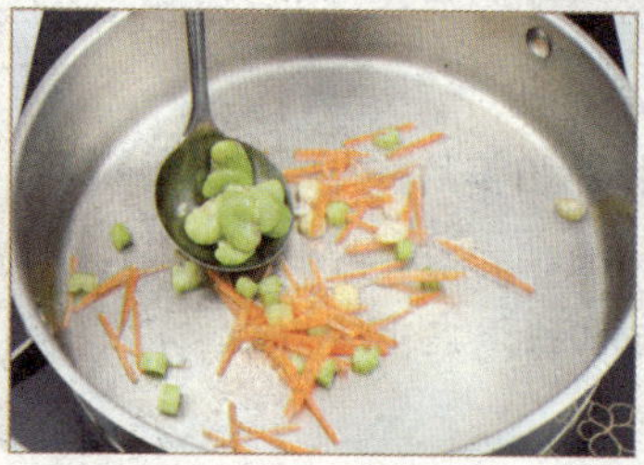

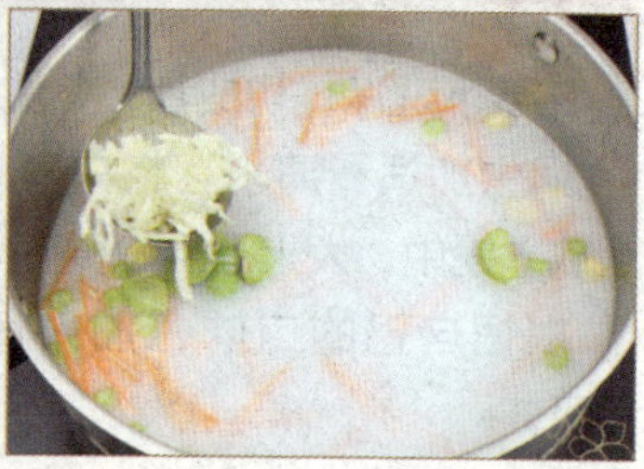

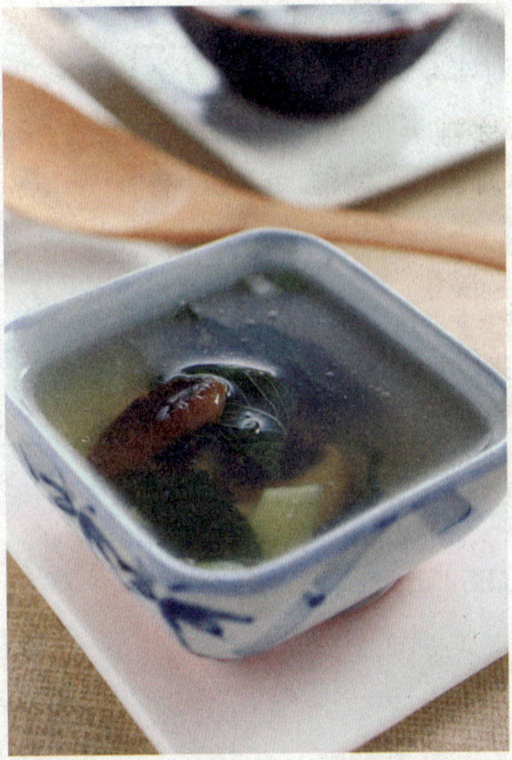

冬菇苋菜汤

材料 冬菇50克，苋菜（绿）500克。

调料 盐3克，白砂糖5克，大葱5克，姜3克，鸡油10克，鸡清汤适量。

做法

1. 冬菇泡发洗净，去根蒂，泡发冬菇的水留下备用；葱洗净，切段；姜洗净，切片。
2. 将冬菇中的水挤干，放入大汤碗内，加糖、盐和少许鸡油拌匀，然后加入少许泡冬菇的原汤，再加入适量鸡清汤和葱段、姜片，上屉蒸约90分钟后取出。
3. 苋菜取嫩尖洗净，用开水烫一下，捞出挤干，撒在冬菇汤上即可。

白菜粉丝汤

材料 白菜100克，粉丝50克。

调料 葱5克，盐5克，香油适量，味精少许。

做法

1. 将白菜择好洗净，切成丝；粉丝剪成10厘米长的段，用温水泡软；将葱洗净，切成末。
2. 将锅置于火上，加油烧热，放入葱末煸炒出香味，然后加入白菜丝继续煸炒。
3. 锅中倒入足量水，加入粉丝，煮沸。
4. 根据自己的口味，加入适量的盐和味精，出锅前淋少许香油即可。

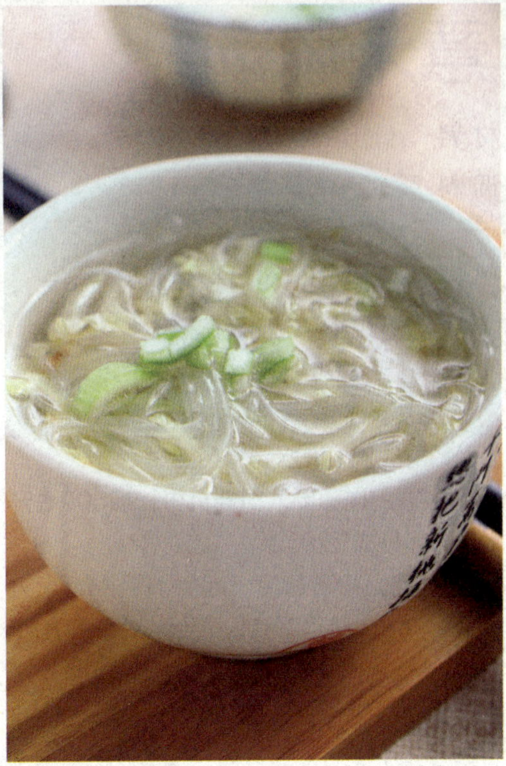

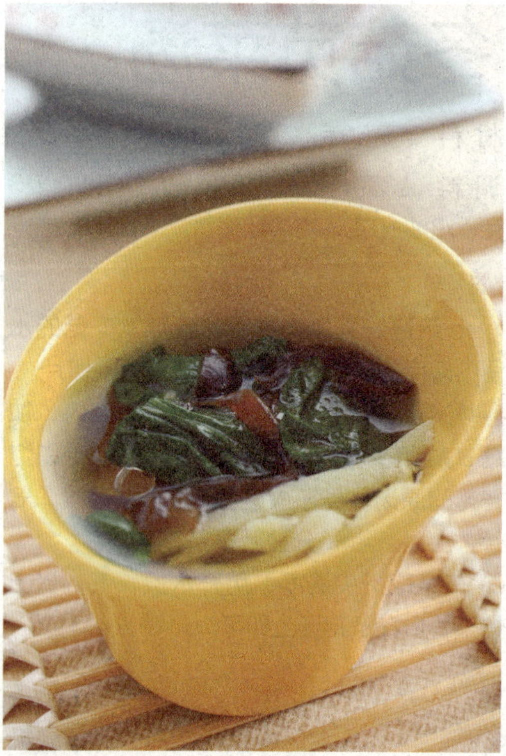

酸笋菜心汤

材料 笋100克，青菜150克，木耳50克。

调料 盐、鸡精、胡椒粉、香油、香醋各适量。

做法

1 笋洗净切丝，焯水后沥干备用；青菜洗净切段；木耳洗净，去蒂后切丝。

2 锅中加入适量清水烧开，放入笋丝和木耳丝，煮沸。

3 锅中加入青菜段，略煮一下。

4 加适量盐、鸡精、香醋、胡椒粉调味，最后淋上香油即可。

薏米浓汤

材料 薏仁10克，洋葱50克。

调料 黄油10克。

做法

1 薏仁洗净，加清水泡软，加水放入搅拌机中打成薏仁泥，倒出备用。

2 洋葱剥皮，切成细丁。

3 锅烧热，放入黄油烧融化后加入洋葱丁炒香，再放入少许水，煮至熟烂。

4 将煮烂的洋葱倒入搅拌机中，加500毫升水，一起打成泥状。

5 将薏仁泥和洋葱泥一起倒入锅中，大火煮沸后转小火熬煮3分钟，至汤浓稠即可。

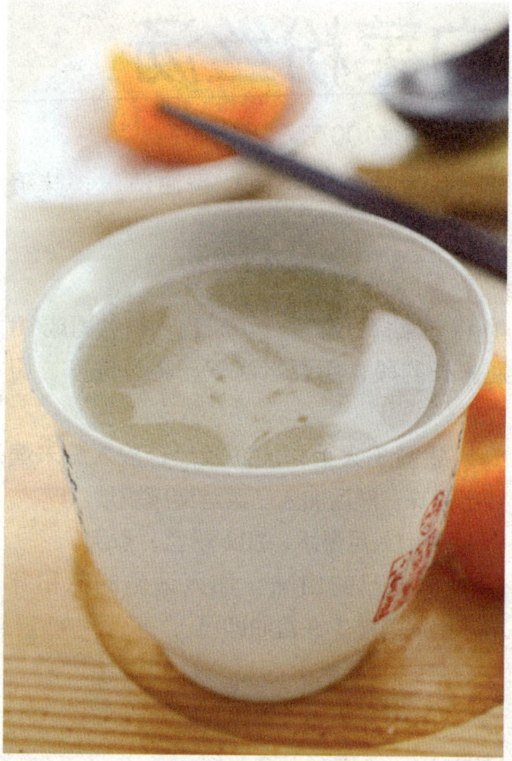

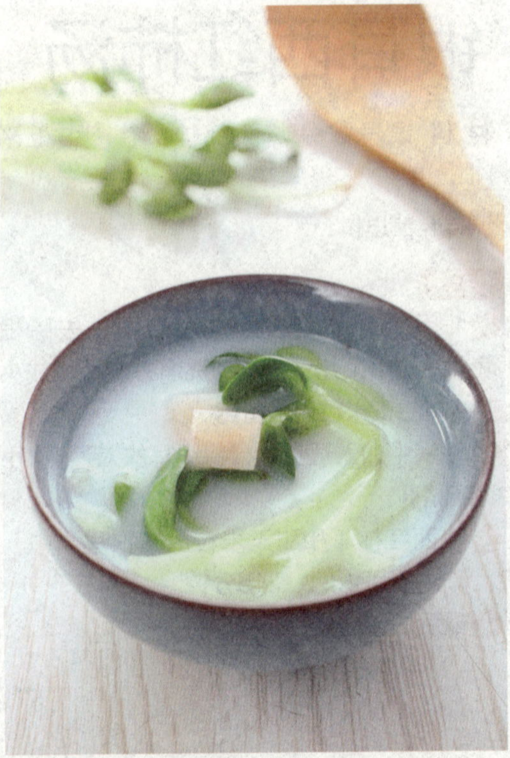

豌豆苗芋头汤

材料 豌豆苗200克，小芋头100克，高汤1000毫升。

调料 盐适量。

做法

1. 将豌豆苗洗净，焯水备用；芋头洗净去皮，切成小块。
2. 将高汤倒入锅中，加入芋头块，大火烧开后转小火煮10分钟左右，直至芋头块熟透软烂。
3. 将豌豆苗倒入锅中略煮。
4. 出锅前根据自己的口味加入适量盐调味。

黄瓜竹荪汤

材料 黄瓜100克，竹荪（干）150克。

调料 盐2克，味精1克。

做法

1. 将竹荪用水浸泡4小时后洗净，切段。
2. 黄瓜洗净，切成薄片待用。
3. 锅内放入适量清水，加入盐、味精煮开。
4. 将黄瓜片、竹荪加入锅中，大火煮开后即可。

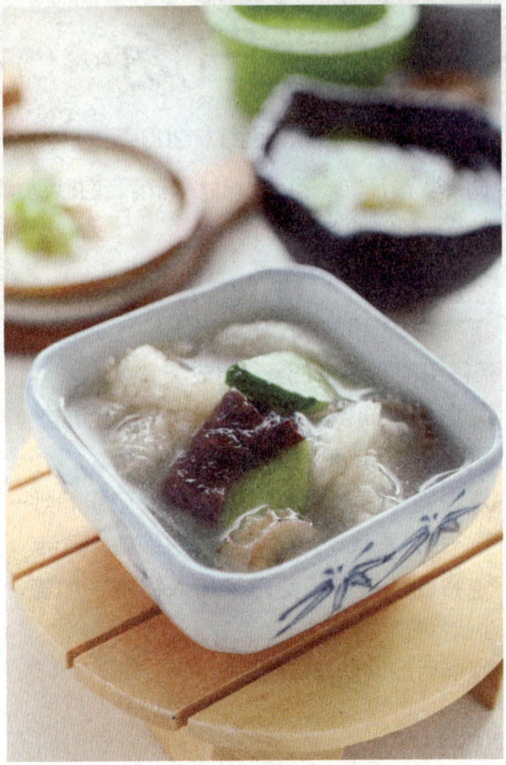

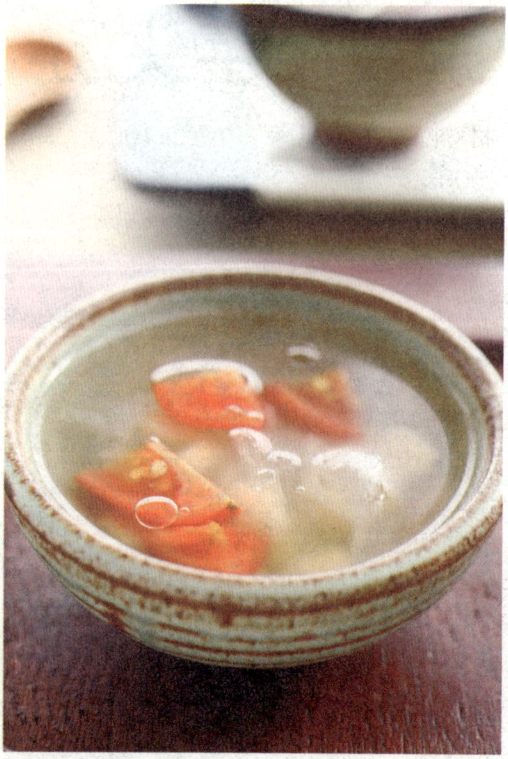

银耳西红柿汤

材料 银耳数朵，西红柿1个，甜玉米1根。

调料 盐适量。

做法

1. 银耳用温水泡发，洗净杂质，去除根蒂，撕成小朵儿；西红柿洗净去皮，切成小丁；将甜玉米粒剥下备用。
2. 砂锅中加入适量水，将银耳放入，煮1小时至黏稠。
3. 将西红柿丁和甜玉米粒放入银耳汤中，大火煮开后改小火煮15分钟。
4. 最后加入适量盐调味即可。

番茄茭白汤

材料 茭白300克，西红柿200克。

调料 番茄酱、料酒、盐、味精、白砂糖、高汤、植物油各适量。

做法

1. 茭白去壳洗净，在菜板上拍松，切成长条备用；西红柿洗净，切成瓣。
2. 将植物油倒入锅中，大火烧至七成热，下茭白炸至淡黄色，捞出沥油待用。
3. 将锅中底油重新烧热，放番茄酱煸炒一下，加入高汤、料酒、盐、白砂糖，煮沸。
4. 将西红柿瓣和茭白条加入锅中，加盖，小火焖熟。
5. 最后加入适量味精调味即可。

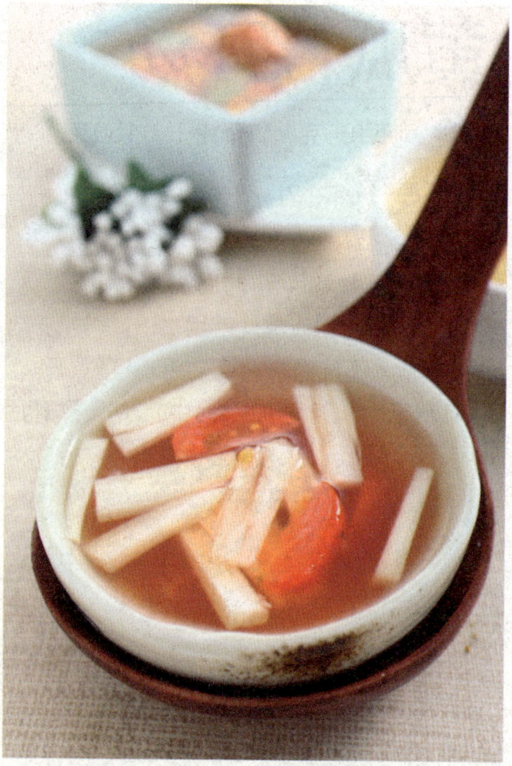

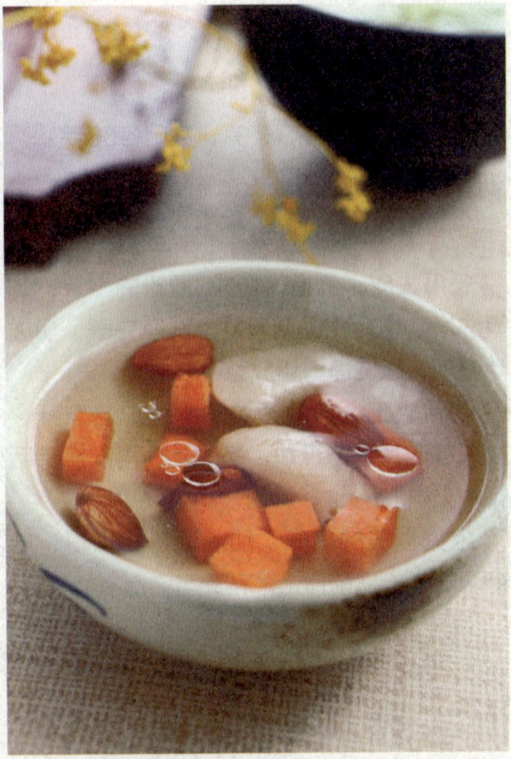

胡萝卜杏仁汤

材料 胡萝卜300克，杏仁30克，荸荠50克。

调料 冰糖适量。

做法

1. 杏仁洗净，在水中浸泡1小时；胡萝卜洗净，去皮，切成块。
2. 荸荠洗净，去皮，切成两半。
3. 锅内倒入清水，放入胡萝卜块、杏仁和荸荠，大火煮开。
4. 根据自己的口味加入适量冰糖调味，再用小火继续炖30分钟即可。

芹菜叶汤

材料 芹菜叶200克。

调料 盐、味精、香油、植物油、葱、姜各适量。

做法

1. 将芹菜洗净择好，将芹菜叶摘下备用；葱洗净，切成葱花；姜洗净，切末。
2. 锅中倒入植物油烧热，放入葱花炝锅。
3. 将芹菜叶和姜末倒入锅中，略加翻炒，倒入适量清水煮沸。
4. 根据个人口味，加入适量盐、味精调味，出锅前淋上香油即可。

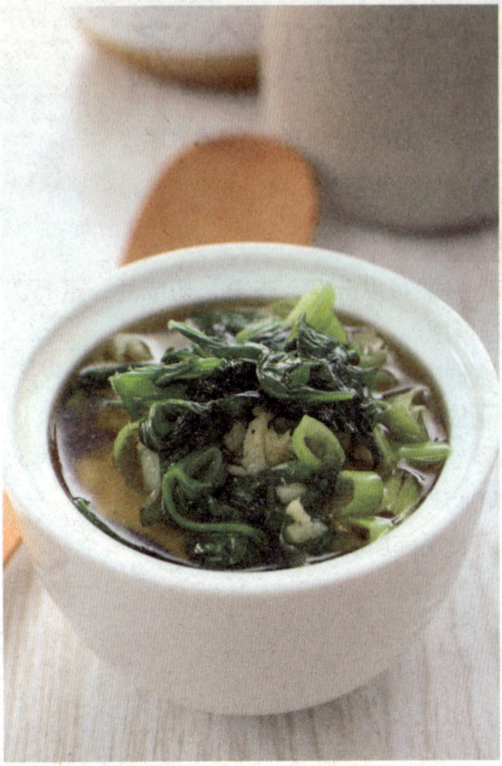

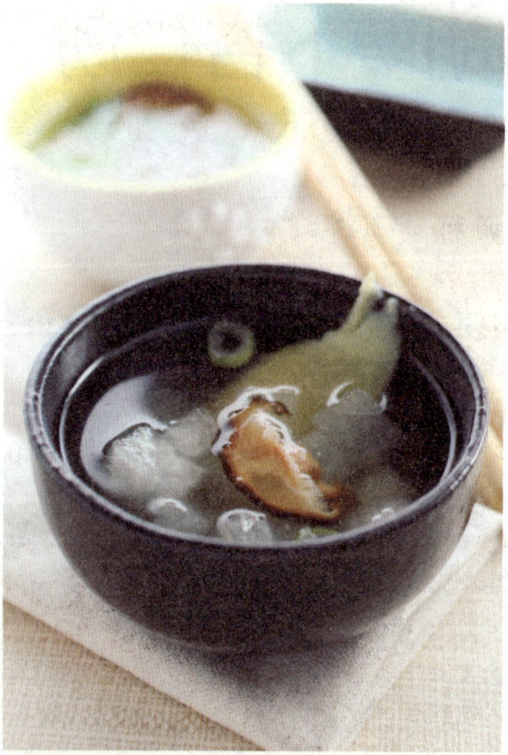

三鲜冬瓜汤

材料 冬瓜100克，冬笋、冬菇各50克。

调料 葱、盐、胡椒粉、味精各适量。

做法

1. 冬瓜去皮，洗净，切成3厘米的小块；冬笋洗净，切片；冬菇泡发，洗净去蒂，切成片备用；葱洗净，切成葱花。
2. 锅置火上，放入适量清水，加盐煮开，放入冬菇片、冬瓜块、冬笋片，再次烧沸后转中火煮15分钟。
3. 根据自己的口味，加入适量胡椒粉、味精调味，出锅前撒上葱花即可。

酸黄瓜冷汤

材料 酸黄瓜300克，蜜枣10克。

调料 香油适量。

做法

1. 将酸黄瓜洗净，去蒂，切成片；蜜枣洗净备用。
2. 锅中加入适量清水，大火煮开。
3. 放入酸黄瓜片、蜜枣，同煲10分钟。
4. 盛入事先准备好的容器，凉凉后放入冰箱冰镇。
5. 食用前加适量香油即可。

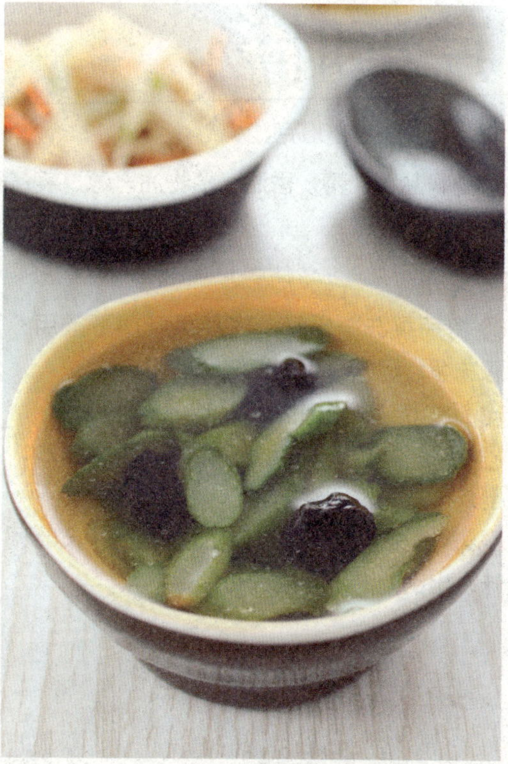

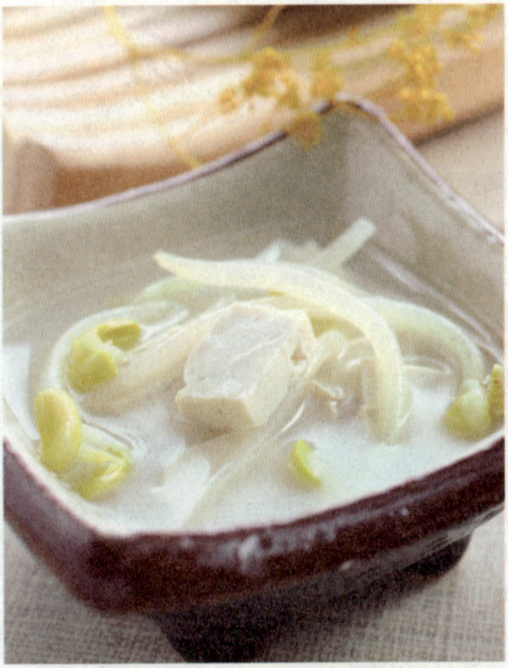

豆芽鸡汤

材料 黄豆芽100克，豆腐300克，鸡汤适量。

调料 姜、盐各适量。

做法

1. 将黄豆芽洗净，用热水汆烫一下；将豆腐切成块，焯一下；姜洗净，切片。
2. 锅中加入适量鸡汤，加适量水煮沸。
3. 放入豆芽和姜片，炖煮一段时间。
4. 放入豆腐块继续炖煮。
5. 当豆腐煮熟时，根据自己口味加入适量盐调味即可。

荷叶冬瓜汤

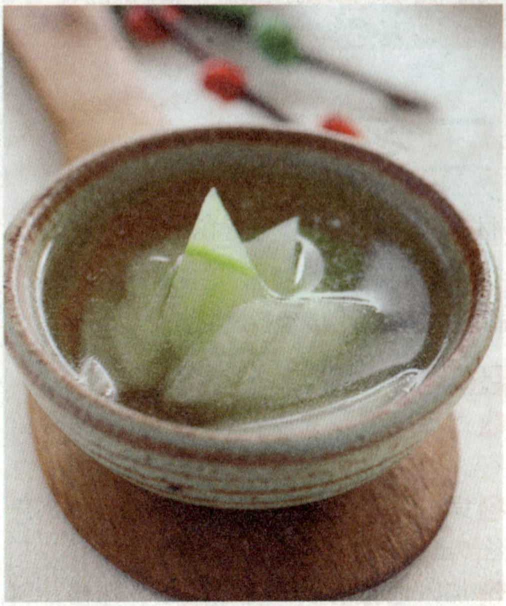

材料 荷叶半张，鲜冬瓜200克。

调料 盐少许。

做法

1. 将荷叶洗净，撕成碎片。
2. 冬瓜洗净，去蒂，切成片。
3. 将荷叶片、冬瓜片一起放入锅中，加清水适量，共煮成汤。
4. 待锅烧开后拣去荷叶，加盐调味即成。

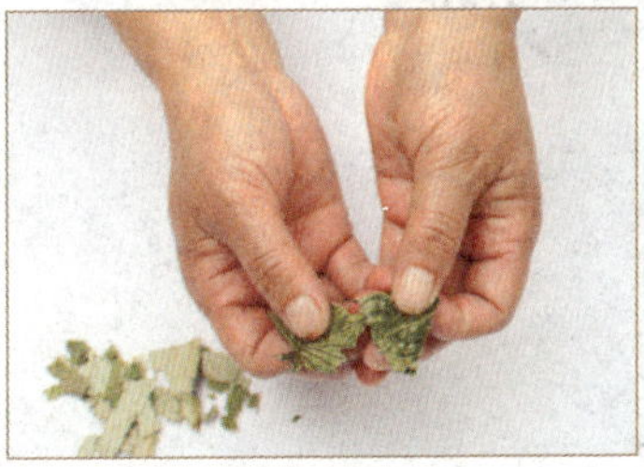

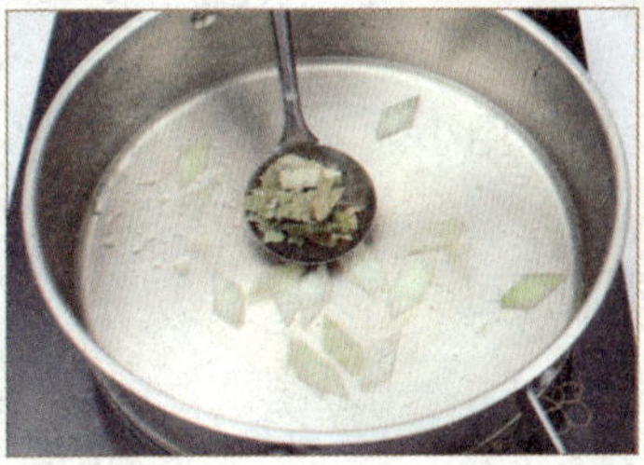

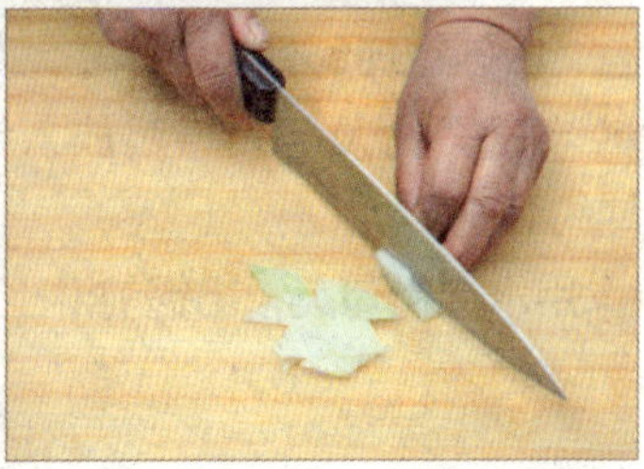

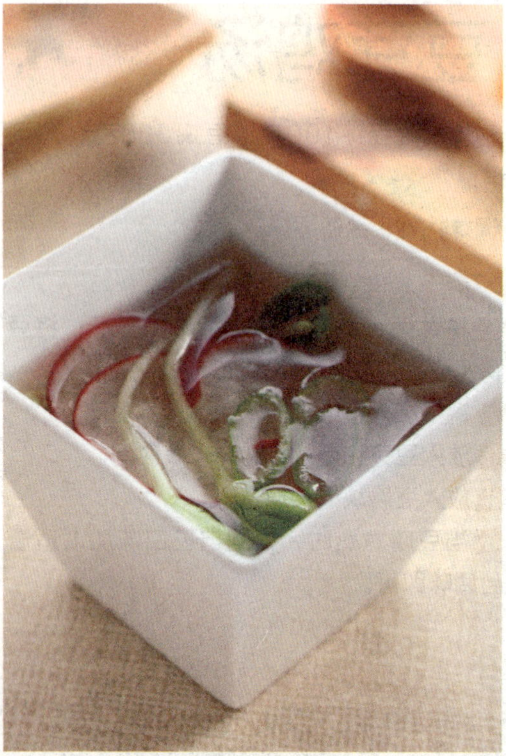

青菜萝卜汤

材料

黑豆苗250克，水萝卜片100克。

调料

香油、盐、葱、鸡精各适量。

做法

1. 将黑豆苗择洗干净备用，切段；葱洗净切段；姜洗净切丝。
2. 锅中加入鸡汤、清水，放入葱、姜烧开。
3. 放入萝卜片和黑豆苗，煮至所有食材熟透。
4. 根据自己的口味，加入适量盐、香油、味精调味即可。

二冬汤

材料 冬笋150克，冬菇100克。

调料 味精、盐、料酒、白砂糖、水淀粉、香油、植物油、姜丝各适量。

做法

1. 冬菇泡发，洗净后切两半；冬笋除笋衣，切两半，沸水焯透，切片。
2. 锅中倒入植物油，烧至五成热，放入姜丝炒出香味。
3. 加入适量清水，再放入盐、味精、料酒、白砂糖炖5分钟。
4. 将冬笋片及冬菇一起放入锅中，用小火炖约10分钟。
5. 用水淀粉勾芡，出锅前淋上香油即可。

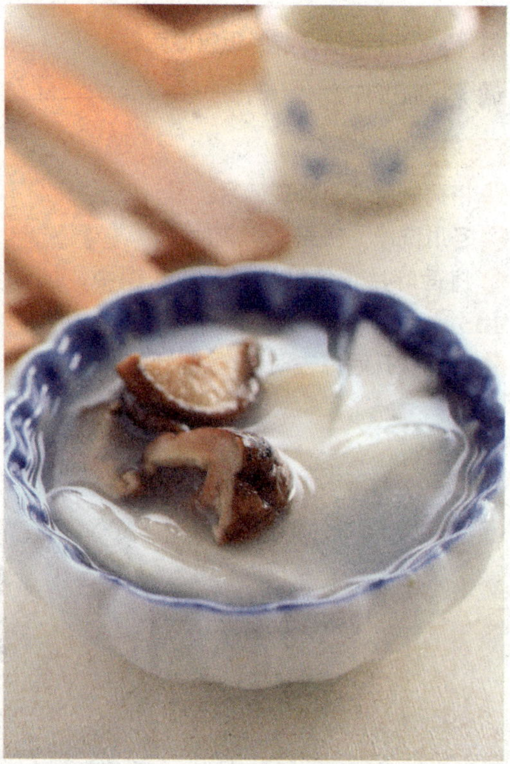

青菜汤

材料 青菜250克，白萝卜丝100克，鸡汤1000毫升。

调料 盐、味精适量，葱、姜各5克。

做法

1. 将青菜洗净并从中间剖开，切段；葱洗净，切段；姜洗净，切丝。
2. 锅中加入鸡汤、清水，放入葱、姜烧开。
3. 放入白萝卜丝和青菜段，煮至所有食材熟透。
4. 根据自己的口味，加入适量盐和味精调味即可。

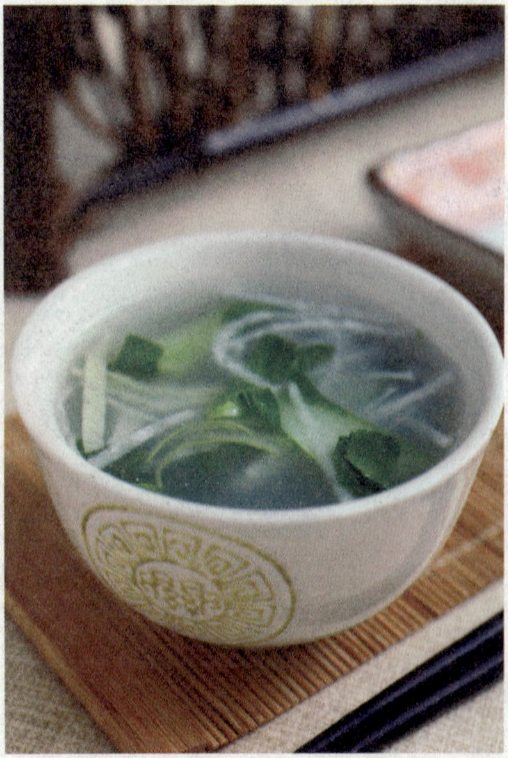

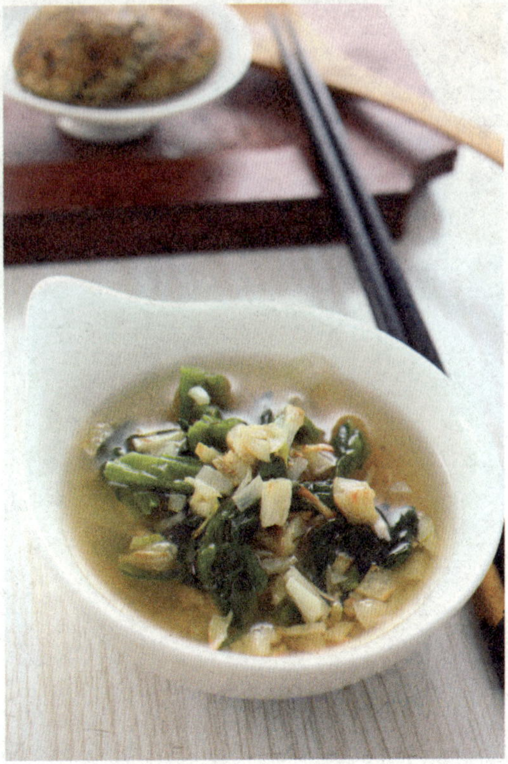

金蒜苋菜汤

材料 大蒜8瓣，苋菜500克。

调料 盐、油各适量。

做法

1. 苋菜洗净，切段；大蒜洗净，去皮，备用。
2. 锅中倒少许油烧热，放入蒜粒，小火煎黄。
3. 加适量清水，煮滚后放入苋菜。
4. 再次煮滚，加入盐调味即可。

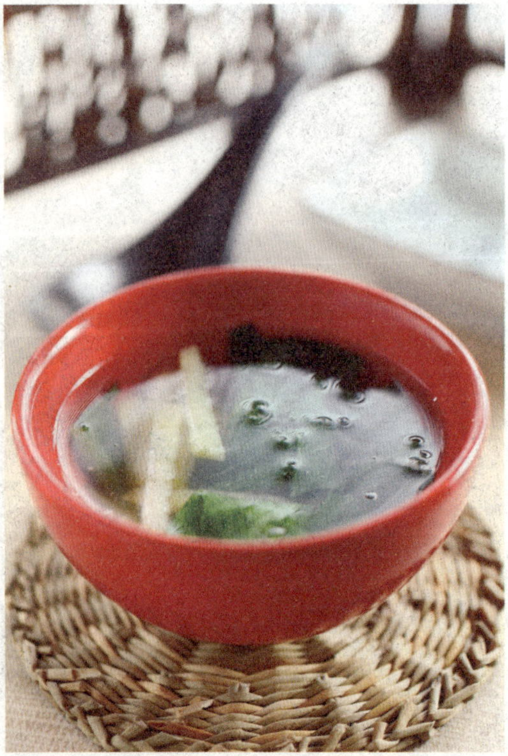

土豆小白菜汤

材料 土豆200克，小白菜200克。

调料 盐、鸡精各适量。

做法

1. 将土豆去皮，切成长条；小白菜洗净，切成段。
2. 锅中放入300毫升水，烧开后，放入土豆条，煮至软烂。
3. 放入小白菜，煮沸。
4. 最后根据自己的口味，放入适量盐和鸡精调味即可。

素罗宋汤

材料 西芹150克，西红柿300克，土豆200克，圆白菜少许。

调料 番茄酱、盐、胡椒粒、白砂糖、黄油各适量。

做法

1. 西芹洗净，切小段；西红柿洗净，切片；土豆去皮，洗净，切块；圆白菜洗净，撕成小片。
2. 将西芹段、番茄片、土豆块放入锅中，加适量清水，煮30分钟。
3. 加入番茄酱、盐、胡椒粒、白砂糖、黄油，搅拌均匀后转小火，熬煮至土豆熟软。
4. 将圆白菜片加入锅中，继续煮15分钟左右即可。

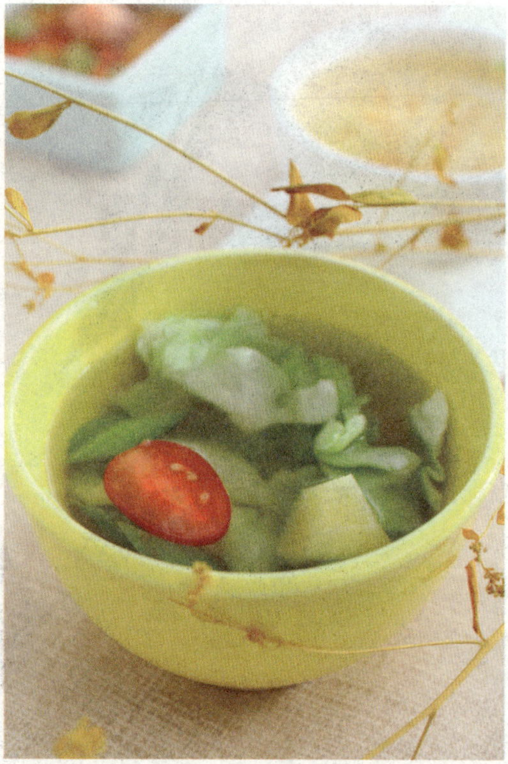

番茄菠菜汤

材料 番茄、菠菜各200克，黄芪20克。

调料 盐适量。

做法

1. 将番茄洗净，用沸水焯烫后，去皮，切成瓣；菠菜择洗干净后去根，切成小段。
2. 将黄芪放入锅中，加入适量清水，煮沸。
3. 放入番茄，再次煮沸后，放入菠菜段煮2分钟。
4. 最后加适量盐调味即可。

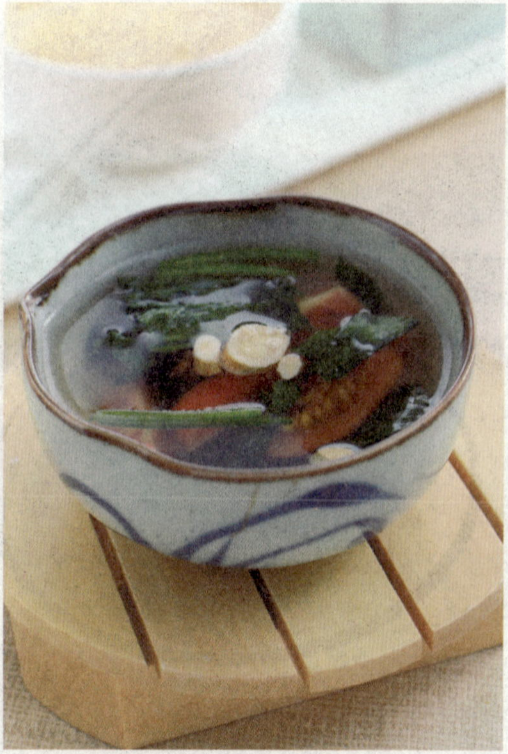

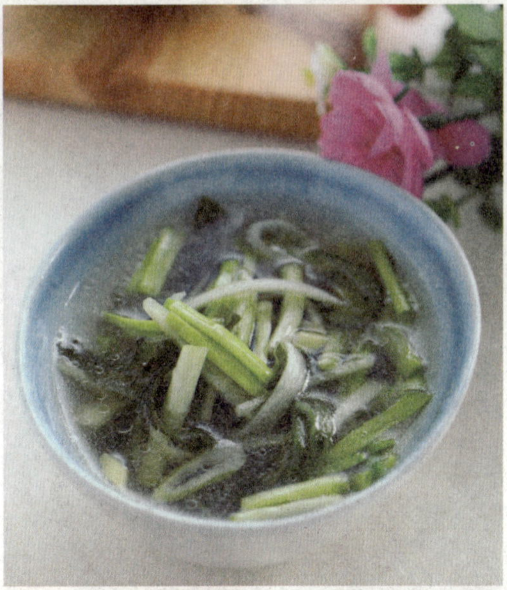

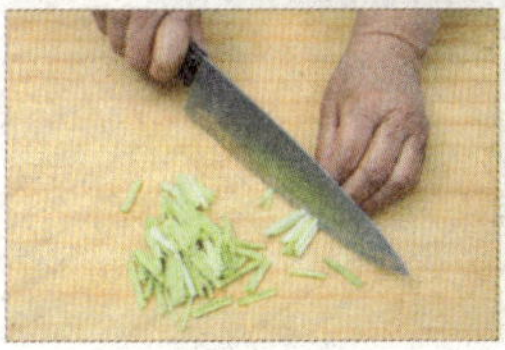

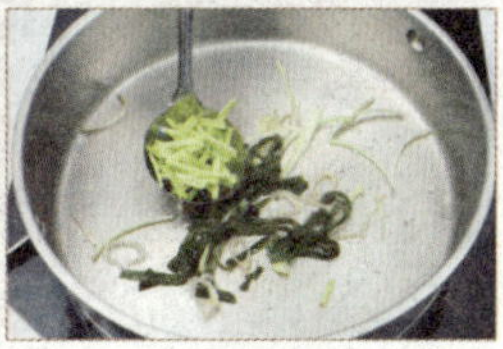

韭黄海带汤

材料 韭黄50克，海带150克。

调料 植物油、醋、盐、料酒、葱、姜、胡椒粉、香油各适量。

做法

1. 韭黄择洗干净，切成段；海带泡发洗净，切丝，放入沸水中焯一下，捞出；葱、姜洗净切丝。
2. 锅置火上，放适量油烧至五成热，放入葱丝、姜丝煸炒出香味，再放入海带丝、韭黄段略炒。
3. 锅中倒入适量清水，加入料酒、胡椒粉、醋、盐，煮沸。
4. 最后淋上香油搅拌均匀即可。

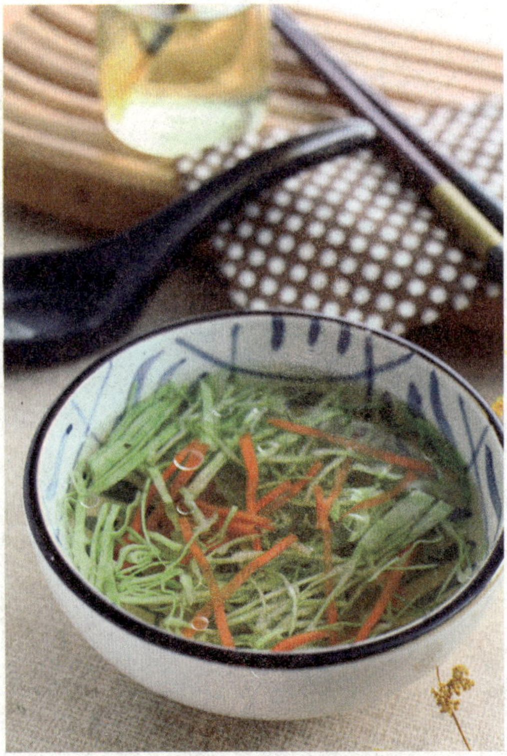

圆白菜胡萝卜汤

材料 圆白菜150克，胡萝卜100克。

调料 葱、姜、花椒、盐、味精、香油、植物油各适量。

做法

1 圆白菜、胡萝卜分别洗净，切丝；葱、姜洗净，切成末。

2 锅中放油烧热，放入花椒，炒出香味后将其择出。

3 放入葱花略炒后加入胡萝卜丝和圆白菜丝，翻炒几下。

4 锅中倒入足量的清水，加适量盐和姜末煮沸。

5 出锅前加适量味精调味，最后淋上香油即可。

豆腐蘑菇酱汤

材料 口蘑80克，豆腐150克，鱼汤250毫升。

调料 香葱、豆面酱各适量。

做法

1 将口蘑洗净，切成块；豆腐切块；葱洗净，切段。

2 在豆面酱中加入鱼汤，持续搅拌直到豆面酱彻底溶解，确保没有硬块。

3 将调好酱的鱼汤放入汤锅中，加入口蘑块，大火煮5分钟。

4 将豆腐块放入汤中，大火煮3分钟。

5 出锅前撒上香葱段即可。

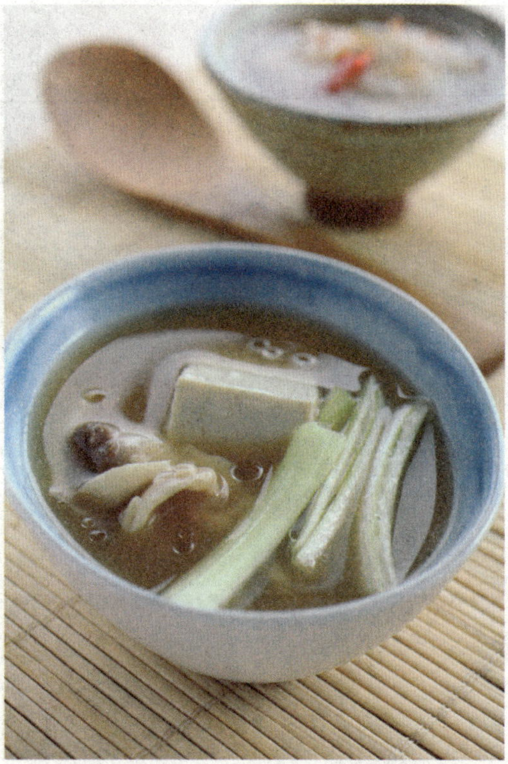

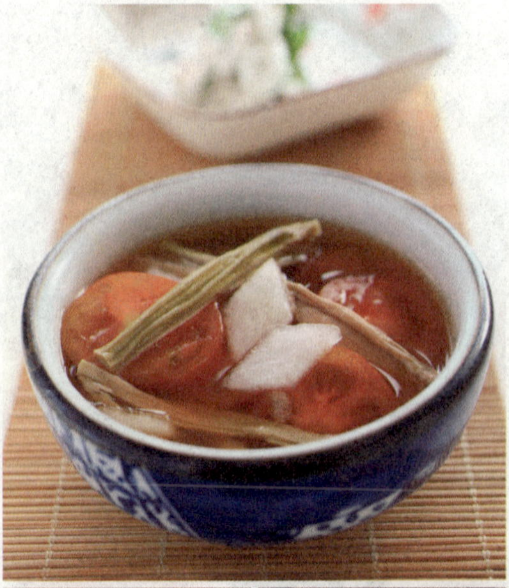

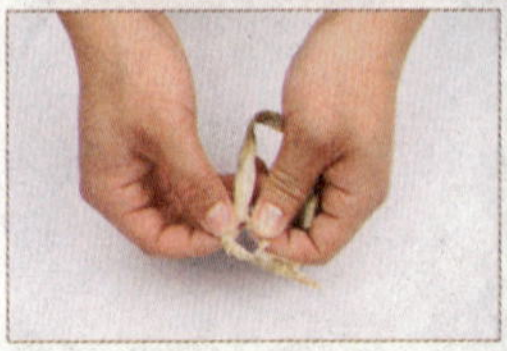

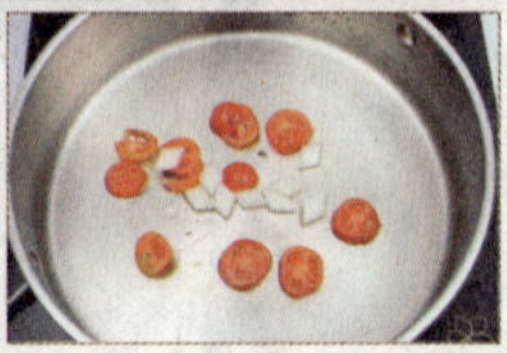

番茄天目笋干冬瓜汤

材料 番茄200克，天目笋干75克，冬瓜300克。

调料 料酒、盐、鸡精、油各适量。

做法

1. 将天目笋干洗干净，撕成长细条，然后切成段，在清水中浸泡半小时；番茄洗净，去蒂，切片；冬瓜去皮、去籽，洗净，切片。
2. 锅中加油，中火烧热，放入番茄片煸炒至熟烂。
3. 下入冬瓜片稍炒一下，加入2碗清水，放天目笋干条，加入料酒和盐，大火煮沸后转小火煮8分钟，煮至冬瓜酥烂。
4. 加入适量鸡精调味，大火烧开即可。

香菇丝瓜汤

材料 丝瓜200克，香菇50克。

调料 油、香油、盐、味精各适量。

做法

1. 将丝瓜洗净，去皮，切成片；香菇泡发后洗净，切成小块。
2. 炒锅内放入油，烧热后倒入丝瓜煸炒片刻。
3. 锅中倒入适量清水，将香菇放入锅中，加适量盐同煮至熟。
4. 出锅前加入味精，淋上香油即可。

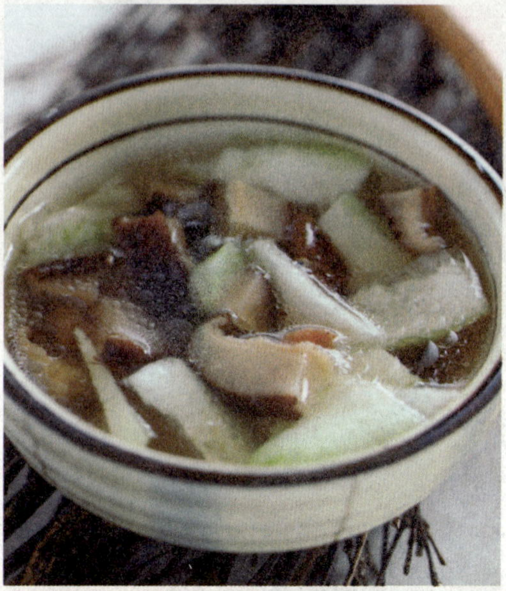

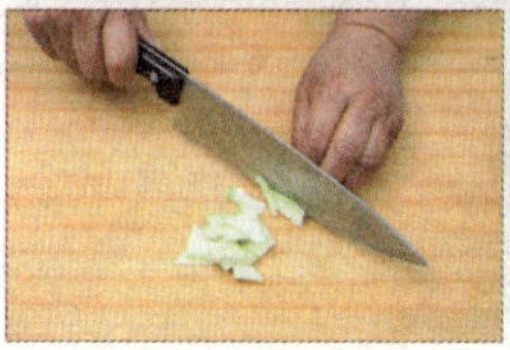

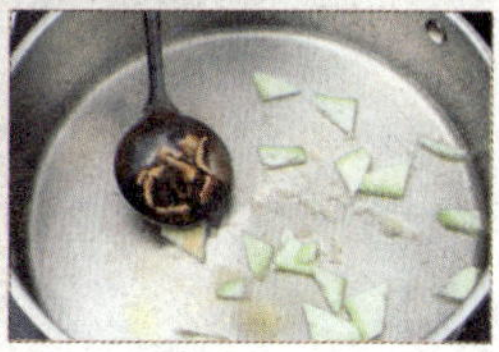

黄豆芽汤

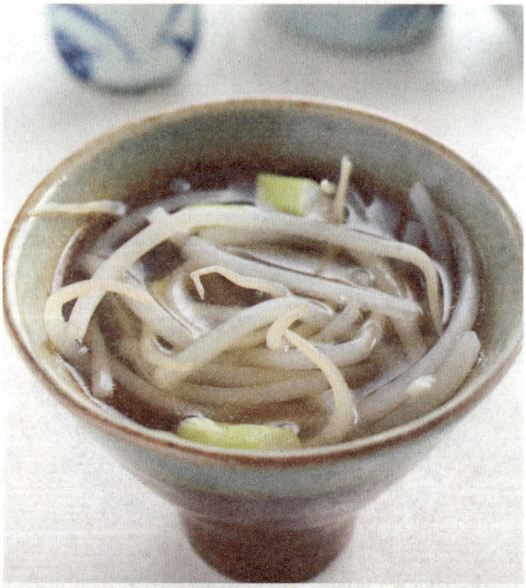

材料 黄豆芽50克。

调料 蒜、葱少许，盐、香油各适量。

做法

1. 将黄豆芽择好，清洗干净；大蒜剥皮，切成碎末；大葱洗净，切成小段。
2. 锅中加入适量水，煮开，放入洗好的黄豆芽。
3. 再次煮开，加入蒜末继续煮5分钟。
4. 放入葱段和适量盐，出锅前淋上香油即可。

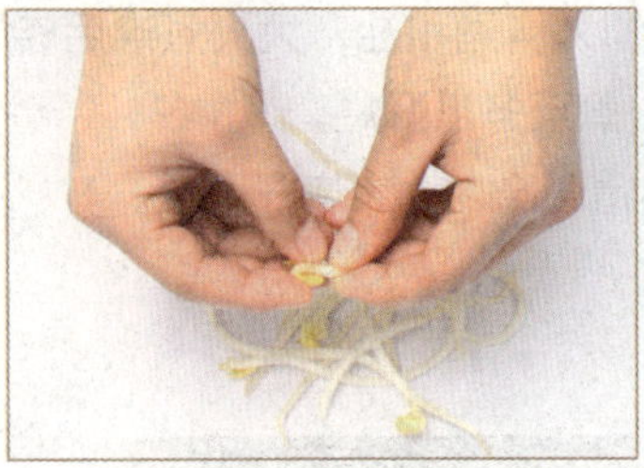

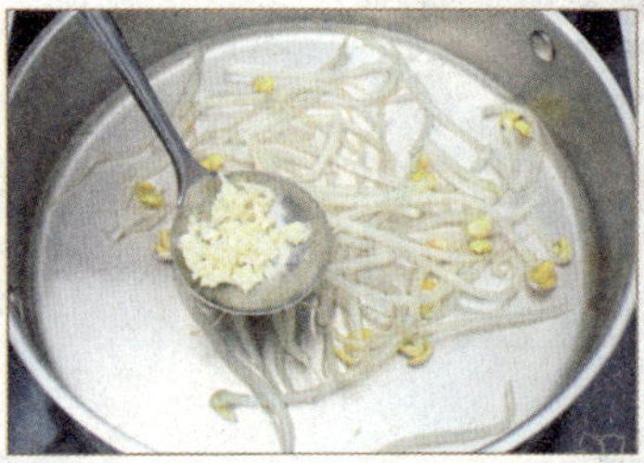

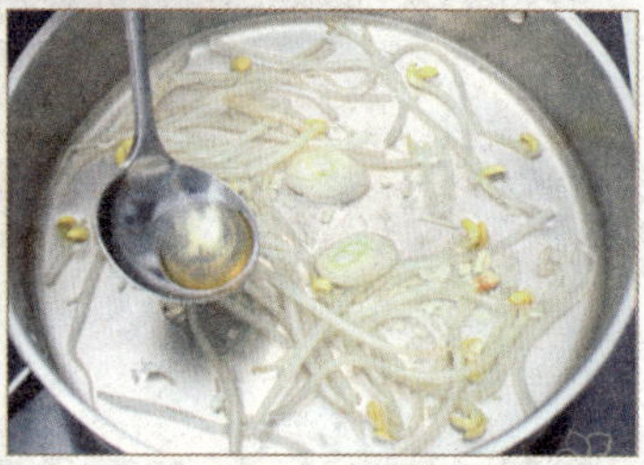

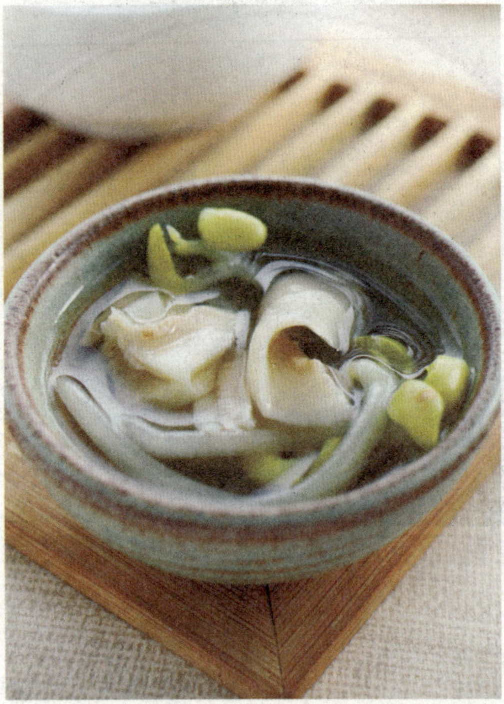

口蘑豆芽汤

材料 口蘑50克，黄豆芽200克。

调料 盐、味精、胡椒粉各适量。

做法

1. 口蘑洗净，切薄片；黄豆芽择去根须，洗净沥水。
2. 锅置中火上烧热，放入黄豆芽煸炒至柔软。
3. 将口蘑片倒入锅中，加适量清水，大火煮沸后改中火熬煮10分钟。
4. 加适量盐、味精、胡椒粉调味即可。

玉米酸豆汤

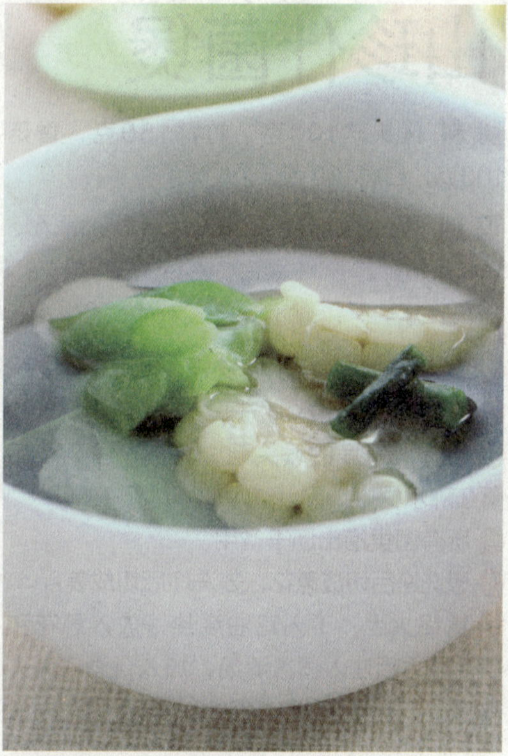

材料 拇指玉米3根，酸角干300克，豇豆400克，白芸豆50克，圆白菜200克。

调料 盐5克，白砂糖适量。

做法

1. 将白芸豆泡至膨胀饱满；玉米切成段；豇豆洗净，切段；圆白菜洗净，切块。
2. 大火将玉米煮15分钟，捞出沥干水分备用。
3. 将煮至八成熟的玉米、泡好的白芸豆、酸角干、豇豆和圆白菜放入锅中，加入适量水，水没过食材即可，加盖大火煮沸后改中火继续煮30分钟。
4. 出锅前加入适量盐和白砂糖调味即可。

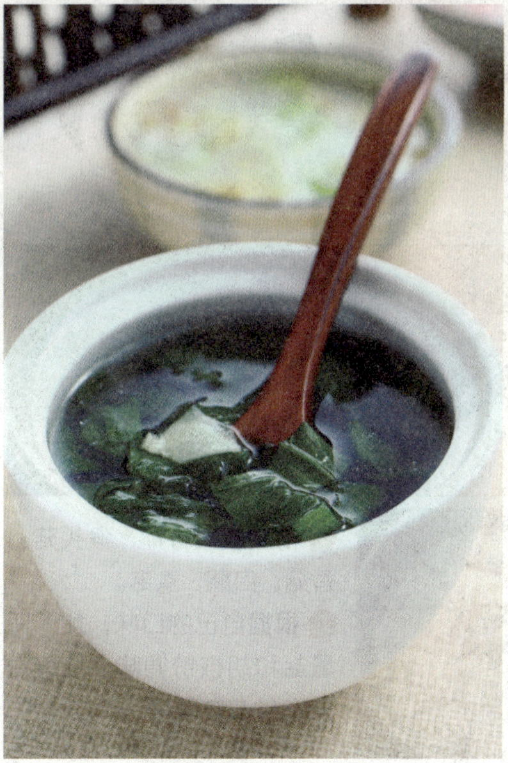

小白菜汤

材料 小白菜250克。

调料 盐、味精、香油、姜各适量。

做法

1. 将小白菜清洗干净，切成段；姜洗净后切成片。
2. 置锅火上，加入适量清水，大火煮沸，下入姜片和处理好的小白菜，大火煮沸后转小火，煮至小白菜熟透。
3. 根据自己的口味，加入适量盐和味精调味，最后淋上香油即可。

山珍什菌煲

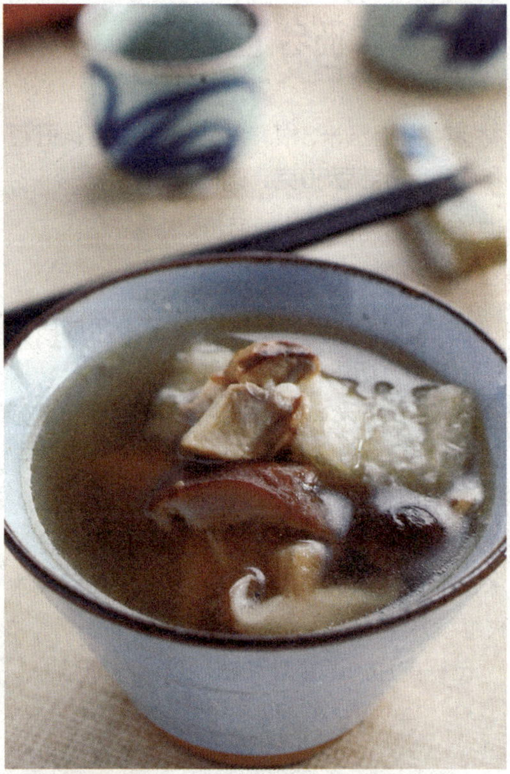

材料 猴头菇100克，竹荪150克，香菇100克，口蘑100克。

调料 葱、姜、盐、胡椒粉、料酒、清汤、鸡油各适量。

做法

1. 猴头菇、竹荪用水泡发好，择洗干净。
2. 香菇、口蘑用水清洗干净，撕成小块。
3. 将择洗干净的猴头菇、竹荪、香菇、口蘑在沸水锅中焯熟。
4. 所有菌类捞出沥干备用。
5. 葱洗净后切成葱花，姜洗净后切成姜片。
6. 置锅火上，下入鸡油烧热，放入葱花和姜片炒香后注入适量清汤，加入料酒，大火煮沸。

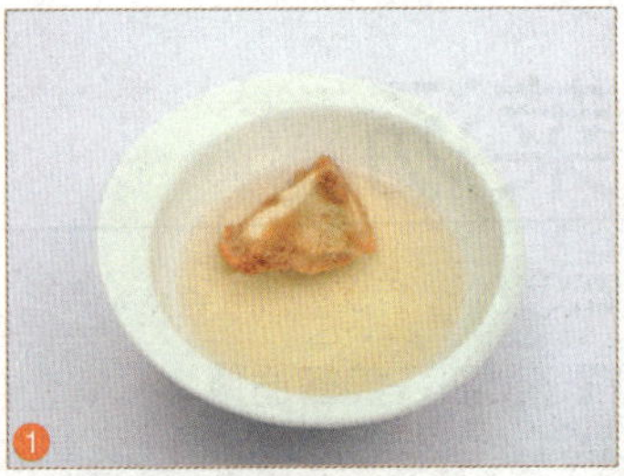
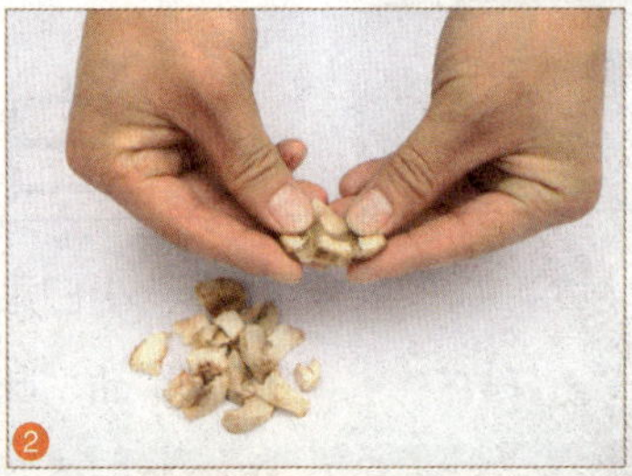
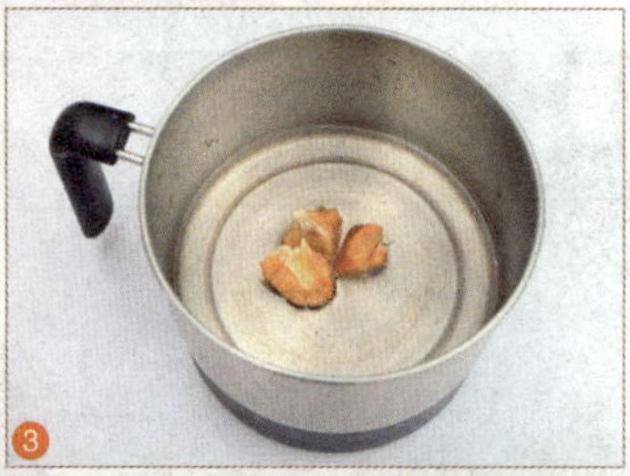
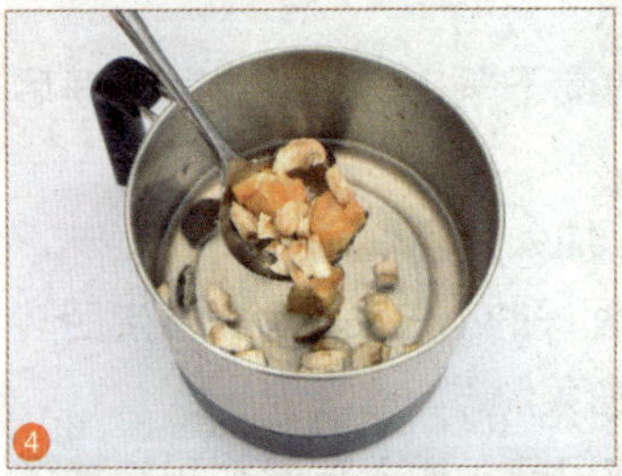
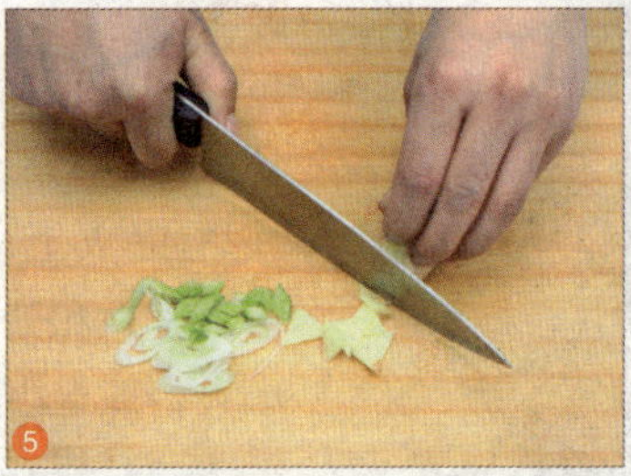
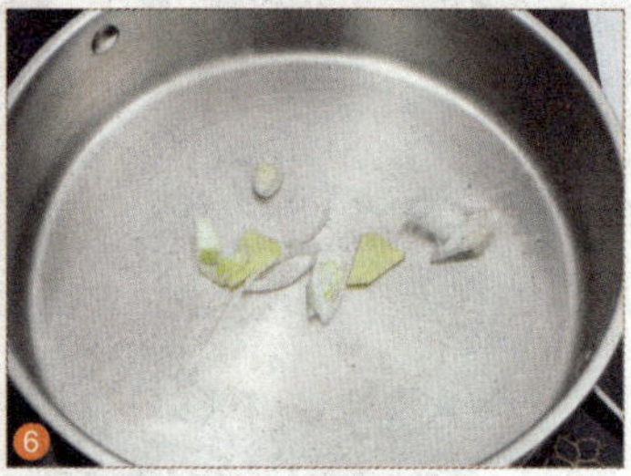
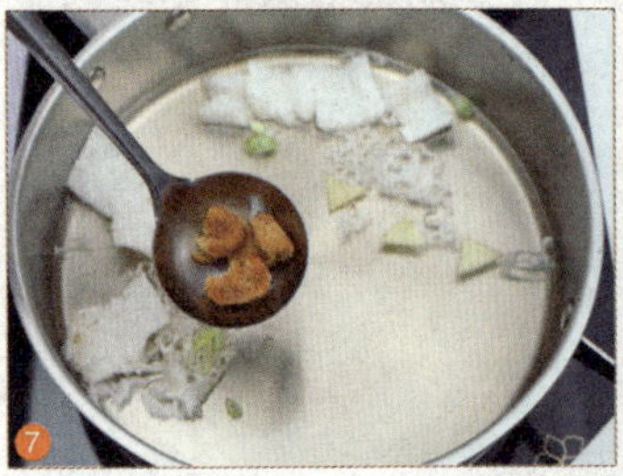
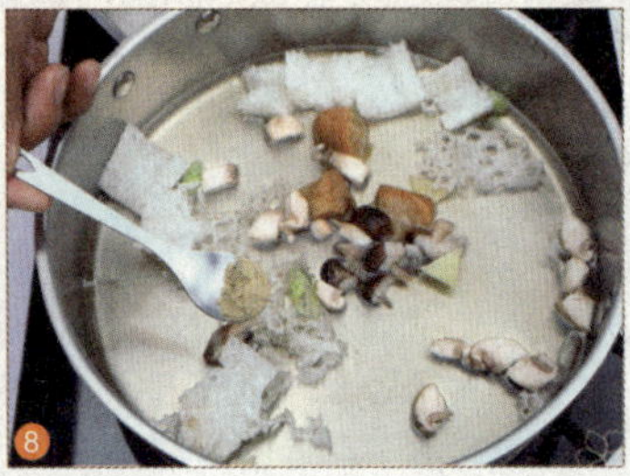

7. 依次放入竹荪、猴头菇、香菇、口蘑，煮沸。
8. 根据自己的口味，加入适量盐和胡椒粉调味，继续煮30分钟左右即可。

金针菇豆角汤

材料 豆角400克，金针菇150克。

调料 色拉油、高汤、盐、鸡精、香油、胡椒粉、大葱各适量。

做法

1. 豆角择洗干净，去除老筋，切成丝；金针菇去根，洗净；大葱洗净，切圈。
2. 锅置火上，加入色拉油烧热，下入葱圈炒香，再下入豆角丝、金针菇，炒至豆角变色。
3. 倒入高汤，加入盐和鸡精调味，大火煮沸后转小火，煮至豆角熟烂。
4. 加入胡椒粉，最后淋入香油即可。

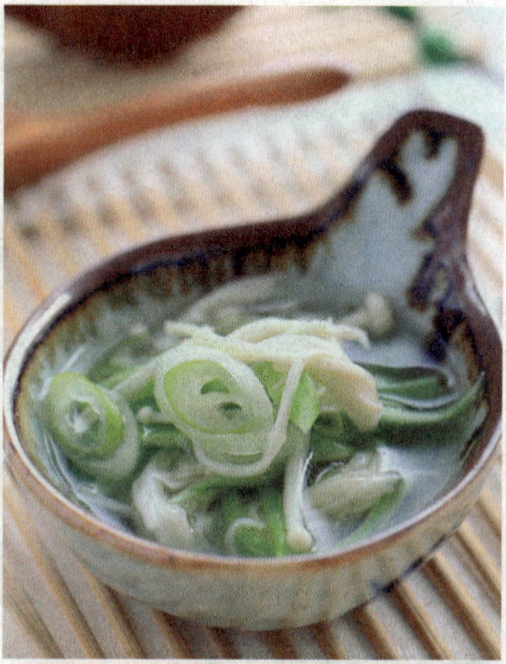

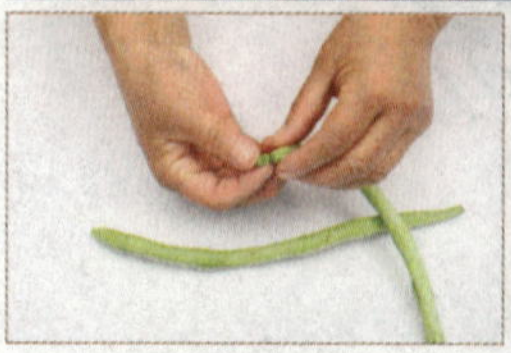

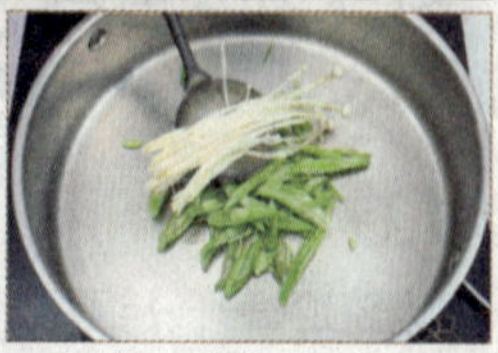

香菜黄豆汤

材料 香菜30克，黄豆50克。

调料 盐、味精、油各少许。

做法

1. 将黄豆洗净，放在清水中泡涨；香菜洗净，切成段。
2. 锅中加入处理好的黄豆，倒入适量清水，大火煮沸后转小火，煮至黄豆酥烂。
3. 将香菜段放入锅中，煮沸。
4. 根据自己的口味，加入适量盐和味精调味，最后淋入少许香油即可。

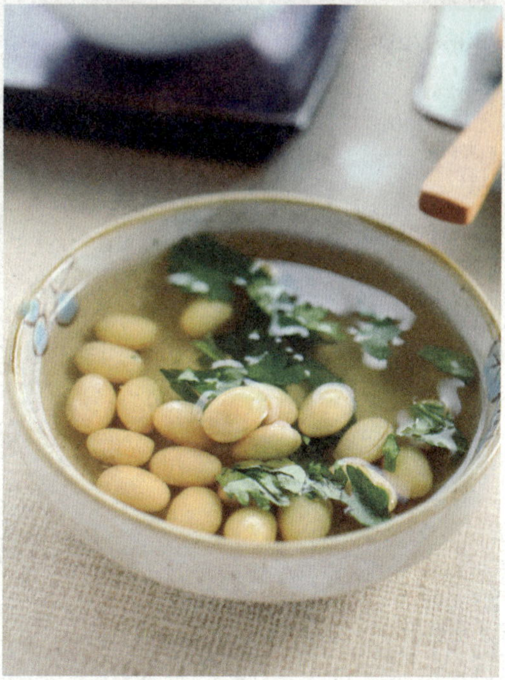

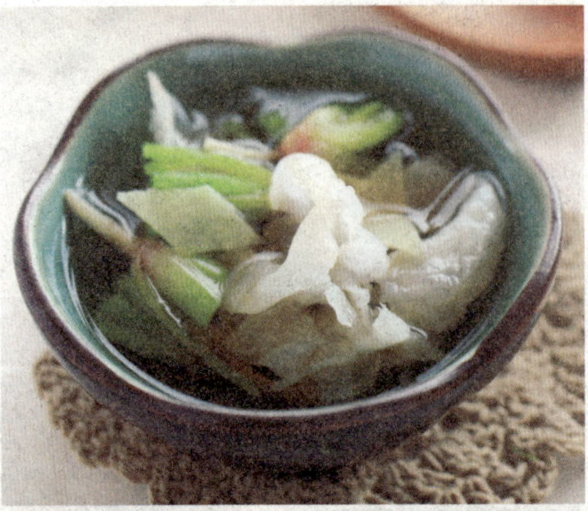

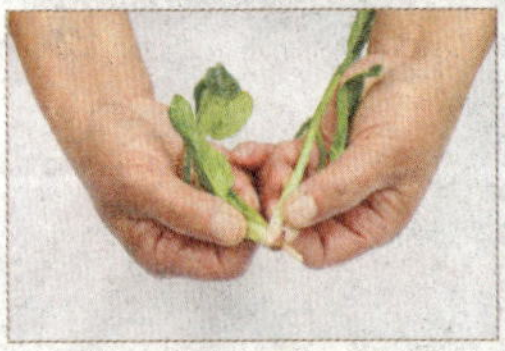

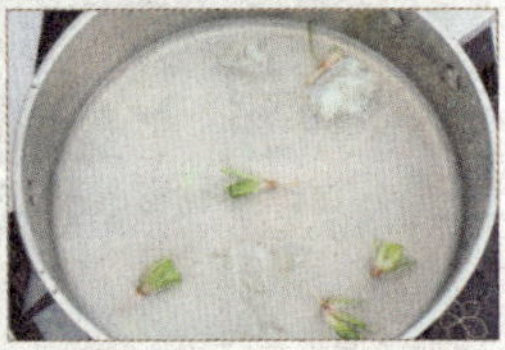

菠菜银耳羹

材料 菠菜200克，干银耳20克。

调料 姜、盐、料酒各适量。

做法

1. 菠菜洗净，去叶留根；银耳温水泡发洗净后撕成小朵；姜洗净，切片。
2. 将处理好的银耳放入锅中，加适量水，大火煮开后转中小火，继续煮至汤汁黏稠。
3. 加入姜片炖煮10分钟后加入菠菜根，煮至菠菜熟。
4. 根据自己的口味，加入盐和料酒稍煮一下即可。

银耳鸡汤

材料

鸡汤300毫升，银耳20克。

调料

胡椒粉少许。

做法

1. 银耳泡发洗净，去蒂后撕成小朵。
2. 锅中加入鸡汤和银耳，大火煮沸。
3. 将锅中的鸡汤和银耳取出，倒入蒸碗中，放入锅中小火蒸1小时左右。
4. 取出蒸碗，加入少许胡椒粉即可。

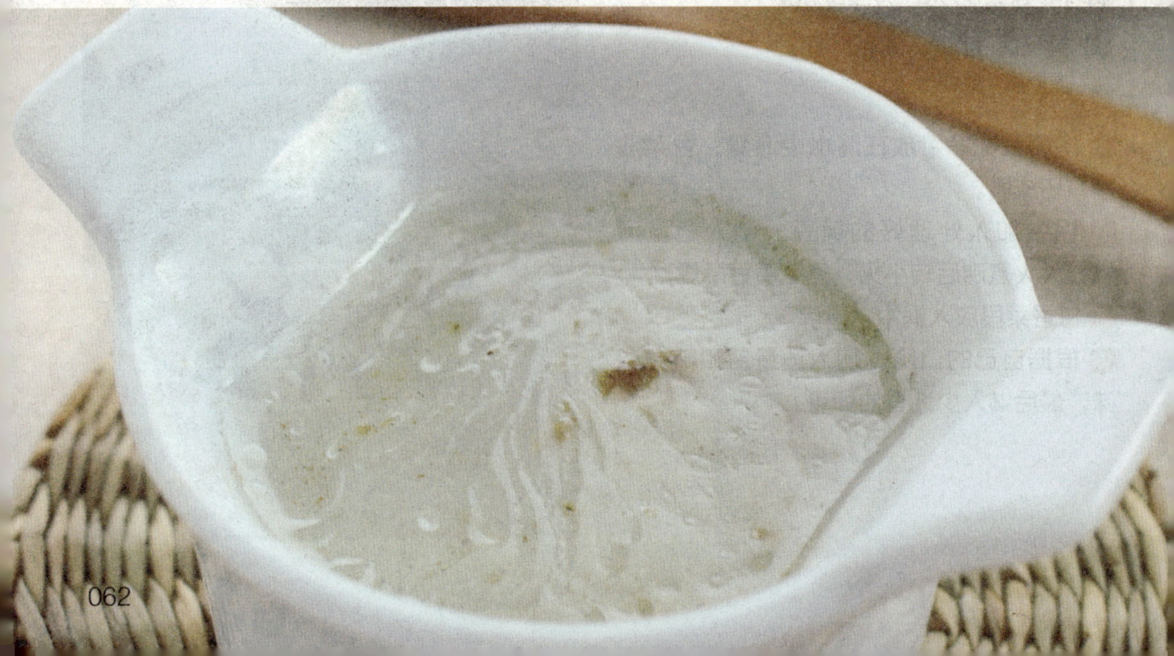

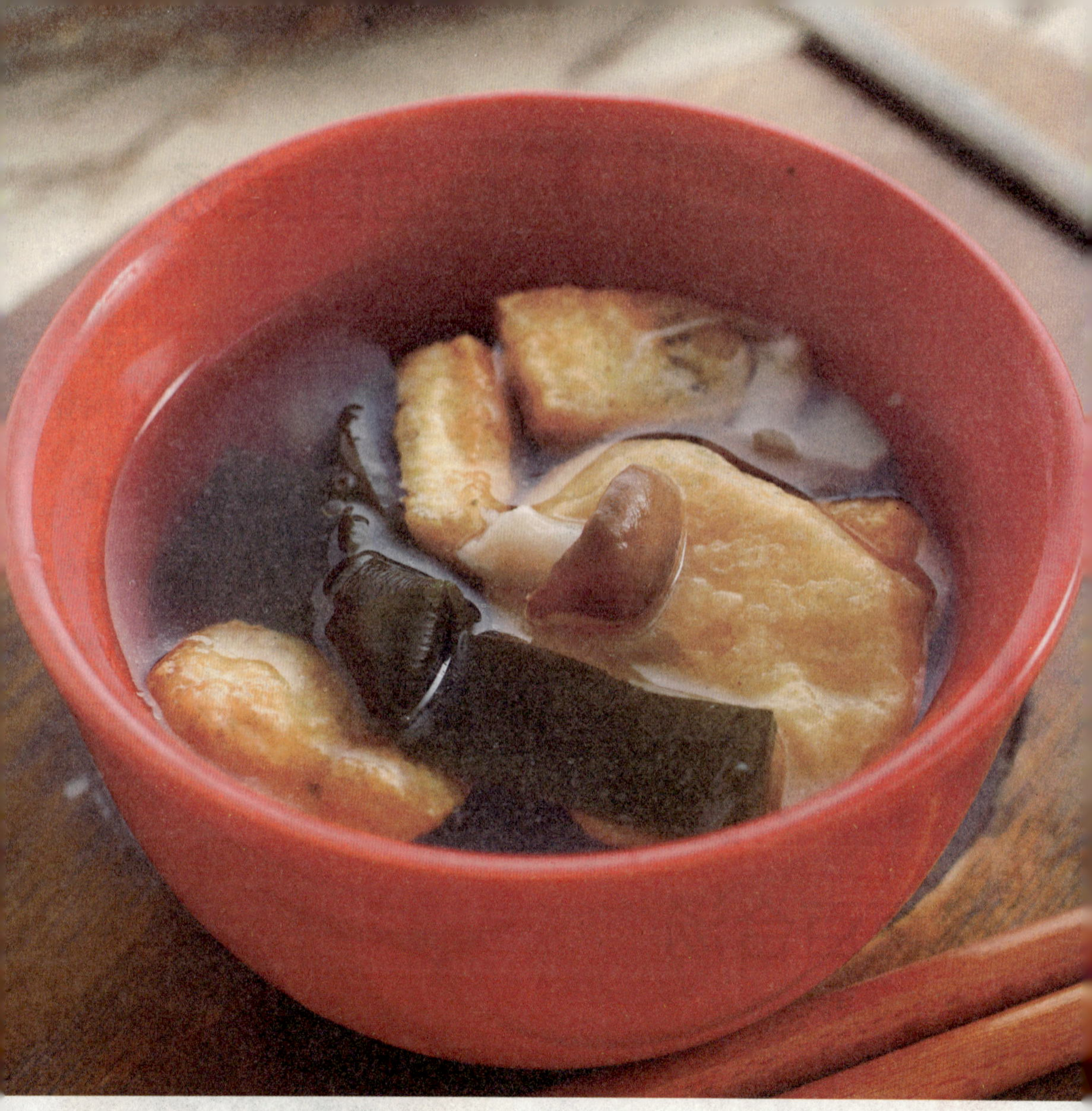

海带豆泡汤

材料

豆泡200克，海带结150克，蘑菇50克。

调料

姜、盐各适量。

小贴士

如果觉得海带结难以清洗干净，也可以自己买海带来做海带结；这道汤也可以用高汤代替清水，做出的汤更具风味。

做法

1. 豆泡块挤干水分；海带结洗净；蘑菇洗净，撕成小片；姜洗净，切片。
2. 锅中油烧热后，放入豆泡，煎至表面发黄。
3. 倒入水，放入海带结、姜片，煮沸后转小火煮15分钟。
4. 加入蘑菇，继续煮15分钟，出锅前加盐调味即可。

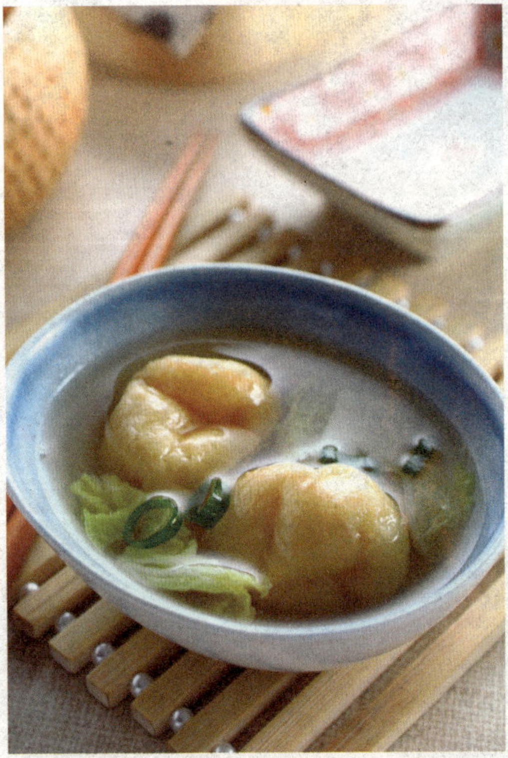

豆泡白菜汤

材料 大白菜300克，豆泡150克。

调料 生抽、葱、油、胡椒粉、盐各适量。

做法

1. 白菜洗净，切块，将白菜帮和白菜叶分开放置；葱洗净，切成葱花。
2. 锅置火上，加少许油，放入葱花爆香，然后将豆泡放入锅中稍煎一下。
3. 放入白菜帮翻炒一下，再加入白菜叶翻炒。
4. 锅中倒入适量清水，大火煮沸后转小火，炖煮至所有食材都熟透。
5. 加入生抽、盐、胡椒粉调味，稍煮一下，撒上葱花即可。

绿豆百合汤

材料 绿豆60克，百合50克。

调料 葱花5克，盐、味精各适量。

做法

1. 将绿豆洗净，放入清水中浸泡一段时间；百合洗净，泡软。
2. 置锅火上，加入适量清水，大火煮沸。
3. 锅中加入处理好的绿豆、百合，大火煮沸后撇去浮沫，改用小火煮至绿豆开花、百合瓣熟烂。
4. 出锅前加入适量盐和味精调味，最后撒上葱花即可。

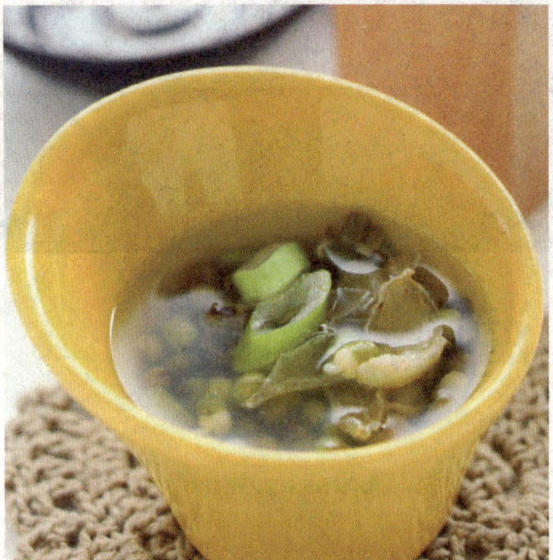

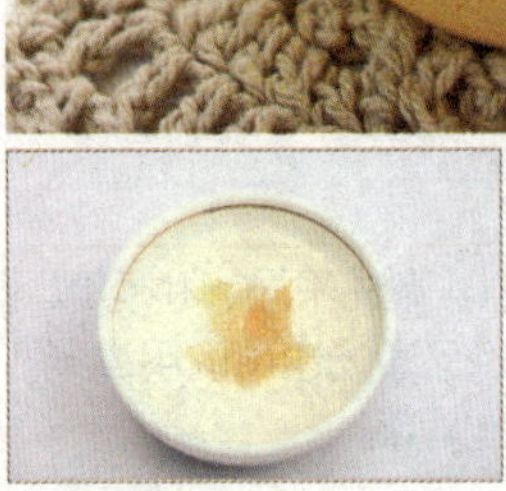

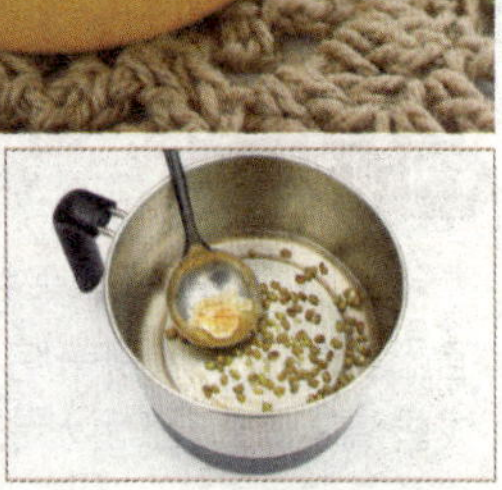

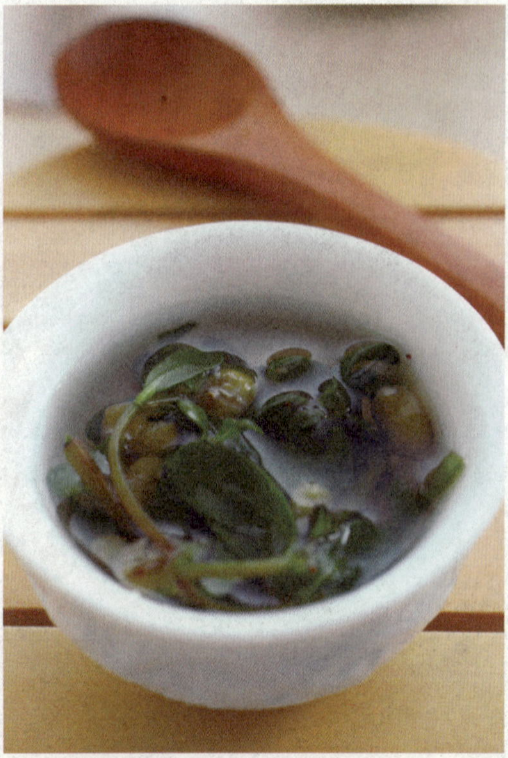

绿豆马齿苋汤

材料 鲜马齿苋100克，绿豆40克。

调料 盐适量。

做法

1 将马齿苋择洗干净；绿豆洗净，浸泡在清水中备用。

2 锅中加入适量清水，煮沸，放入绿豆，再次大火煮沸后转小火，煮至绿豆熟烂。

3 将处理好的马齿苋加入锅中，煮沸。

4 出锅前根据自己的口味，加入适量盐调味即可。

菜花黄豆汤

材料 菜花300克，水发黄豆20克。

调料 香菜10克，葱、花椒、盐、鸡精、香油、清汤各适量。

做法

1 将菜花洗净，切成大块；水发黄豆洗净备用；大葱洗净，切成葱丝；香菜洗净，切成段。

2 锅内倒入适量清汤，放入黄豆、花椒，大火煮熟后拣出花椒。

3 再放入菜花，大火煮沸后转小火，煮至菜花变软。

4 加入盐和鸡精，再煮片刻，最后撒上香菜段、葱丝，淋上香油即可。

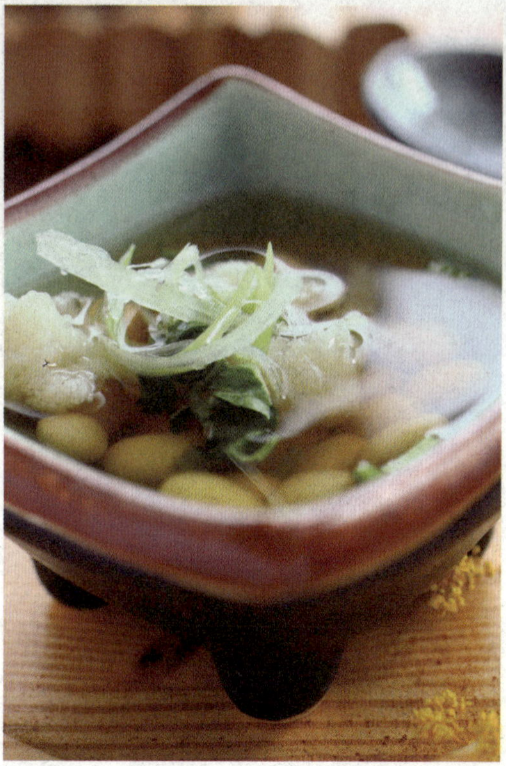

山楂绿豆汤

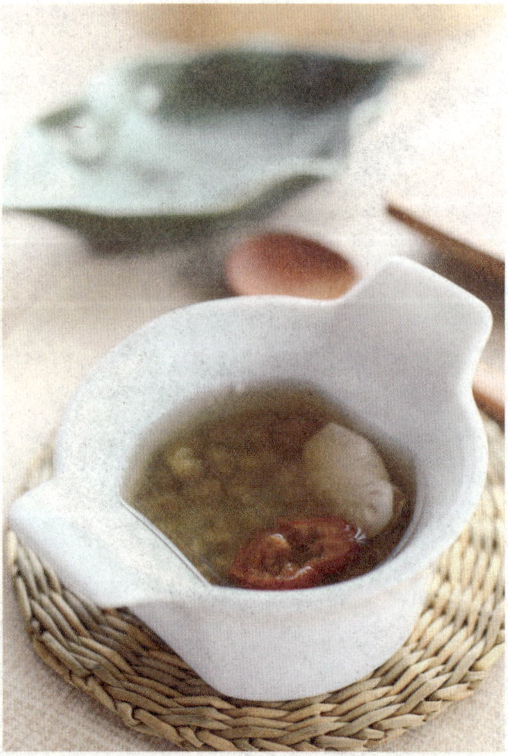

材料 山楂干、扁豆各10克，绿豆30克。

调料 盐、鸡精各适量。

做法

1. 山楂干、扁豆、绿豆分别洗净，用温水泡软。
2. 将处理好的绿豆放入砂锅中，加入适量清水，大火煮开后转小火，煮至八成熟。
3. 加入山楂干、扁豆，大火煮开后转小火，煮至所有食材都熟烂。
4. 根据自己的口味，加入适量盐和鸡精调味即可。

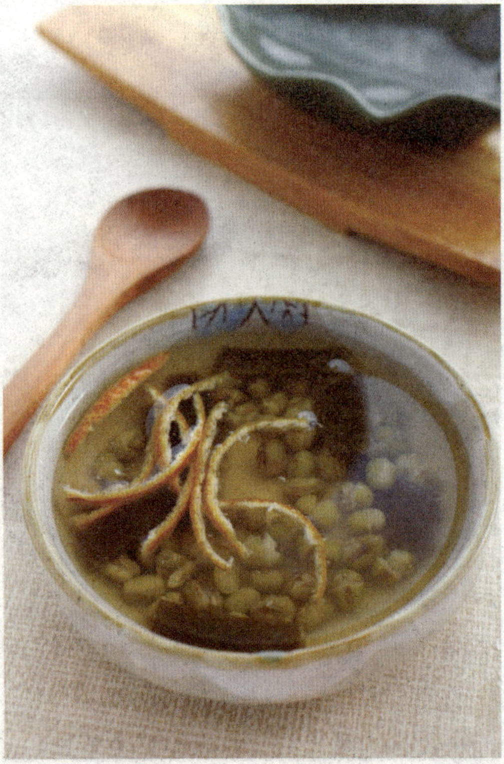

绿豆海带汤

材料 海带100克，绿豆150克。

调料 陈皮、冰糖各适量。

做法

1. 将海带用清水泡透，再用流水洗净；绿豆、陈皮分别用清水洗净。
2. 砂锅中倒入适量清水，将处理好的海带、绿豆、陈皮放入锅中，大火煮沸。
3. 汤水滚开后，改用中火，继续煲至绿豆熟烂开花，加冰糖调味即可。

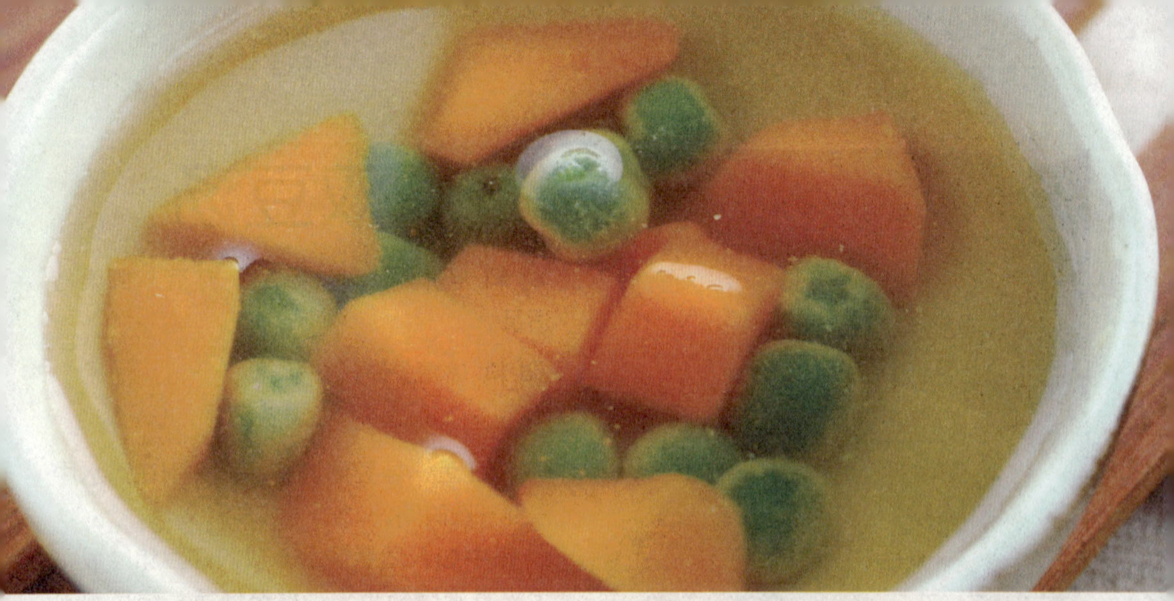

南瓜青豆汤

材料

南瓜300克，青豆100克。

调料

清汤、植物油、葱粒、盐、鸡精各适量。

小贴士

南瓜的黄和青豆的绿在这道汤中相映成趣，如果买不到新鲜青豆，也可用速冻青豆。

做法

1. 将南瓜洗净去瓤，切成小块；青豆洗净备用。
2. 锅内倒植物油烧至六成热，放入葱粒煸香，放入青豆炒片刻。
3. 锅中放入南瓜，倒入适量清汤，大火烧沸后转小火煮30分钟。
4. 最后加入适量盐和鸡精调味即可。

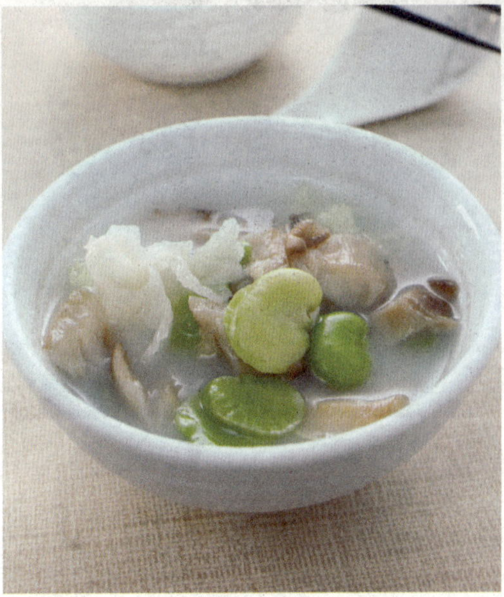

平菇蚕豆汤

材料 平菇250克，鲜蚕豆50克，银耳10克。

调料 盐、胡椒粉、高汤各适量。

做法

1. 平菇洗净，去蒂切片；银耳泡发，去蒂洗净，撕成小朵；蚕豆洗净。
2. 锅中加入适量高汤，放入蚕豆和平菇，煮开。
3. 再加入银耳，放入适量盐调味，煮至所有食材熟透。
4. 根据自己的口味，加入适量胡椒粉调味即可。

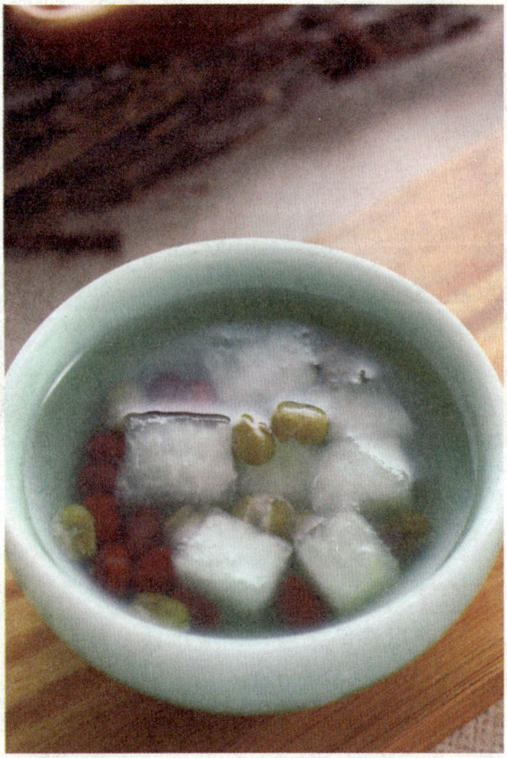

冬瓜双豆汤

材 料 冬瓜150克，绿豆、红豆、椰果各适量。

调 料 冰糖少许。

做 法

1. 将红豆、绿豆清洗干净，分别在清水中浸泡一段时间。
2. 锅中加入适量清水，放入红豆和绿豆，大火煮沸后转小火，煮至红豆、绿豆都熟烂，再放入冬瓜煮10分钟。
3. 放入冰糖，煮至冰糖完全溶化，出锅前放入椰果。
4. 将煮好的汤凉凉后放入冰箱冷藏，喝的时候取出即可。

苦瓜绿豆汤

材 料 苦瓜200克，绿豆适量。

调 料 冰糖适量。

做 法

1. 绿豆择洗干净，在清水中浸泡一段时间备用；苦瓜洗净，去皮、去瓤，切成块。
2. 锅中加入适量清水，把浸泡过的绿豆放入锅中，煮沸。
3. 再放入苦瓜，大火煮开后转小火煮2小时左右。
4. 根据自己的口味，加入适量冰糖，煮至冰糖完全溶化即可食用。

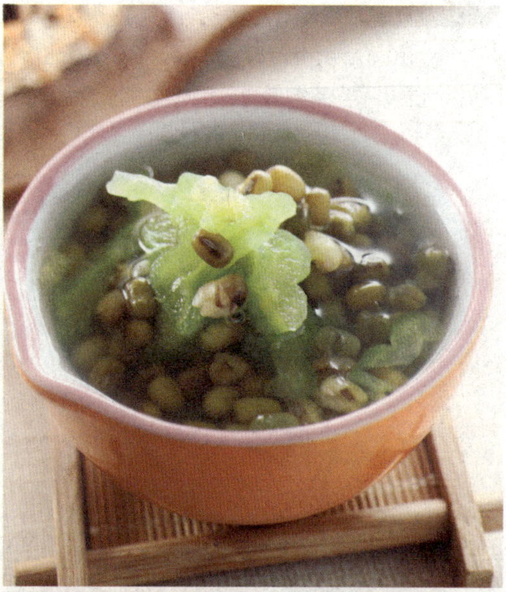

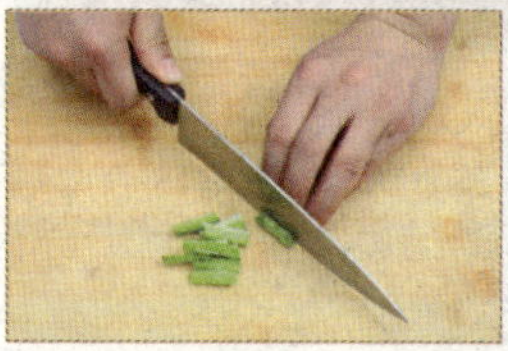

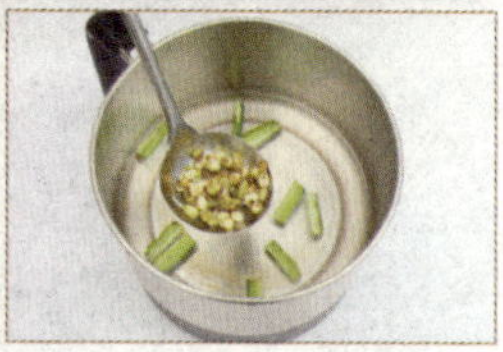

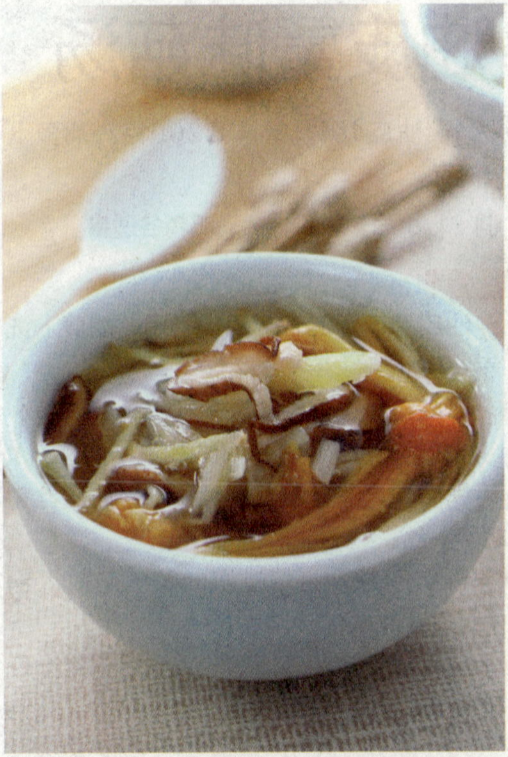

竹笋香菇黄花菜汤

材料 香菇25克，竹笋15克，黄花菜100克。

调料 姜、味精、盐各适量。

做法

1. 香菇泡软，去蒂，切丝；竹笋洗净，剥皮，切丝；黄花菜洗净后打结；姜洗净，切丝。
2. 锅中加入适量清水，放入竹笋丝和姜丝，大火煮沸后转小火，继续煮15分钟。
3. 放入香菇丝和黄花菜，大火煮沸后转小火，继续煮5分钟。
4. 根据自己的口味，加入适量盐和味精，稍煮一下即可。

鲜蘑菇炖豆腐汤

材料 蘑菇100克，南豆腐500克，竹笋10克。

调料 香油、盐、味精各适量。

做法

1. 将豆腐切块，焯水备用；蘑菇、竹笋分别洗净，焯水后切片。
2. 锅中加入适量清水，放入豆腐，煮沸后放入竹笋片，继续煮10分钟。
3. 放入蘑菇片，大火煮沸后转小火，煮至所有食材熟透。
4. 加入适量盐和味精调味，最后淋上香油即可。

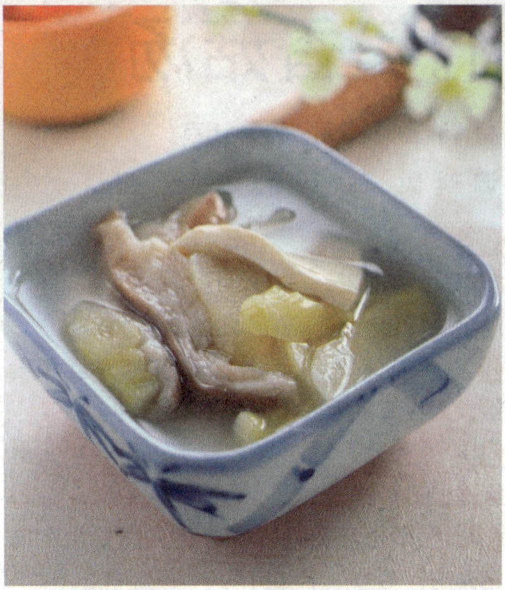

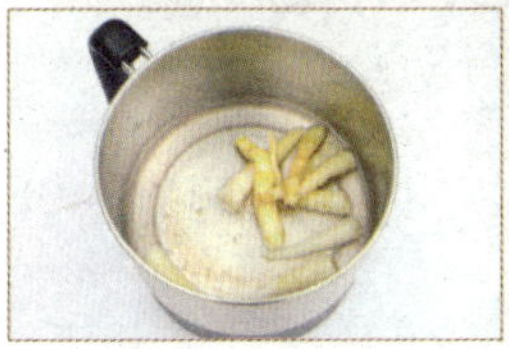

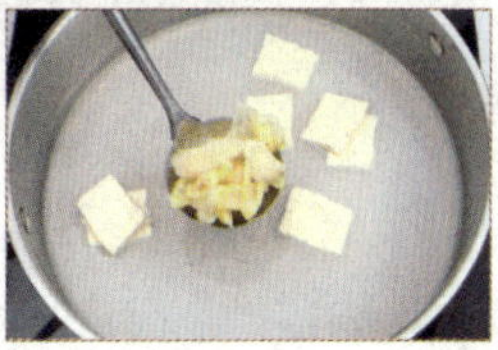

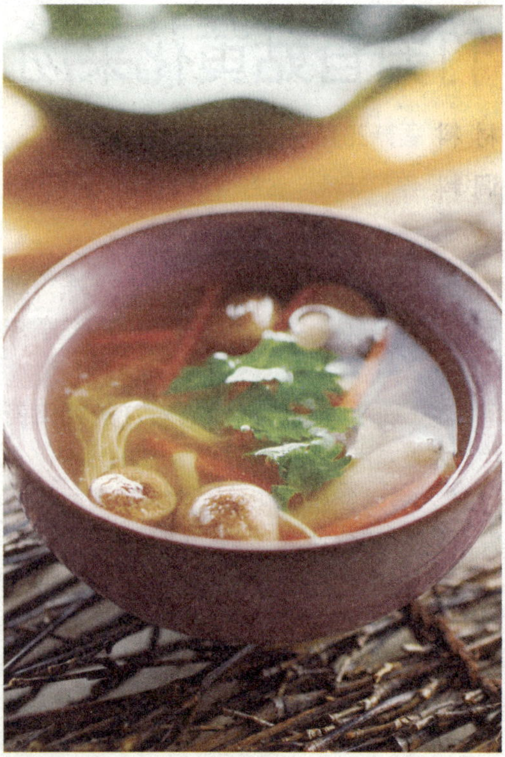

油皮蟹味菇汤

材料 油皮1张，蟹味菇200克，胡萝卜100克。

调料 小葱、香菜、盐、鸡精各适量。

做法

1. 油皮用凉水泡软，切丝备用；胡萝卜洗净，切丝。
2. 蟹味菇剪去根部，洗净焯水；葱洗净，切成葱花；香菜洗净，切成末。
3. 锅中加入适量水，煮沸后下入油皮丝和胡萝卜丝。
4. 再次煮开，将焯过水的蟹味菇放入锅中，煮开。
5. 加入适量盐和鸡精调味，出锅前撒上香菜末和葱花，淋入香油即可。

竹笋香菇汤

材料 香菇25克，竹笋15克。

调料 姜、盐、味精、清汤各适量。

做法

1. 将香菇泡发，去蒂，切丝；竹笋洗净，焯水后切丝；姜洗净，切丝。
2. 锅中加入适量清水，放入竹笋丝和姜丝，大火煮沸后改小火，煮15分钟。
3. 放入香菇，再次大火煮沸，再转小火继续煮5分钟左右。
4. 最后根据自己的口味，加入适量盐和味精调味，稍煮一下即可。

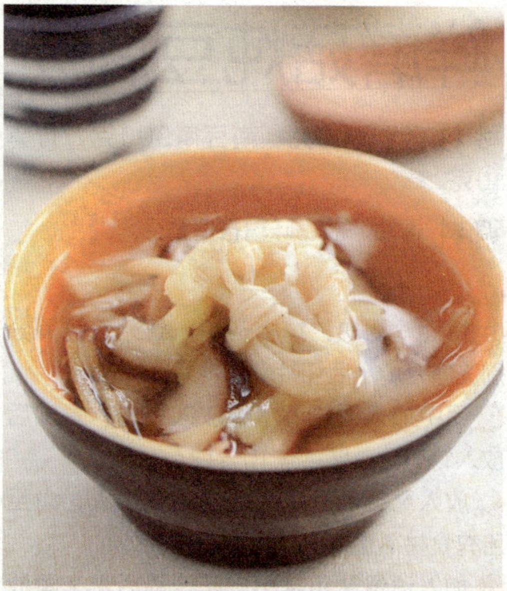

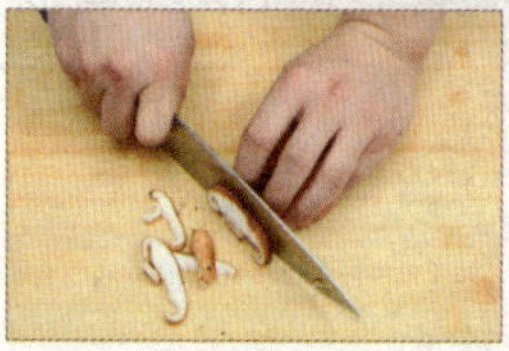

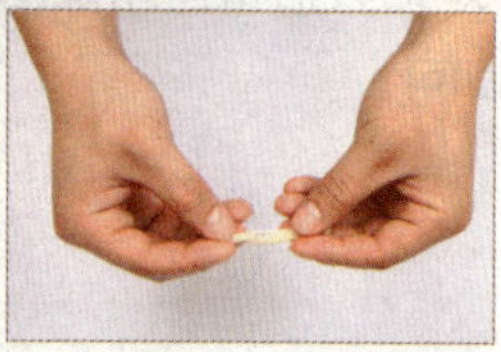

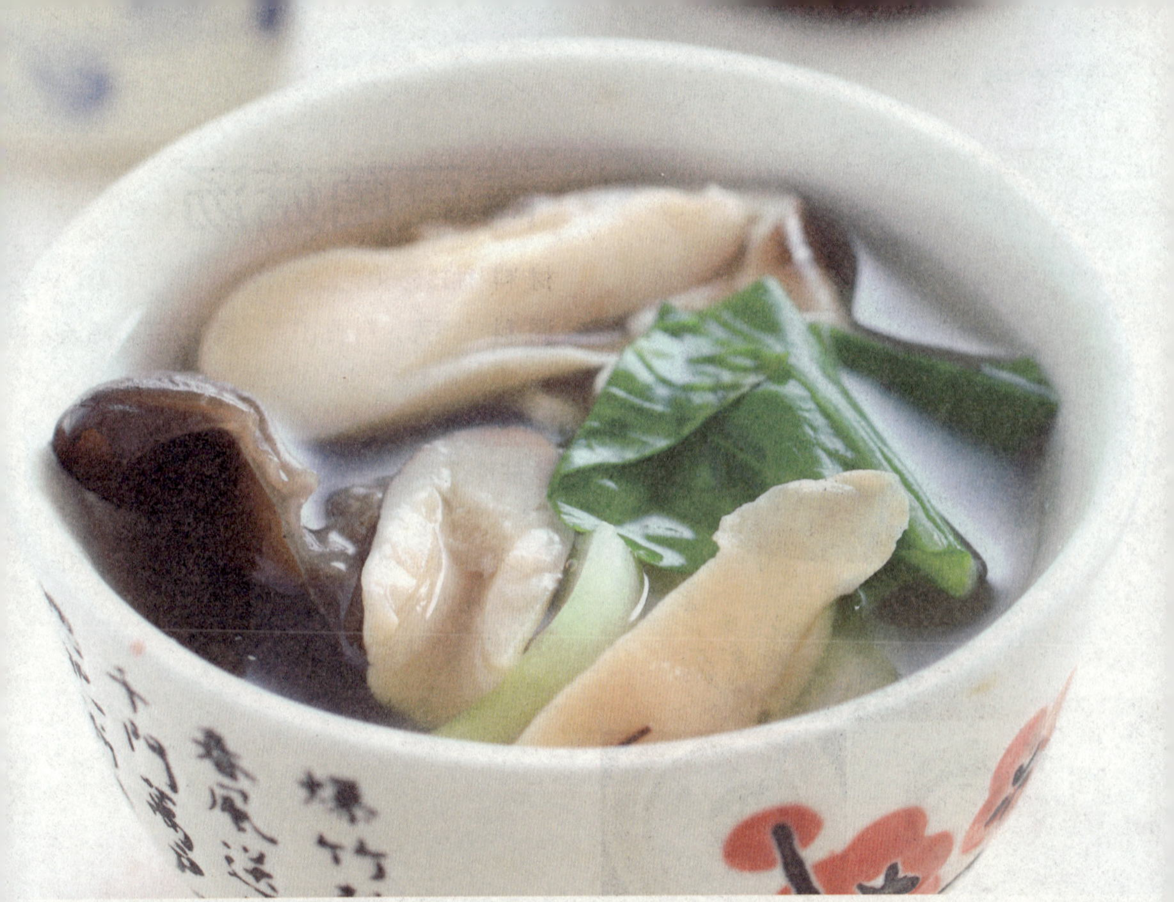

草菇木耳汤

材料 鲜草菇100克，水发木耳50克，油菜30克，冬笋30克。

调料 高汤、盐、白砂糖、胡椒粉、味精各适量。

小贴士

冬笋、草菇、木耳都比较容易煮熟，因此不需要煮太长时间；油菜也容易煮烂，因此最后放入也可。

做法

1. 油菜洗净，切成段；冬笋洗净，切成片。
2. 鲜草菇、水发木耳分别去蒂，洗净，切成片，放入沸水中焯一下，捞出沥干备用。
3. 锅置火上，加入高汤煮沸，依次放入冬笋片、木耳、草菇、油菜段，略煮一下。
4. 根据自己的口味，加入适量盐、味精、白砂糖、胡椒粉调味，大火煮沸后将各食材煮熟即可。

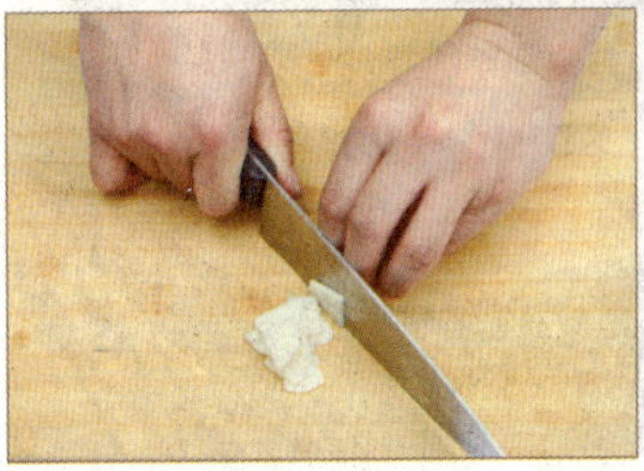

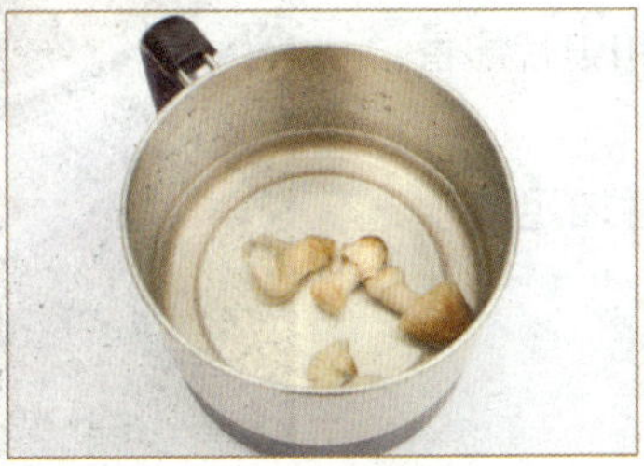

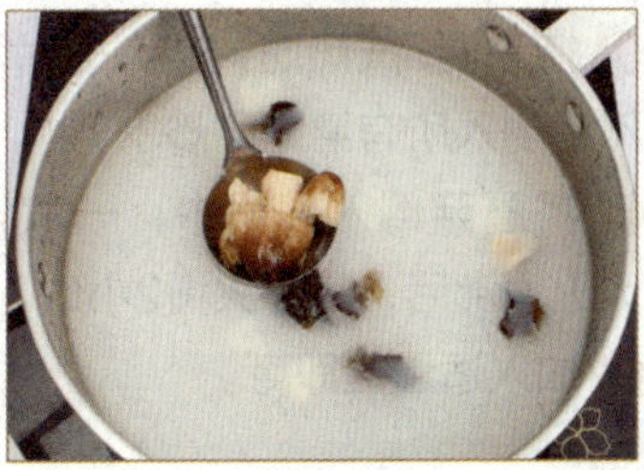

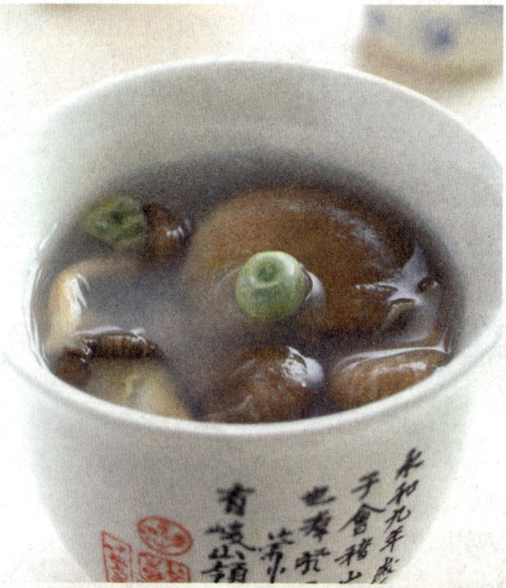

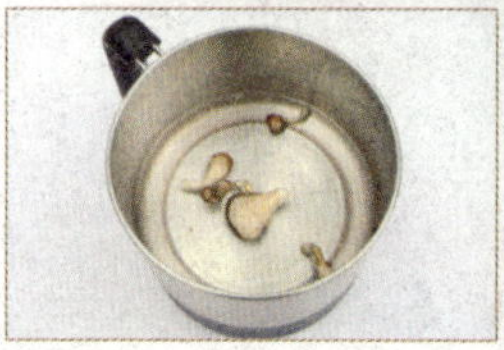

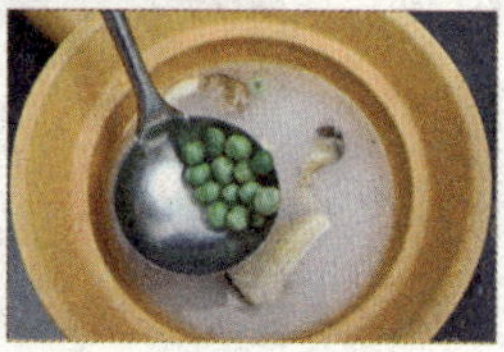

青豆菌菇汤

材料 袖珍菇60克，青豆20克。

调料 盐3克，料酒10克，香油2克，鸡汤250毫升。

做法

1. 袖珍菇洗净后在温水中浸泡片刻，沸水略煮，捞出。
2. 砂锅内放入鸡汤、袖珍菇、青豆、盐和料酒，用大火煮至沸腾。
3. 出锅后淋上香油即可。

排毒菌菇煲

材料 草菇250克，茶树菇250克，平菇250克，双色蟹味菇250克。

调料 盐、蒜、姜、植物油各适量。

做法

1. 将草菇洗净后对半切开；茶树菇去掉尾部硬结，洗净；平菇洗净后撕成条；双色蟹味菇掰开，洗净；大蒜和姜分别切成片。
2. 将所有蘑菇放入开水中烫2分钟，捞出沥干水分。
3. 待油温6成热时，放入蒜片和姜片爆香，然后倒入所有蘑菇翻炒3分钟。
4. 将蘑菇倒入砂锅中，一次性加足清水，大火煮沸后，转小火煲2小时。
5. 加入适量盐即可。

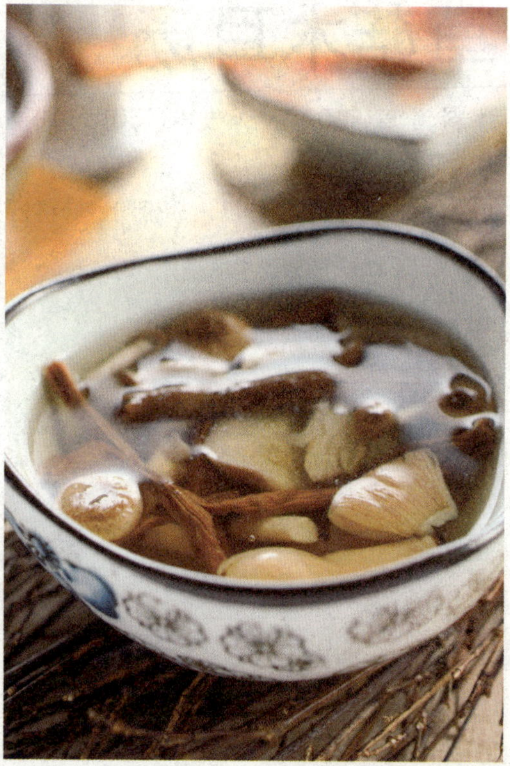

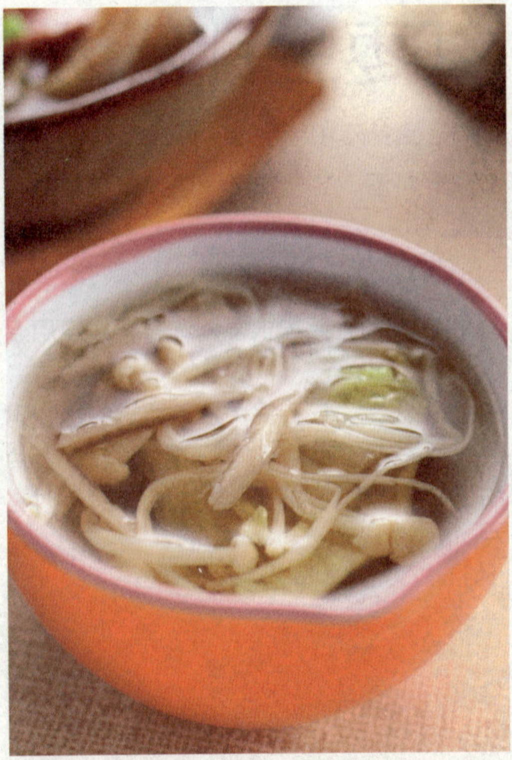

蘑菇娃娃菜汤

材料 娃娃菜500克，白蘑菇300克，白灵菇50克，金针菇50克适量。

调料 盐4克，胡椒粉5克，鸡精5克，香油5克，鸡汤适量。

做法

1. 娃娃菜洗净，切成段；白蘑菇去根部，撕成条状；白灵菇洗净，切片；金针菇洗净，撕开。
2. 鸡汤烧沸，加入切好的白菜和所有蘑菇，烧开5分钟。
3. 加盐、鸡精和胡椒粉调味，淋上几滴香油即可。

冬瓜菌菇煲

材料 冬瓜200克，黄金针菇80克。

调料 浓汤宝1块。

做法

1. 冬瓜削皮，切片；黄金针菇洗净。
2. 锅中放适量水，煮沸后加入一个鸡汤口味浓汤宝，煮沸。
3. 加入冬瓜、黄金针菇，至所有食材煮熟后即可。

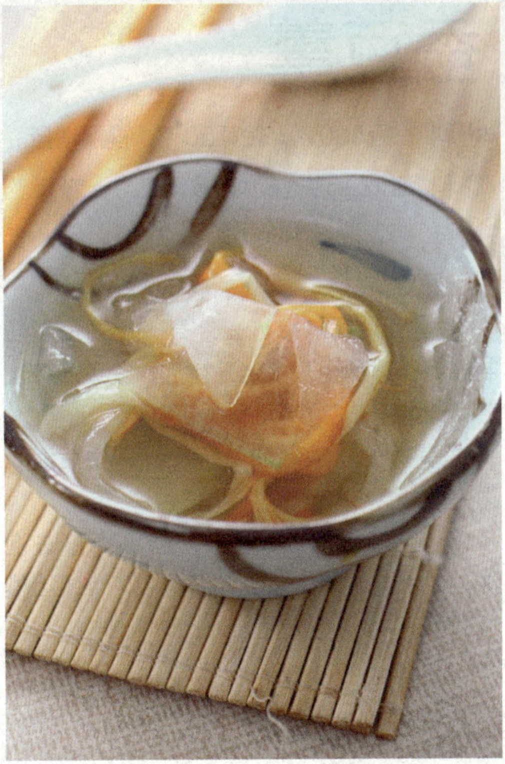

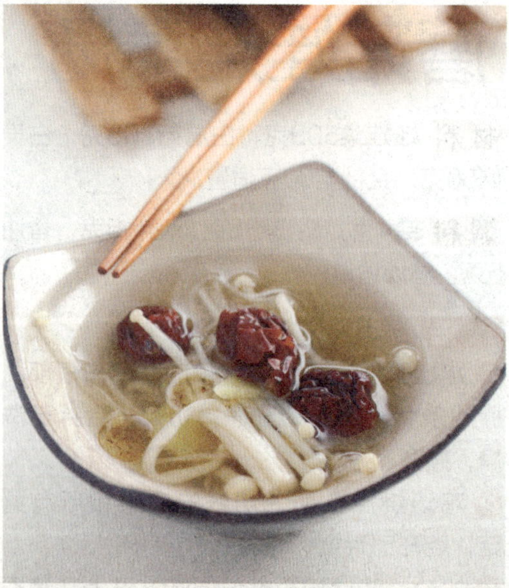

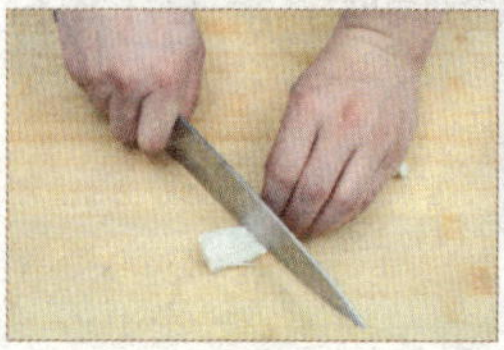

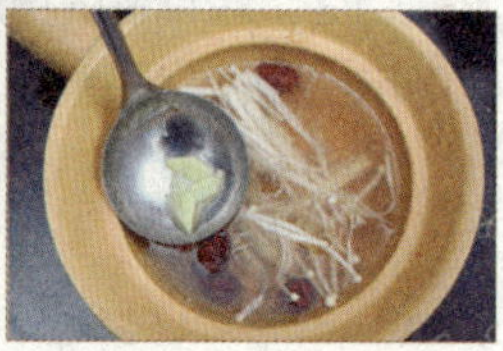

红枣金针菇汤

材料 金针菇100克，红枣10颗。

调料 料酒、盐、味精、姜片、花生油各适量。

做法

1. 将水发金针菇去根蒂，洗净；红枣用温水泡发，洗净。
2. 置锅火上，在砂锅中加入适量的水，再放入金针菇、红枣、料酒、盐、味精、姜片和少许花生油，加盖，置中火上炖1小时左右即成。

蚕豆羹

材料 蚕豆500克，菠菜50克，樱桃适量。

调料 猪油25克，冰糖50克，玉米淀粉50克。

做法

1. 将蚕豆入锅煮熟，去外壳，用刀反复压制成泥；冰糖用开水化开待用；菠菜压榨出菠菜汁待用；白砂糖加水。
2. 置锅火上，放猪油，烧热，下蚕豆泥，微火翻炒。
3. 待起锅时加入菠菜汁、糖水，打去泡沫，放水淀粉勾芡；装入汤盆中，点缀上樱桃即可。

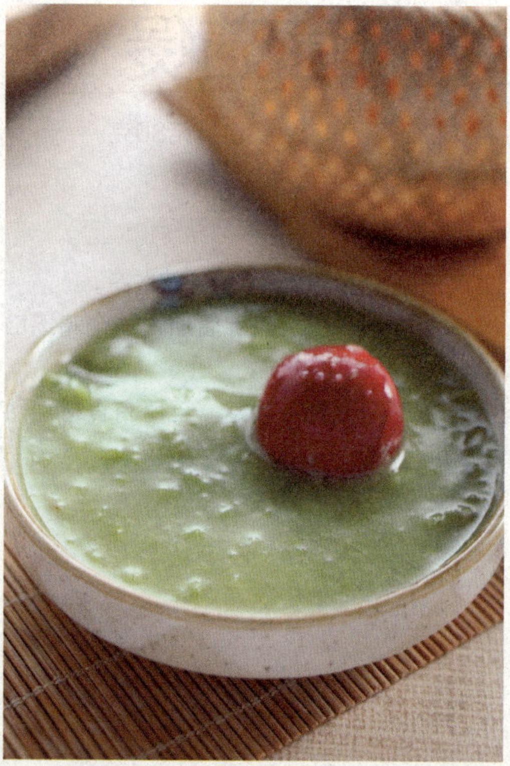

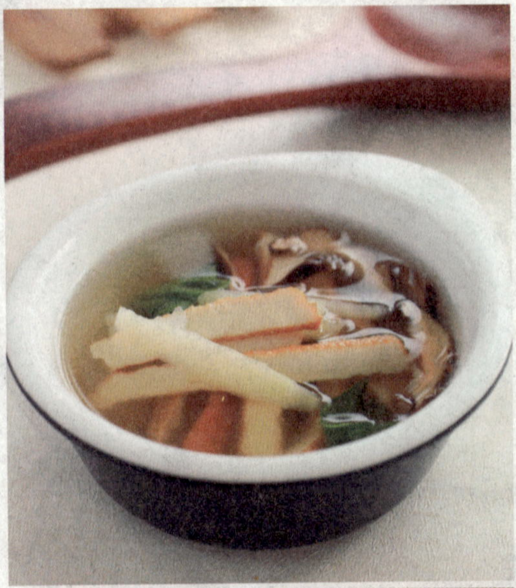

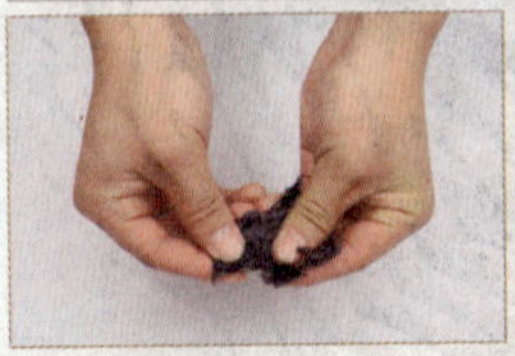

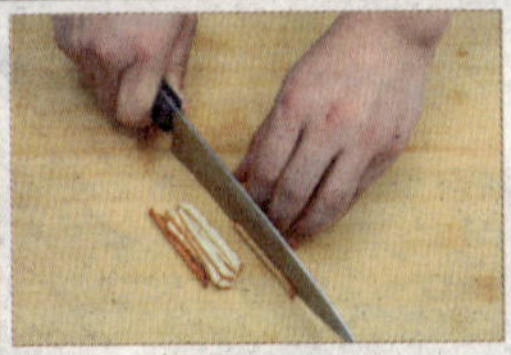

三丝紫菜汤

材料 紫菜50克，熟笋40克，绿叶菜40克，豆腐干2块，水发冬菇40克。

调料 酱油10克，姜末2克，盐3克，味精2克，花生油20克，香油10克，鲜汤1000毫升。

做法

1. 将紫菜择净杂质，用手撕成碎片；豆腐干、冬菇、熟笋均切成火柴梗粗细的丝；绿叶菜洗净。
2. 汤锅置火上，下油烧至七成热，加入冬菇丝、鲜汤、笋丝、豆腐丝及紫菜，烧开。
3. 加入姜末、盐、味精和少许酱油调味。
4. 放入绿叶菜，待锅烧开时滴入几滴香油，盛入汤碗中即可。

紫菜海带瓜片汤

材料 水发海带150克，冬瓜250克，紫菜25克。

调料 香油5克，盐适量。

做法

1. 先将冬瓜去皮，切成片。
2. 置锅火上，加开水煮，加入海带丝，煮2分钟，放适量的盐调味，然后放入紫菜。
3. 最后浇上香油即成。

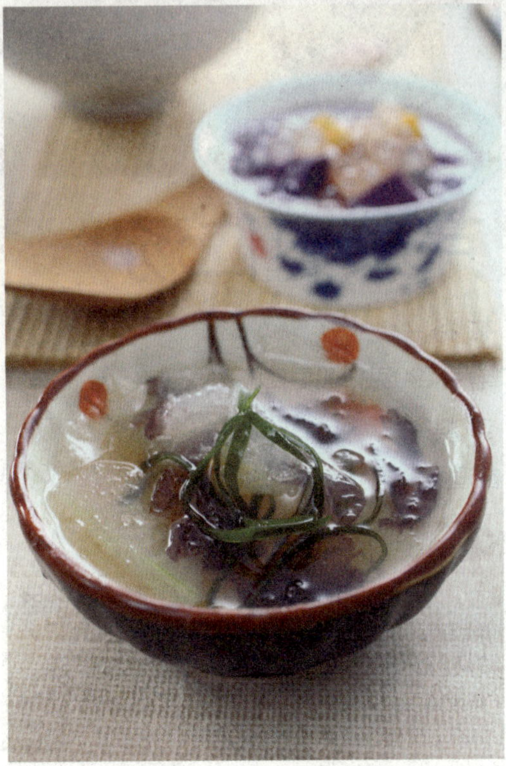

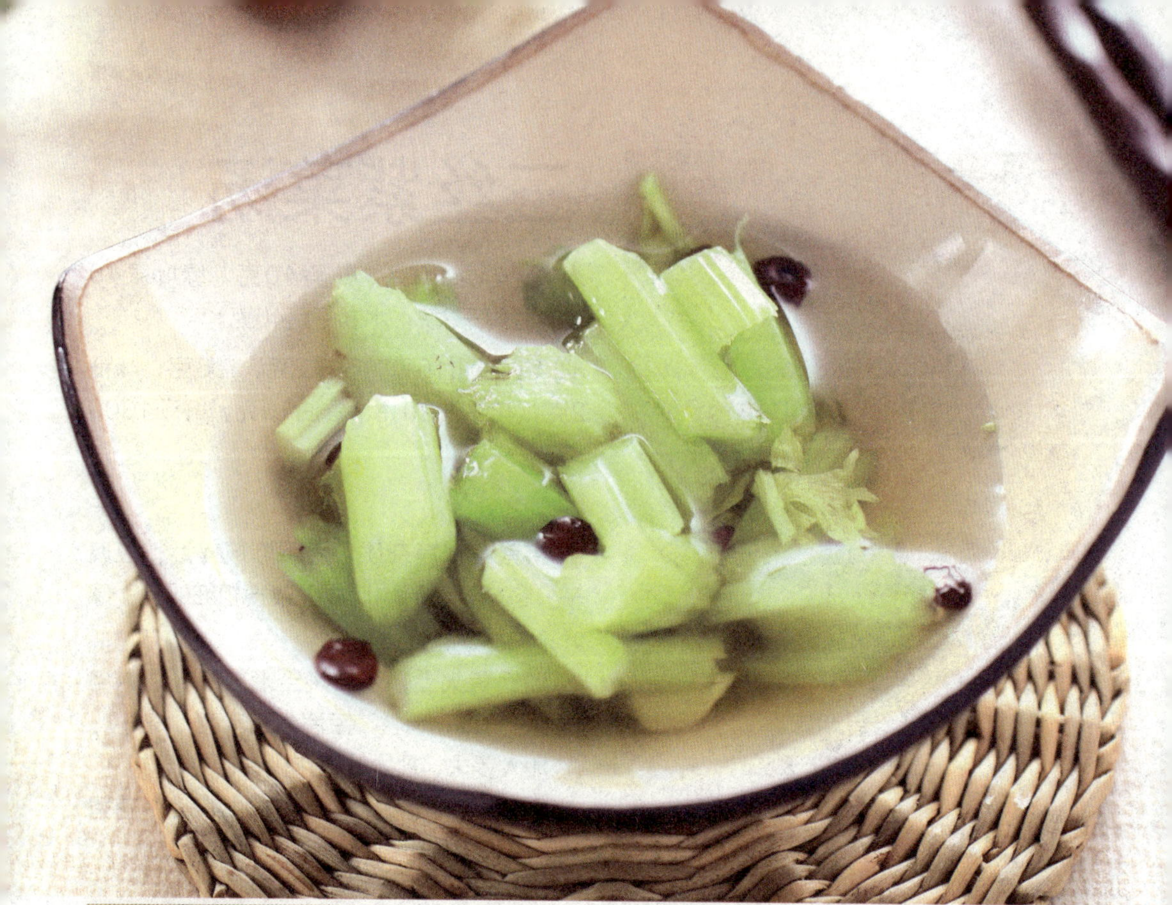

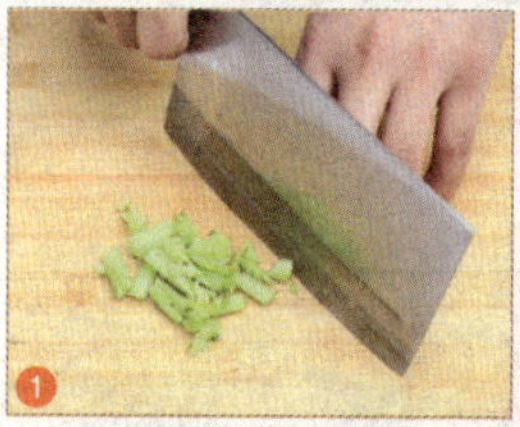

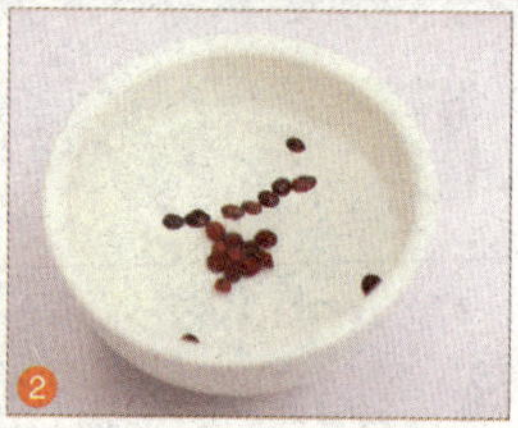

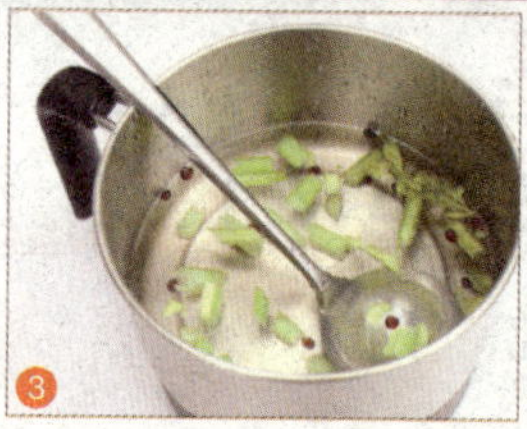

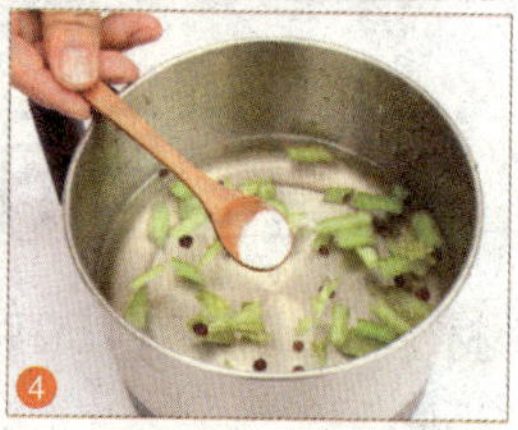

芹菜枣仁汤

材料

鲜芹菜90克，酸枣仁8克。

调料

盐适量。

小贴士

这款美味的芹菜枣仁汤操作简单，所用的时间也比较短，所以，一定要注意使用滚汤的方法来进行熬煮，也就是汤煮沸即可。这主要是因为芹菜和枣仁中的营养成分如果长时间熬煮，会损失其中的维生素等营养成分。

做法

1. 将新鲜芹菜择干净，清洗干净，切成长短均等的小段，备用。
2. 将枣仁浸泡在碗中的清水里，十分钟后清洗干净，捞出沥水，备用。
3. 开火上锅，将适量清水倒入锅中，烧沸，放入鲜芹菜、枣仁，煮熟。
4. 最后根据个人口味，用小勺在汤中加入适量盐调味，即可出锅食用。

银耳莲子羹

材料

莲子20克，薏米、芡实各10克，银耳1朵。

调料

色拉油适量。

小贴士

在煲煮这款鲜美的汤时，可以用电饭锅或者是高压锅。因为银耳不易煮得软烂，而高压锅或电饭煲中具有一定的压力，这样煲出来的银耳会比较柔软，入口即化，口感非常好。

做法

1 将银耳在清水中充分浸泡，发透后去杂质，清洗干净，撕成小朵备用。

2 开火上锅，锅中加入适量油，将莲子、芡实、薏米入油锅中，略炒。

3 将足量的清水倒入油锅当中，然后用大火快速煮开。

4 放入准备妥当的银耳，用中小火一直煮至银耳熟烂，即可关火出锅。

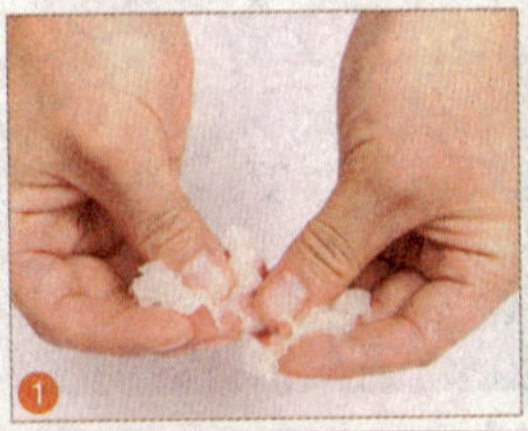
1

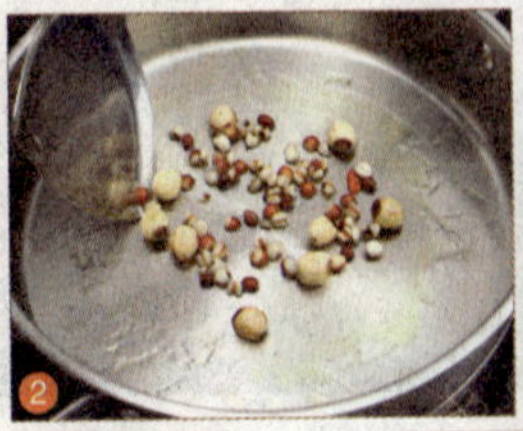
2

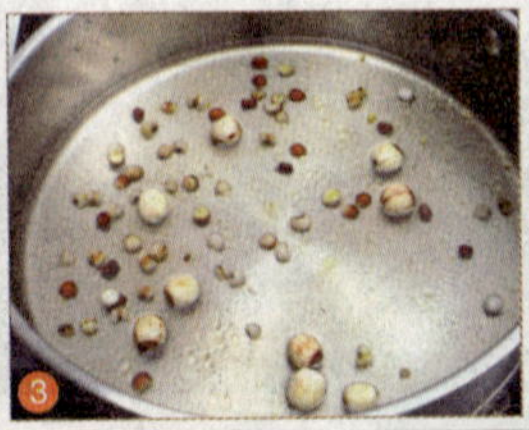
3

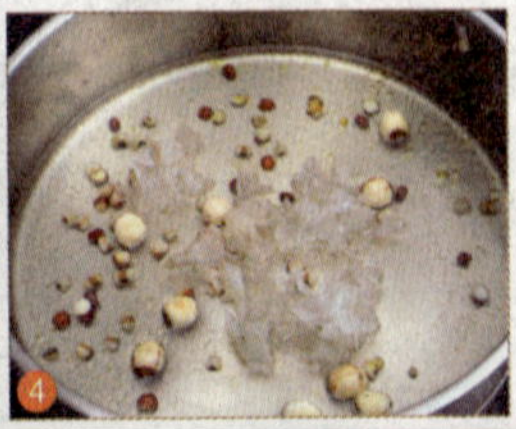
4

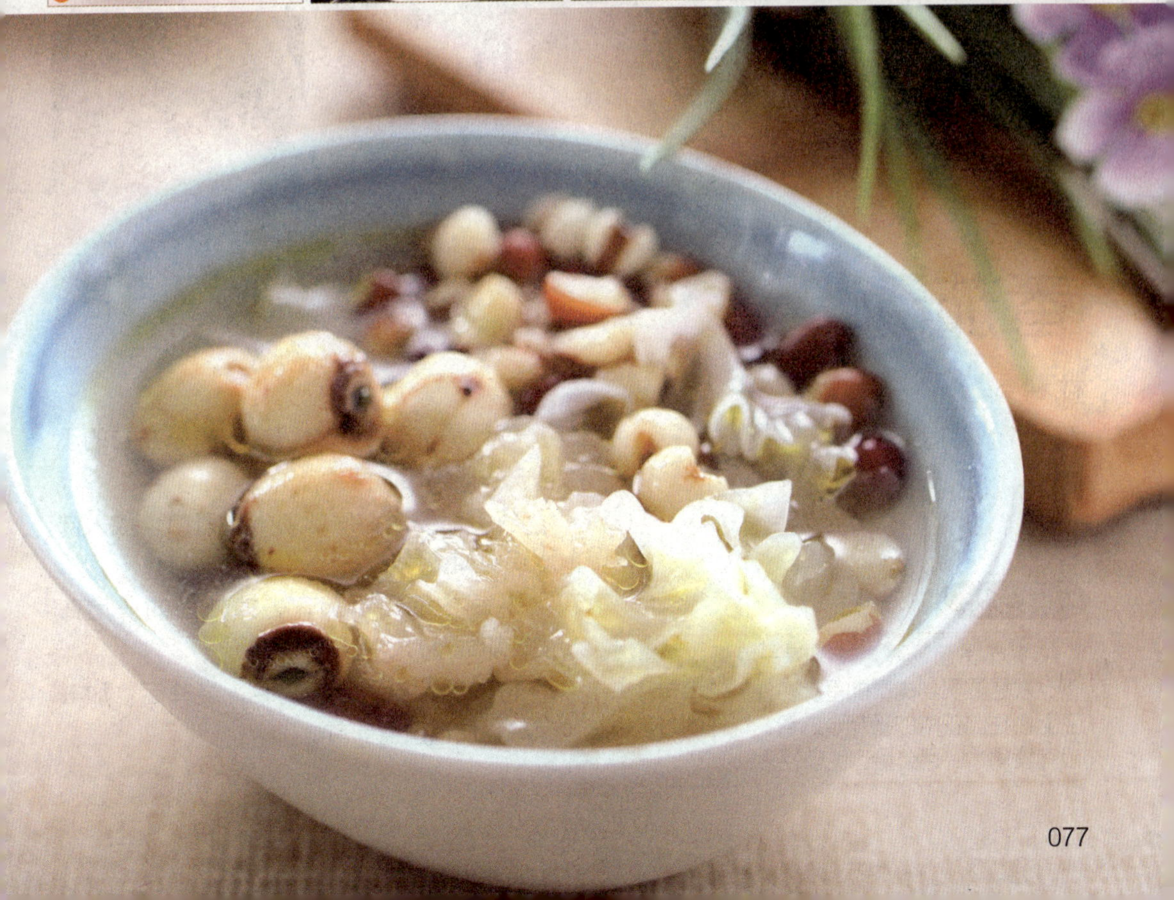

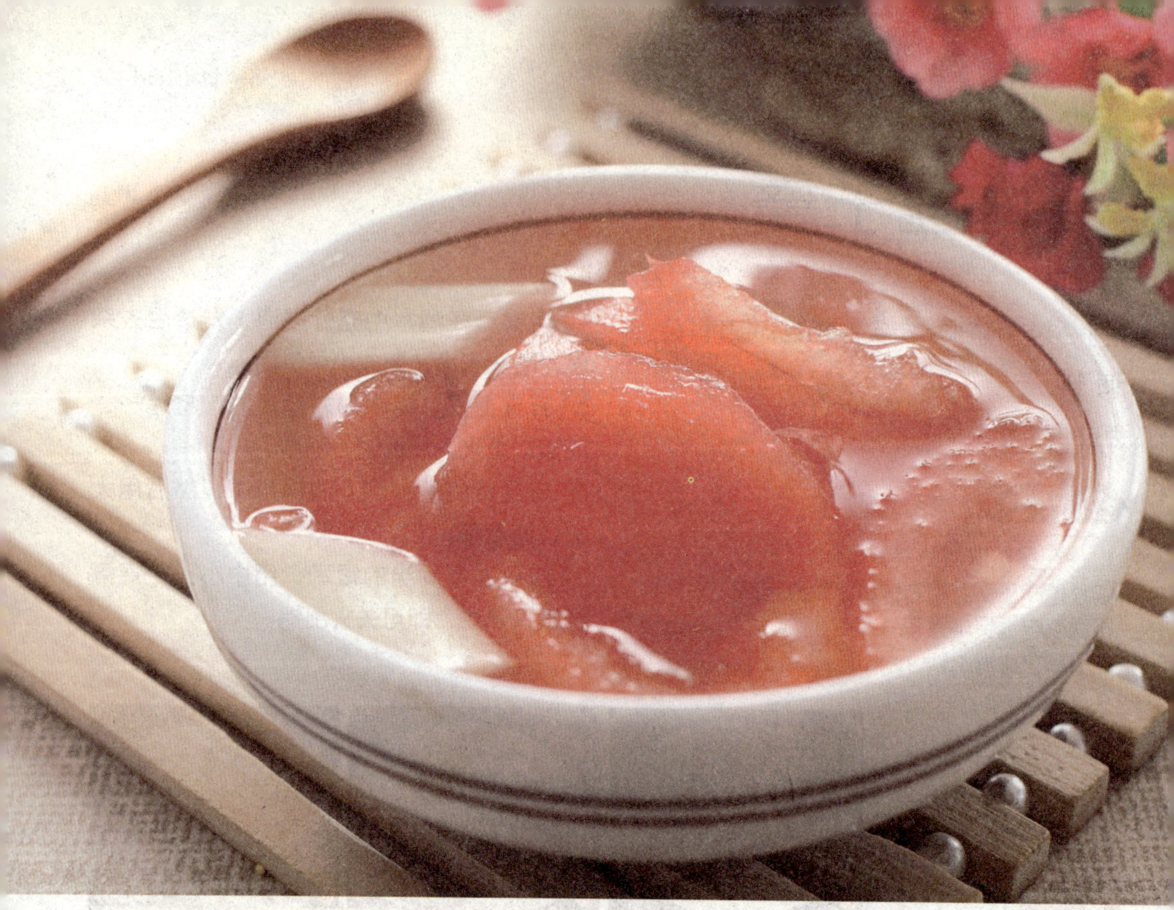

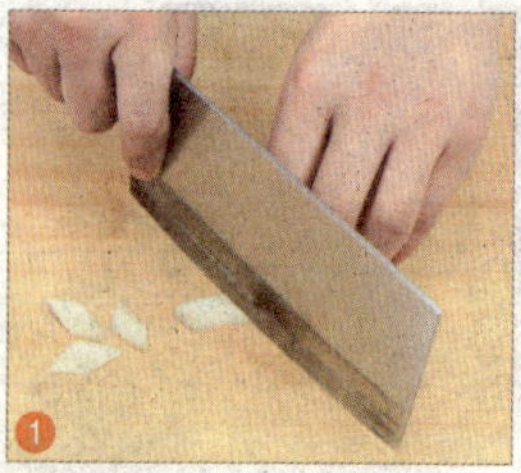

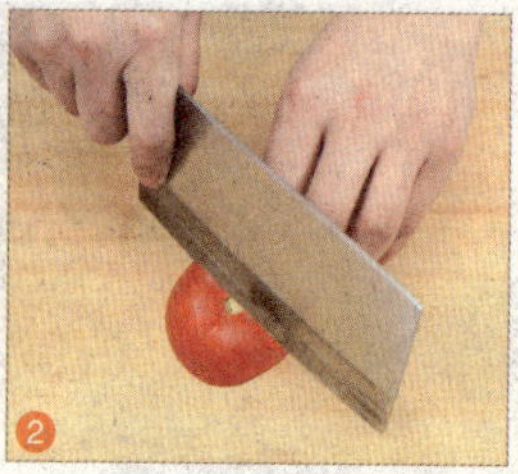

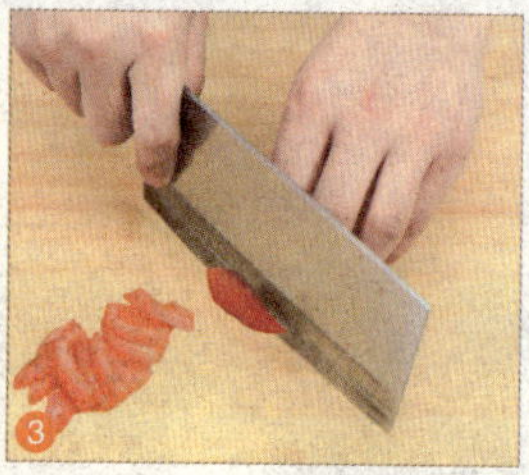

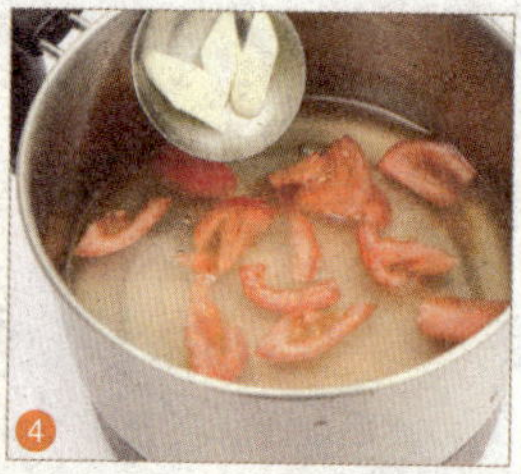

番茄汤

材料

番茄2个，葱适量。

调料

盐适量。

小贴士

制作番茄汤最为关键的一点需要注意一下，就是要买到优质的番茄。催熟的番茄在样子上往往比正常的番茄更好看，这样的番茄一般有棱角，并且分量也比较轻。

做法

1. 将葱清洗干净，斜切成一厘米左右的小段，每段再切为两片，备用。
2. 将番茄洗净，底部划十字刀口，放入沸水锅中焯烫片刻。
3. 从锅中取出番茄，去掉外面的一层薄皮，切成小片，备用。
4. 将番茄片放入沸水锅中，烧开后，加入葱段，加适量盐即可。

银耳茉莉汤

材料

茉莉花50克，水发银耳250克。

调料

食盐、味精、料酒、清汤各适量。

小贴士

除了制作这款美味的茉莉银耳汤以外，茉莉花还可以冲茶喝，其茶中含有挥发油性物质，具有行气止痛、解郁散结的作用，另外还可以有效地帮助我们提神，可以安定情绪及疏解郁闷，适合春季饮用。

做法

1. 银耳洗净，再用温开水浸泡，待泡发后用开水氽1次，撕成小朵。
2. 把茉莉花上的老蒂择去，用清水漂洗干净，沥干水分，待用。
3. 锅中放入清汤、银耳、料酒、少量食盐、味精，大火烧沸后，撇去浮沫。
4. 将煮好的汤盛入碗中，再将准备好的茉莉花撒在碗中，即可食用。

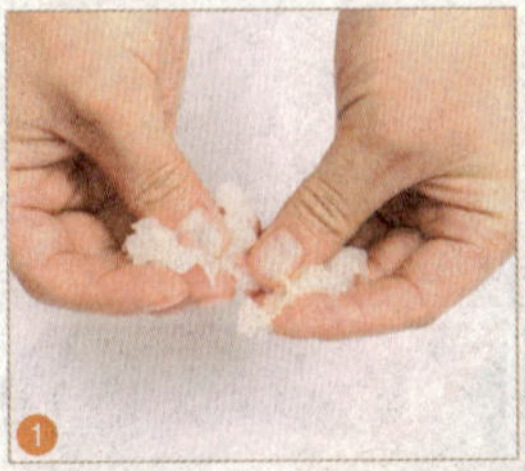
1

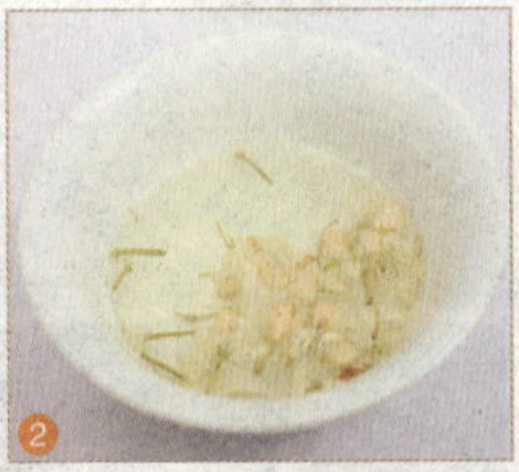
2

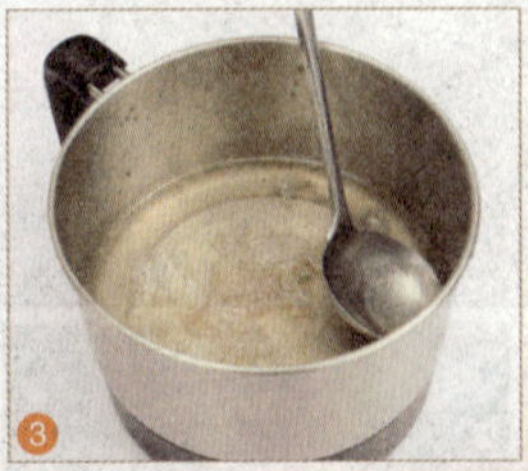
3

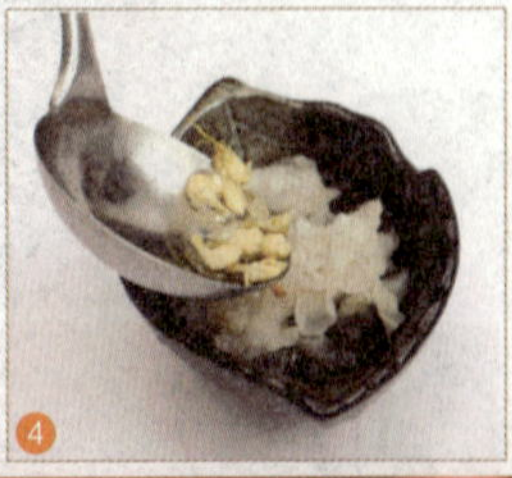
4

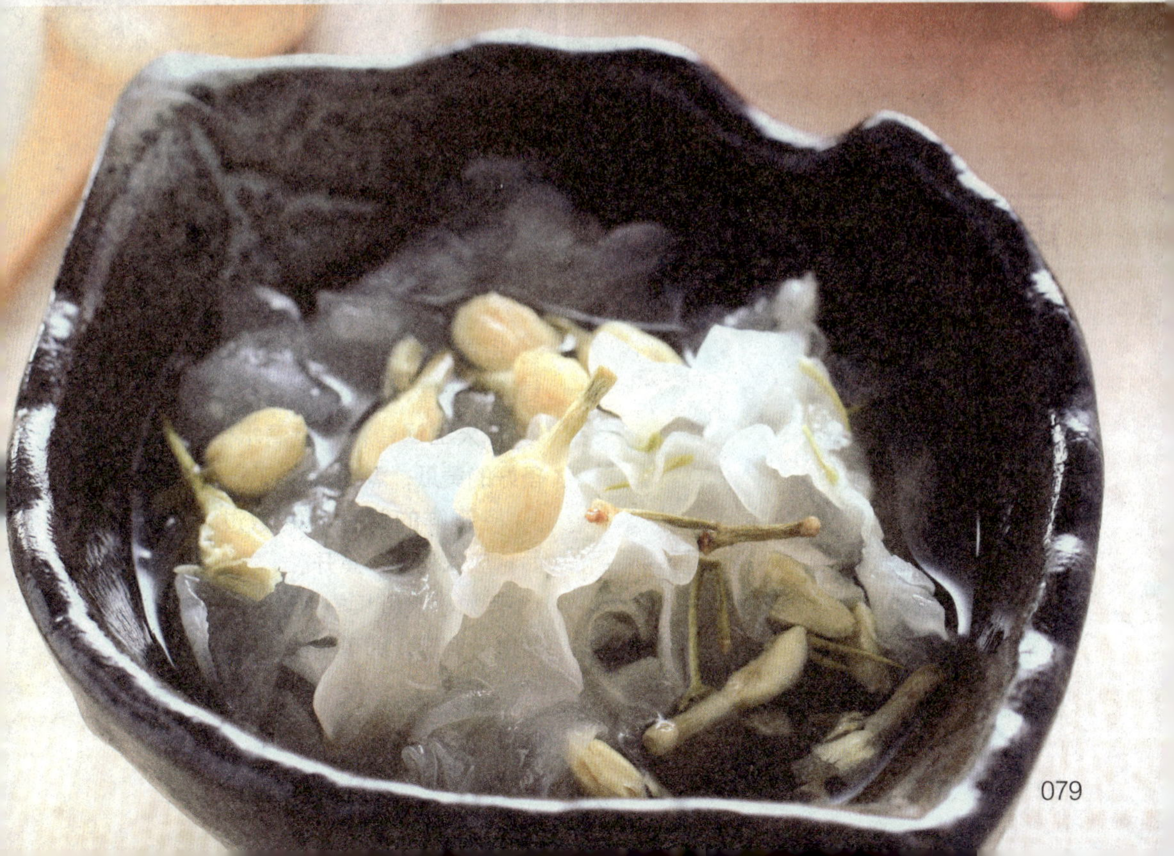

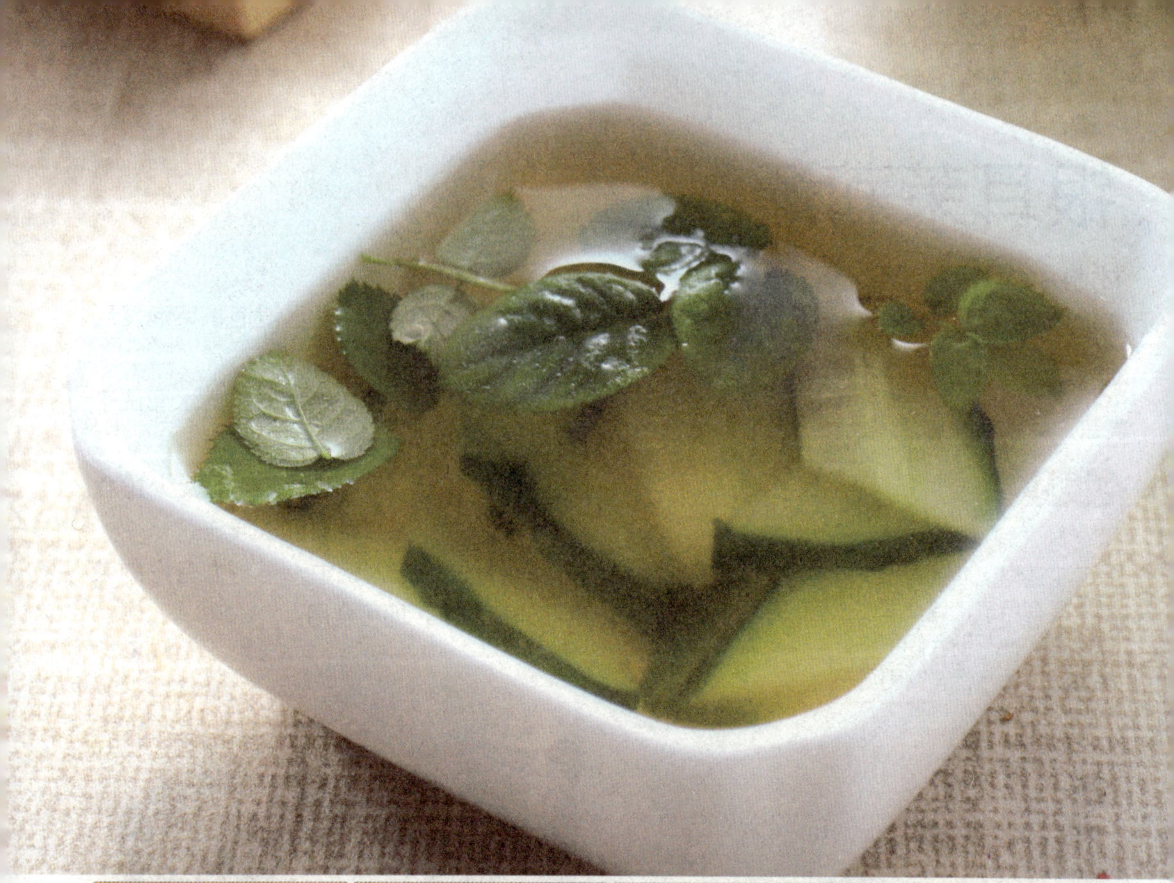

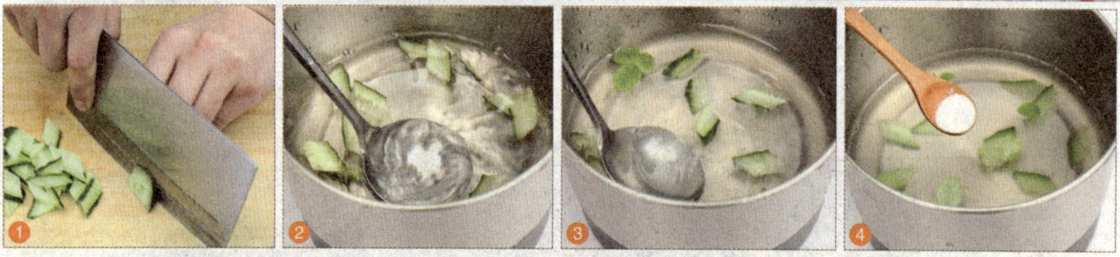

薄荷黄瓜汤

材料

黄瓜150克，薄荷50克。

调料

盐适量。

小贴士

用黄瓜做汤的其中一个原因是黄瓜不太适合生食，如果要生食不洁的黄瓜，容易使其表面上残余的农药及其化学药物进入人体中，对人体的健康会产生一定的危害。

做法

1. 将黄瓜浸泡一会儿后，用果蔬清洗剂反复清洗干净，切成片备用。
2. 开火上锅，将适量清水倒入锅中，放入备好的黄瓜，煮沸。
3. 将新鲜的薄荷叶略微过水，清洗干净后，放入锅中，煮开。
4. 转为小火继续煮15分钟左右，加入少量盐进行调味，即可出锅食用。

南瓜番茄菜花汤

材料

南瓜200克，番茄1个，菜花80克。

调料

味精2克，盐适量。

小贴士

南瓜的皮经常容易被人们丢弃，其实在南瓜皮当中含有丰富的胡萝卜素以及维生素。所以，在用南瓜做汤或者是其他美食时，最好连南瓜皮一起食用，如果皮比较硬，就用刀将硬的部分削去后，再烹制食用。

做法

1. 南瓜清洗干净，去掉瓜子，保留外皮，连皮一起切成小块备用。
2. 番茄清洗干净，切成小块备用；菜花反复清洗干净，撕成小朵，备用。
3. 开火上锅，把适量清水倒入锅中，烧开后放入南瓜、番茄、菜花，煮沸。
4. 转为中小火，继续煮15分钟左右，加入适量味精、盐，调味后即可出锅。

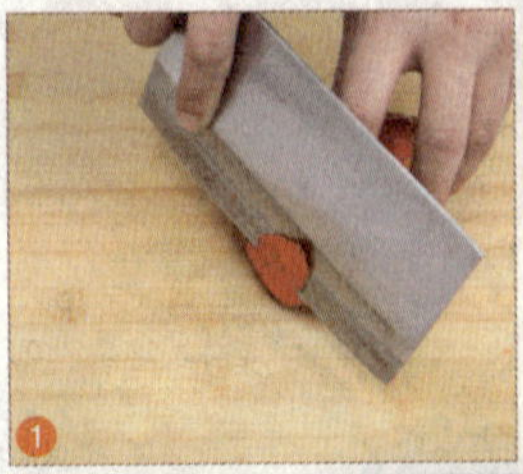

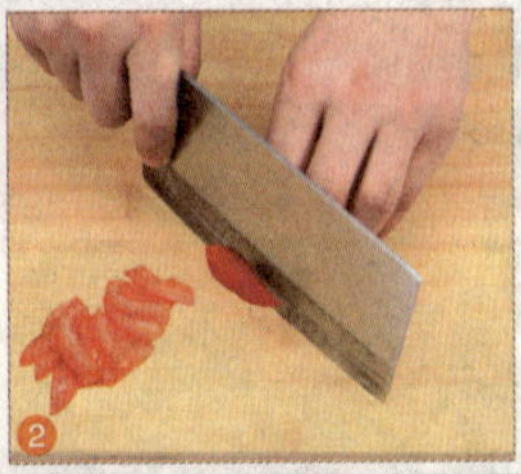

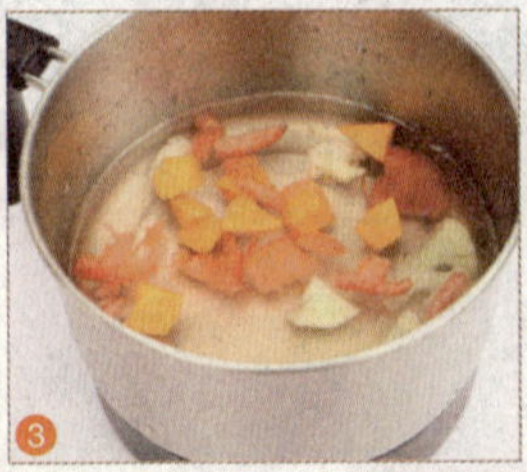

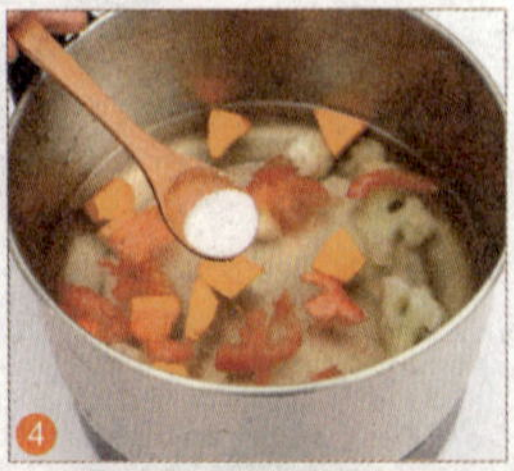

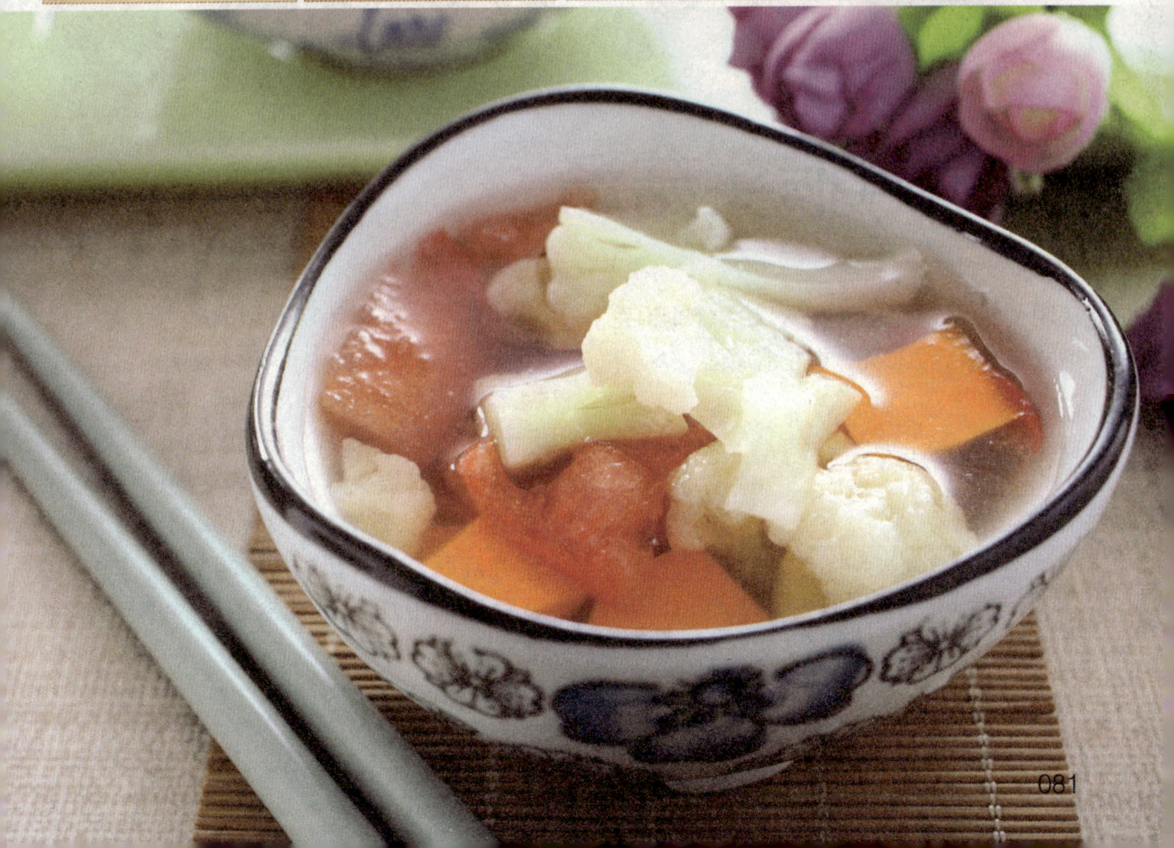

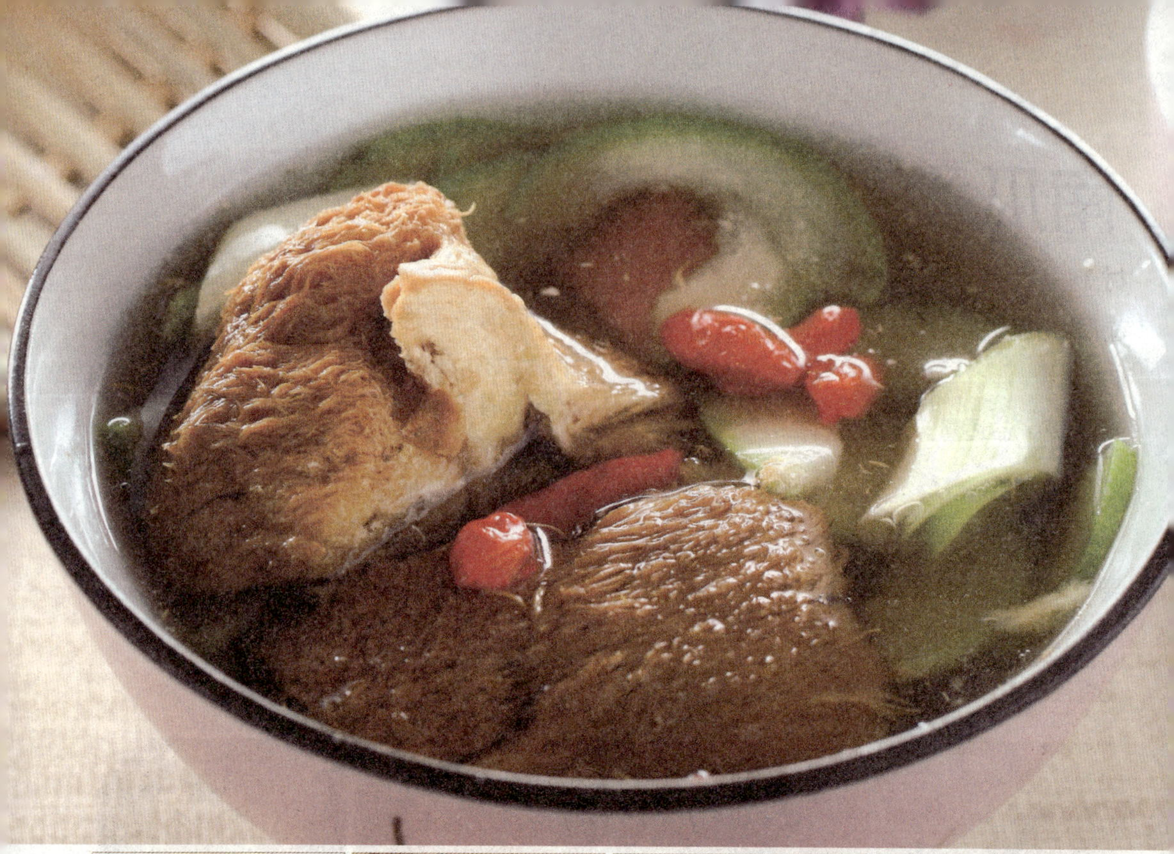

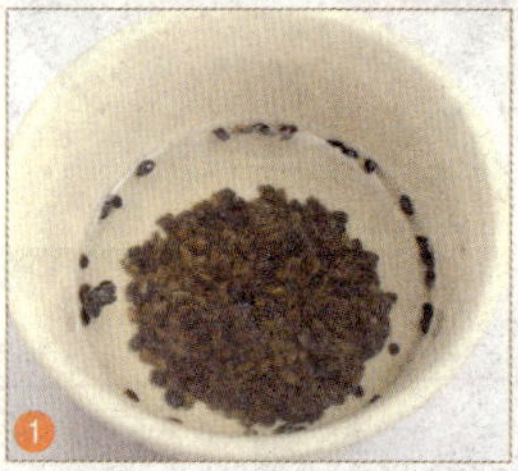

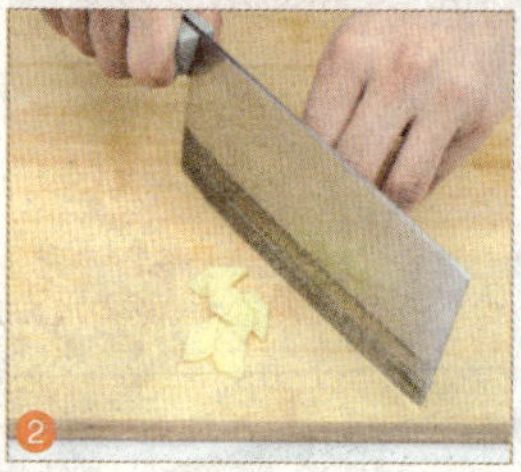

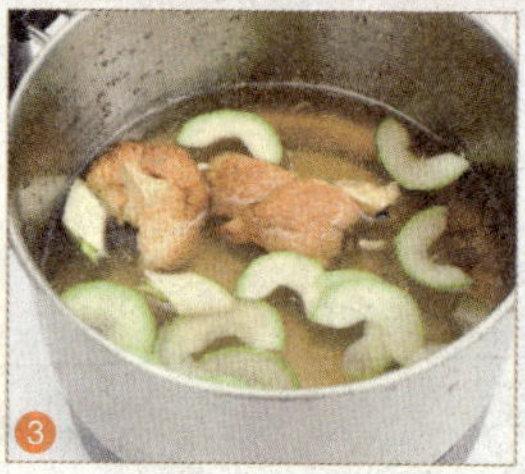

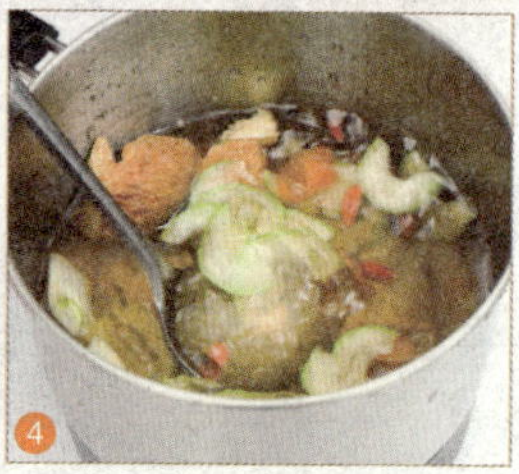

西葫芦猴头菇汤

材料

决明子10克，西葫芦半个，胡萝卜150克，泡发的猴头菇200克，枸杞10颗。

调料

葱、姜、盐各适量。

小贴士

在选购西葫芦的时候，要注意挑选表面看起来光亮、笔挺坚实、表面没有伤痕的。切记不要选那些表面晦暗、存在凹陷或者是失水的西葫芦，这类型的西葫芦是已经老了的，不论是做汤还是做菜口感都不太好。

做法

1. 决明子以及猴头菇分别清洗干净备用；西葫芦清洗干净，切片备用。
2. 葱清洗干净，斜切成小段，备用；姜清洗干净，切成小薄片，备用。
3. 决明子、猴头菇、西葫芦、葱、姜入汤煲，加水大火煮沸，转文火煲40分钟。
4. 煮沸后，加入切成片的胡萝卜、枸杞，最后在汤中加入适量盐调味，即可出锅食用。

菠菜魔芋汤

材料

菠菜200克，魔芋150克。

调料

葱、姜各10克，味精2克，盐适量。

小贴士

在饮用此汤时需要注意一点，菠菜不能与黄瓜同食。因为黄瓜中含有维生素C分解酶，而菠菜含有丰富的维生素C，所以二者不适合同食，在饮用此汤后暂时不适合吃黄瓜。

做法

1. 菠菜清洗干净，切为小段，备用；魔芋清洗干净，切为小块备用。
2. 葱洗净，切成小片，备用；姜洗净，切成小薄片，备用。
3. 开火上锅，将适量清水倒入锅中，烧沸后，放入菠菜、魔芋。
4. 煮沸后，转小火继续煮10分钟，加入适量味精、盐调味即可。

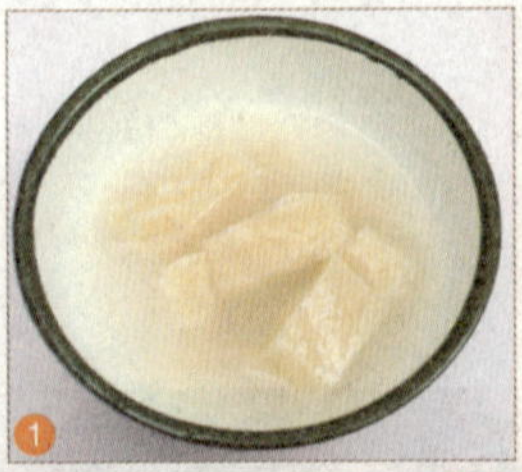
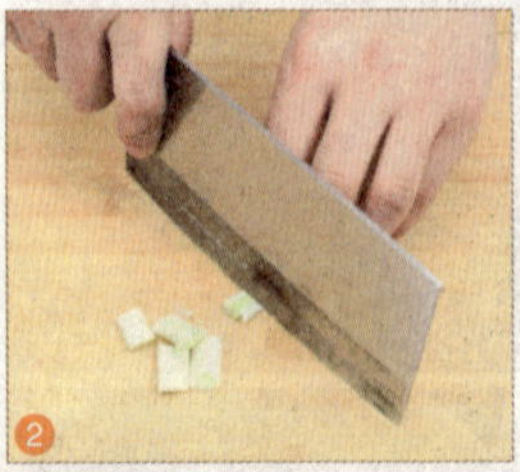
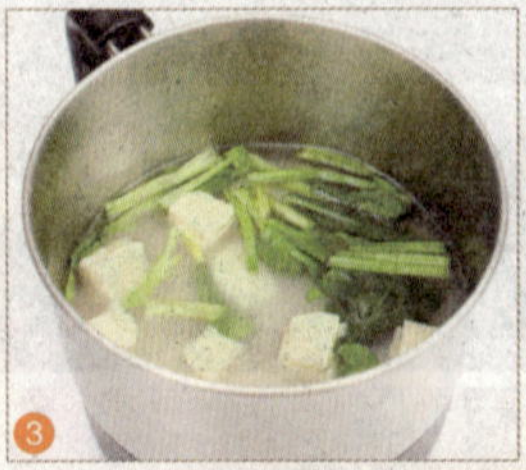
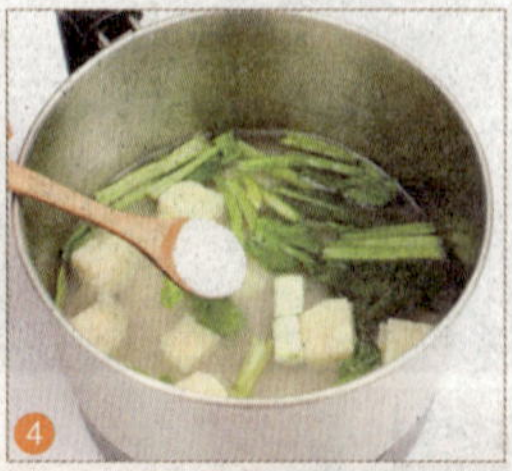

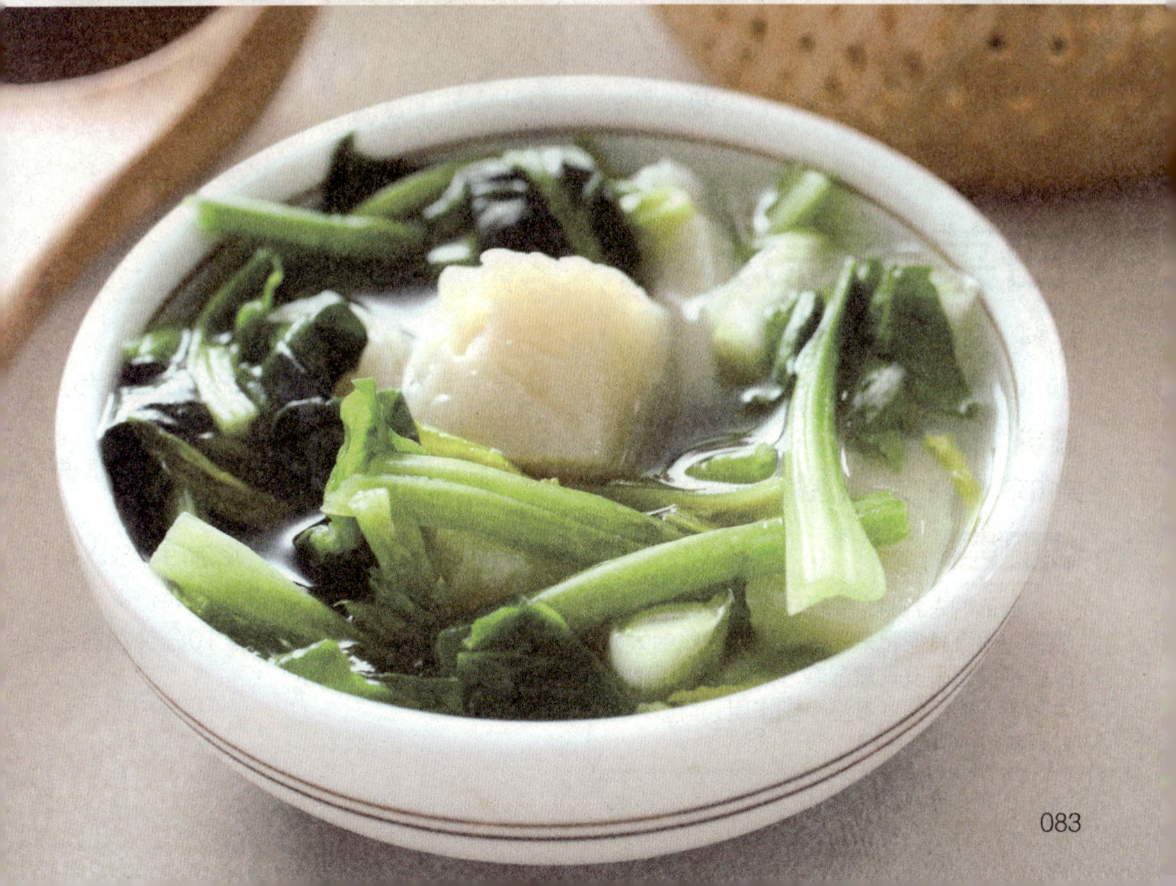

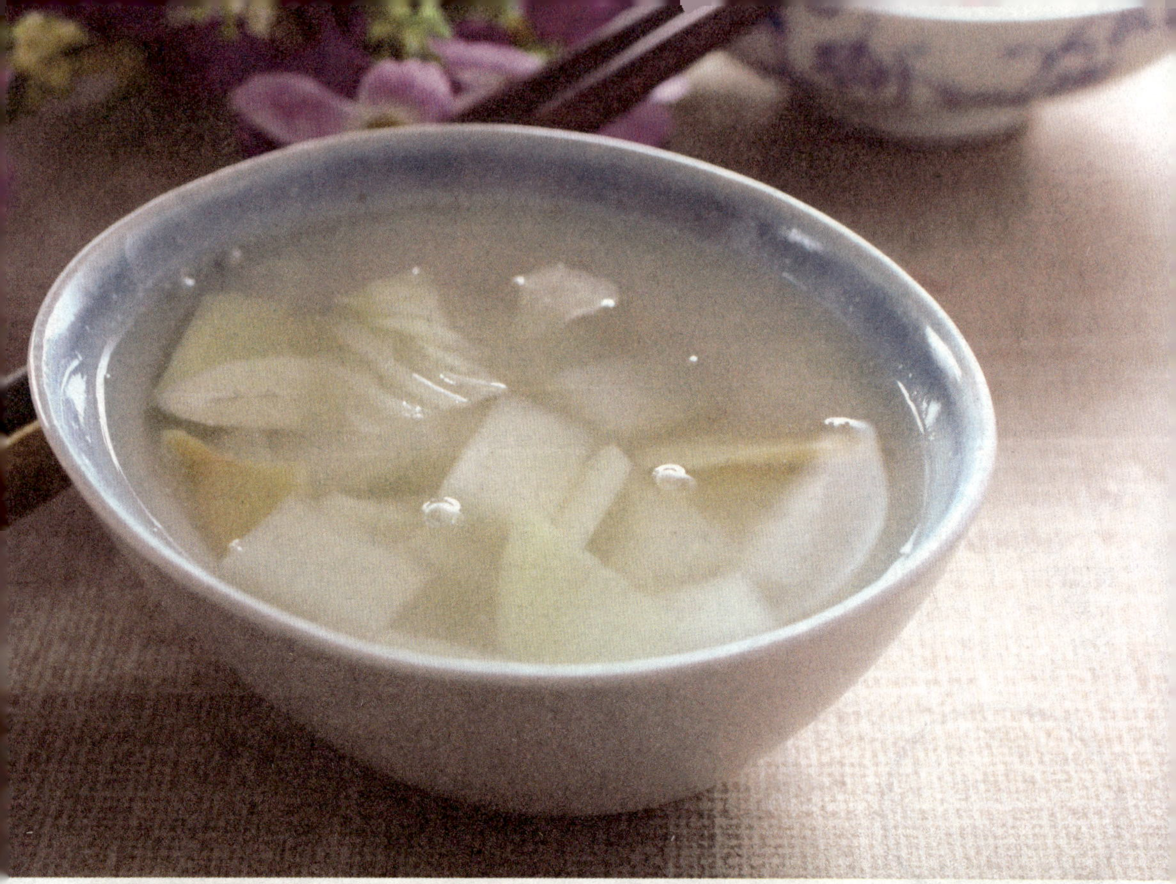

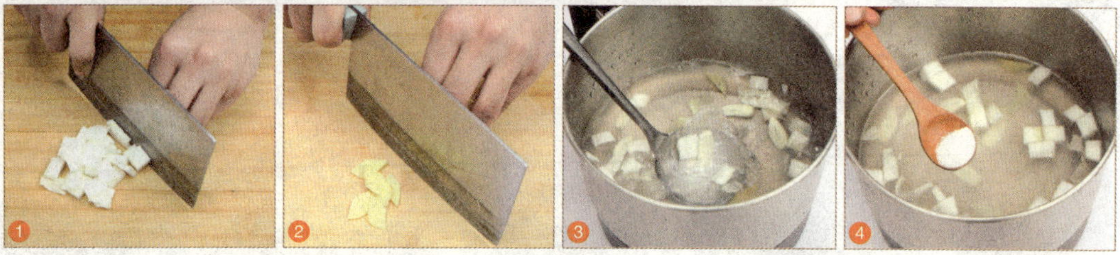

白菜大蒜汤

材料

白菜300克，大蒜30克。

调料

姜10克，鸡精2克，盐适量。

小贴士

在选购大蒜时，要轻轻用手指挤压大蒜的茎，检查其摸起来是否坚硬，优质的大蒜应该是摸起来没有潮湿感才对。这款汤适合大多数人饮用，基本没有副作用，可以作为减肥瘦身的必备饮品。

做法

1. 白菜清洗干净，取菜帮部位，切成大小均等的小块，备用。
2. 大蒜剥掉外皮，切为小瓣备用；姜清洗干净，切成薄片，备用。
3. 将适量清水倒入锅中，烧沸后，放入备好的白菜、大蒜、姜片，大火煮沸。
4. 煮沸后，转为小火继续煮10分钟左右，放入鸡精、盐调味即可。

双山牛蒡萝卜汤

材料

山药100克，胡萝卜50克，牛蒡200克，山楂15克。

调料

盐适量。

小贴士

牛蒡除了具有消脂瘦身的功效，还能够帮助我们清理血液当中的垃圾，促进体内细胞的新陈代谢，防止老化，能够使食用者的肌肤美丽细致，还可以消除色斑等。

做法

1. 牛蒡削干净皮，冲洗干净，在案板上切成均等的滚刀块，静置备用。
2. 胡萝卜清洗干净，切成小块备用；山药削去皮，清洗干净，切成小块备用。
3. 将准备好的山楂、牛蒡、胡萝卜、山药一同放入锅中，加适量水煮沸。
4. 转小火继续炖煮，煮至牛蒡熟软，加入适量盐调味，即可出锅食用。

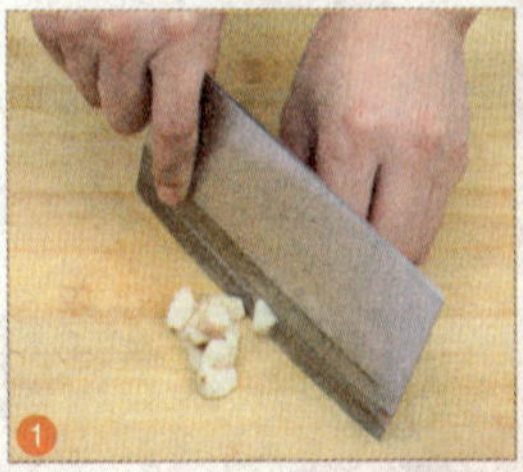
1

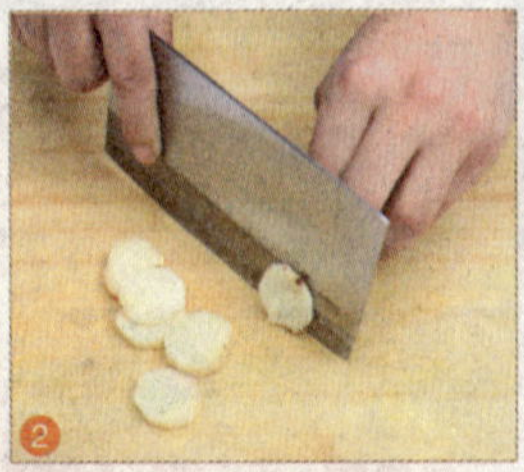
2

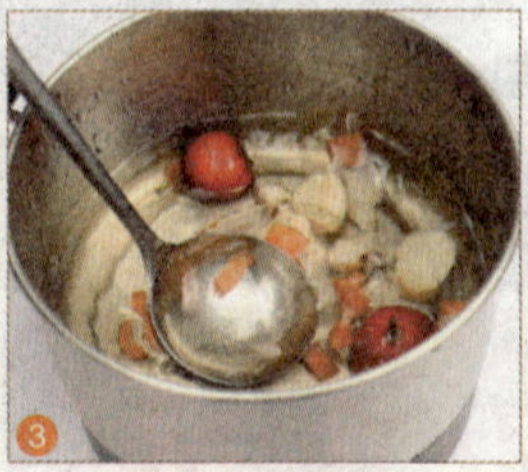
3

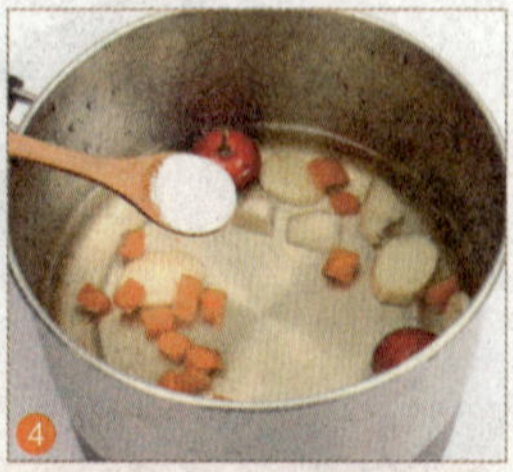
4

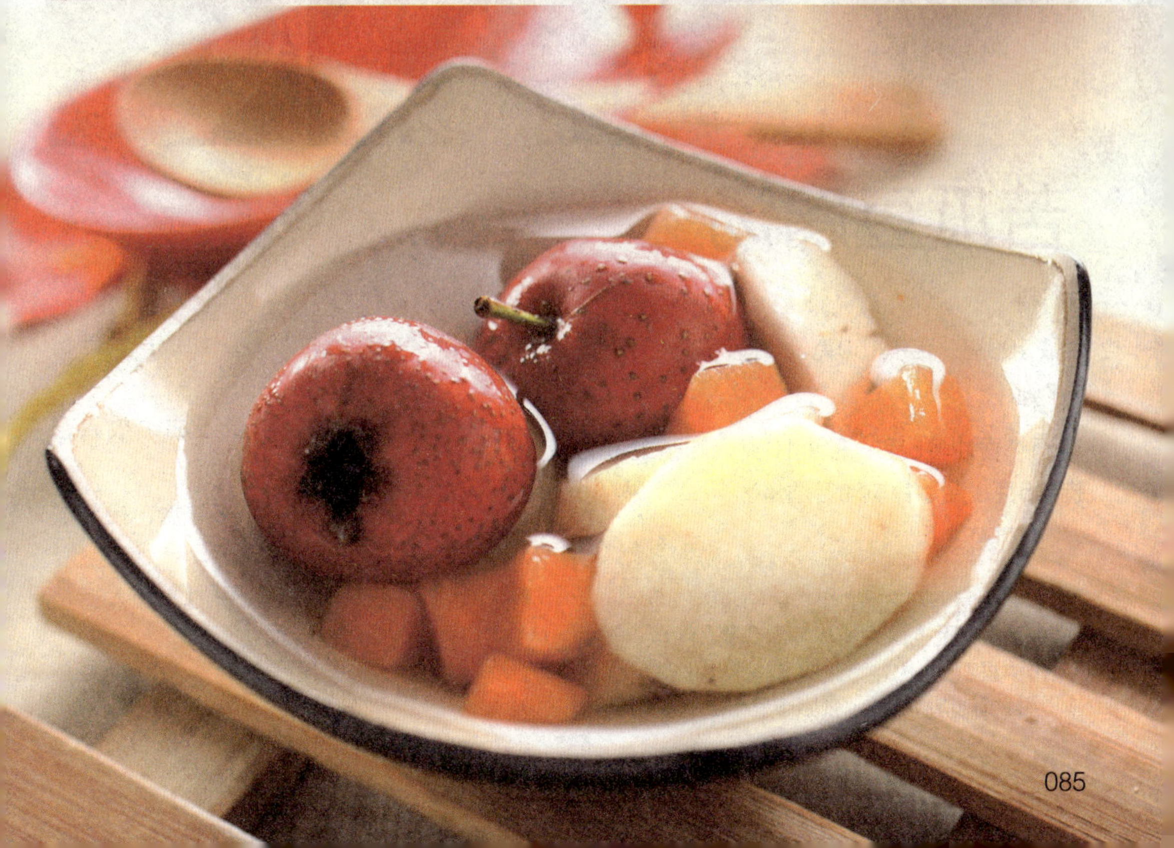

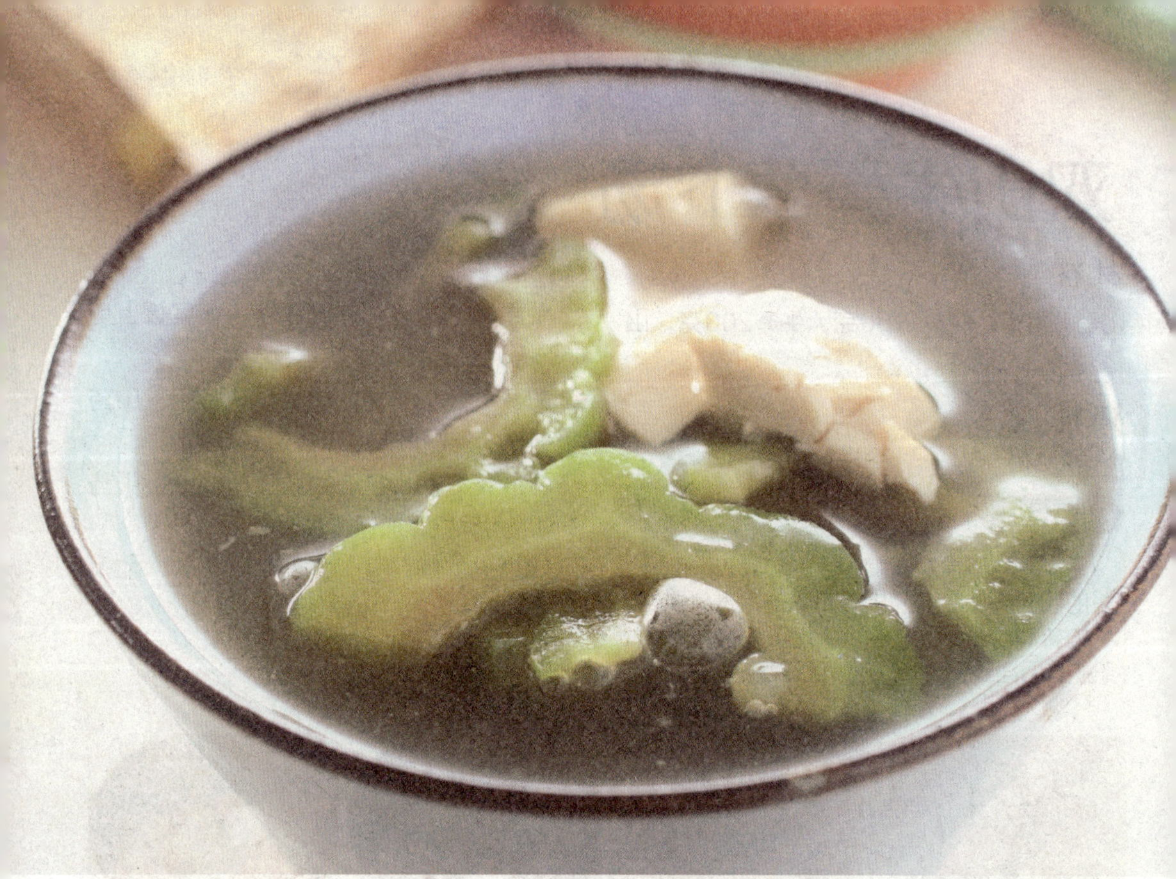

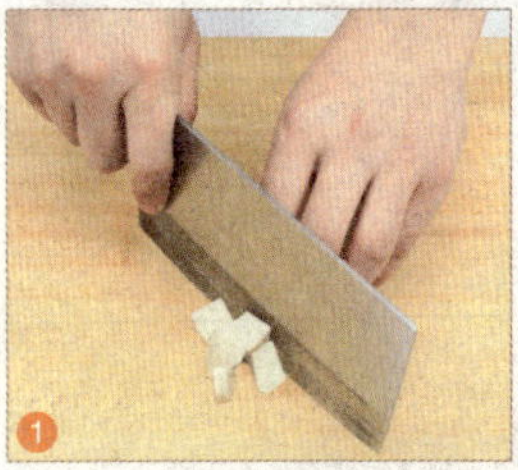

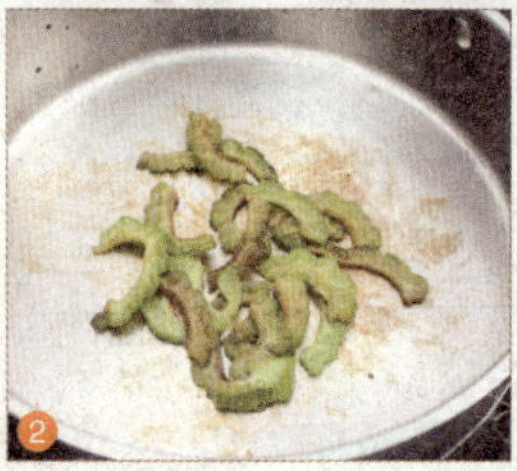

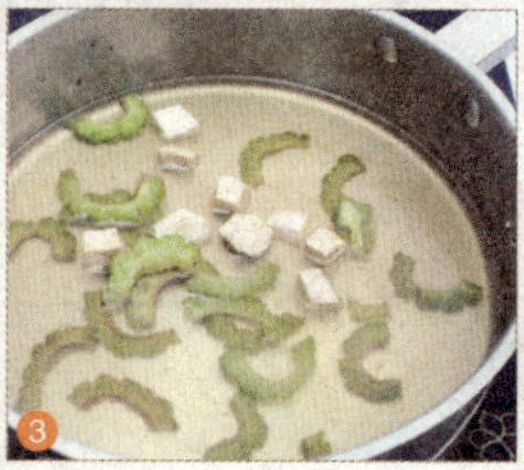

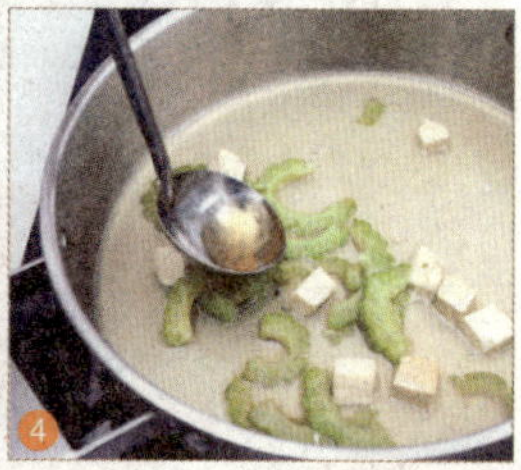

苦瓜豆腐汤

材料

豆腐400克，苦瓜150克。

调料

料酒、香油各5克，酱油10克，味精2克，淀粉5克，盐、色拉油各适量。

小贴士

苦瓜是寒凉之品，平素大便溏稀、面色恍白、舌淡脉沉的人大多都脾胃虚寒，所以这类人群不宜常吃苦瓜，也不太适合饮用此汤，否则容易出现胃脘不适、腹胀腹痛等症状。

做法

1. 苦瓜洗净，切成片；豆腐切成块；淀粉加适量水，调成水淀粉。
2. 色拉油倒入锅中，烧至五成热放入苦瓜，加入适量料酒、酱油翻炒均匀。
3. 在炒锅中倒入适量烧沸的清水，接着放入准备好的豆腐块，继续煮沸。
4. 煮沸后勾芡，淋入少量香油，加入适量味精以及盐，进行调味即可。

冬瓜海带汤

材料

冬瓜300克，海带200克。

调料

葱10克，蒜5克，鸡精2克，香油、盐、色拉油各适量。

小贴士

做汤的冬瓜一定要挑选好，不然容易影响汤品的口感。在选购冬瓜时，最好用指甲掐一下，如果皮掐起来比较硬，那么肉质会比较致密，里面的种子也已成熟变成黄褐色，这样的冬瓜做汤口感最好。

做法

1. 将冬瓜去掉外皮，取出里面的种子，切成片备用；海带洗净，切成细丝。
2. 葱清洗干净，切成葱花备用；蒜去皮，切成蒜末，静置备用。
3. 色拉油倒入锅中，烧至六成热时，放入葱花和蒜末，爆香后倒入适量水，煮沸。
4. 放入冬瓜和海带，煮15分钟左右，加入鸡精、香油、盐调味即可食用。

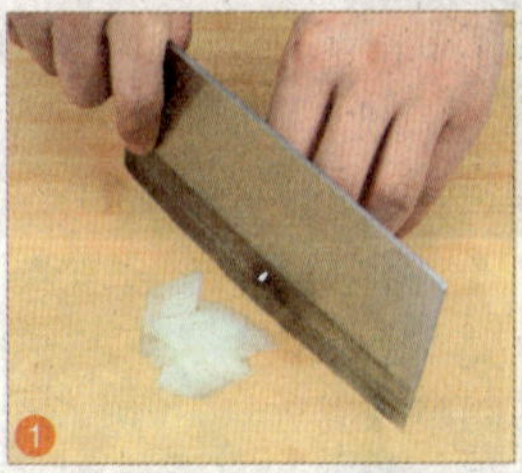

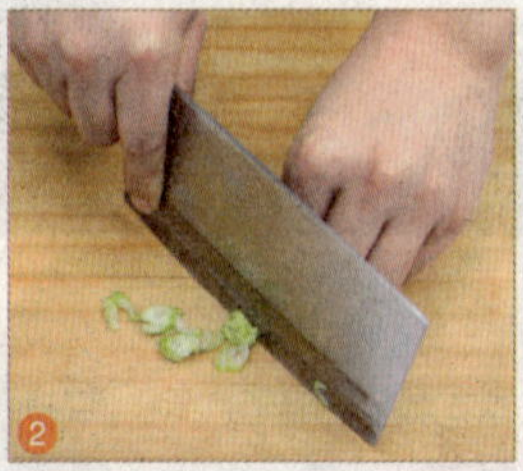

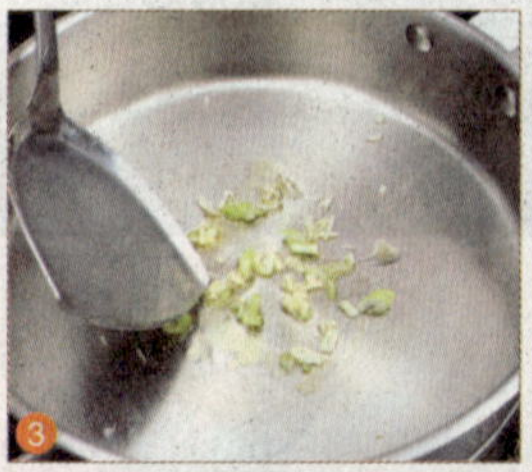

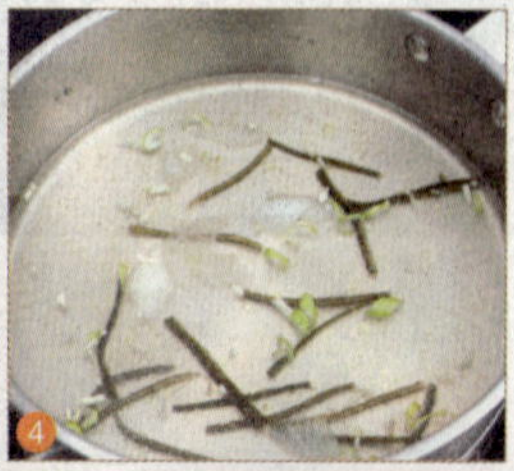

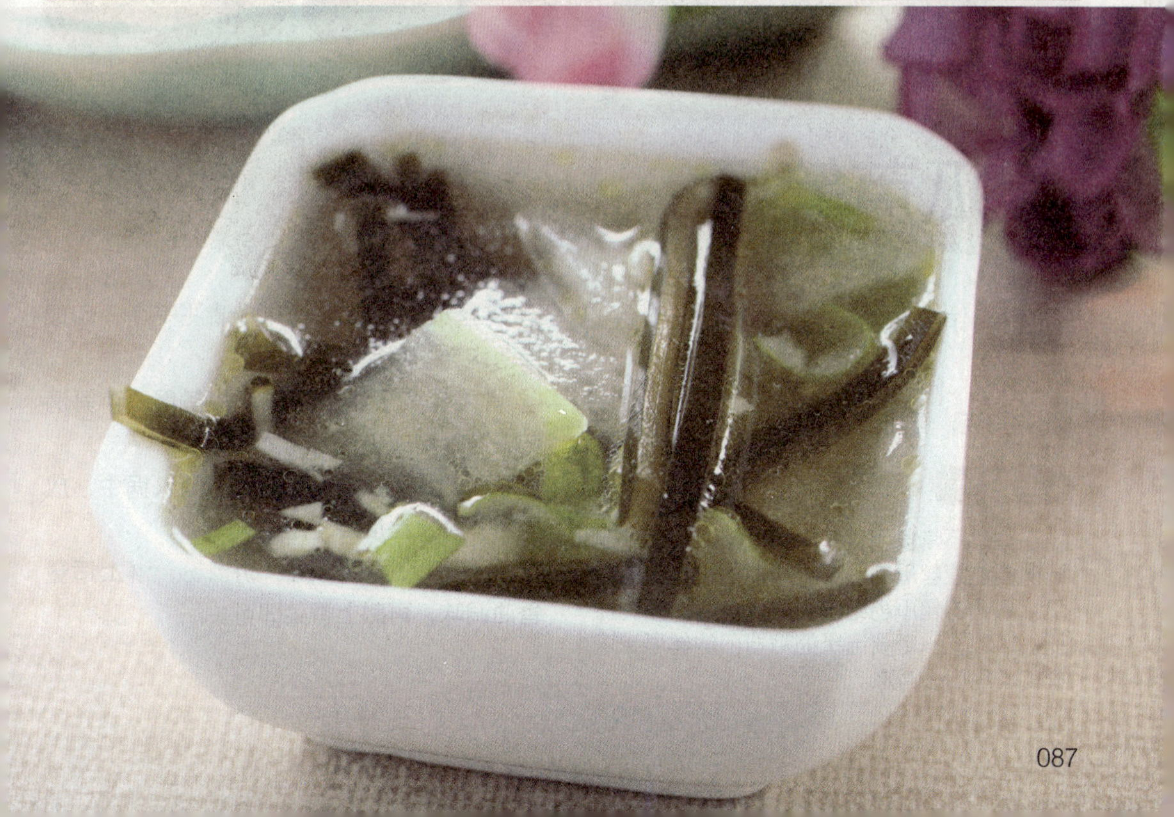

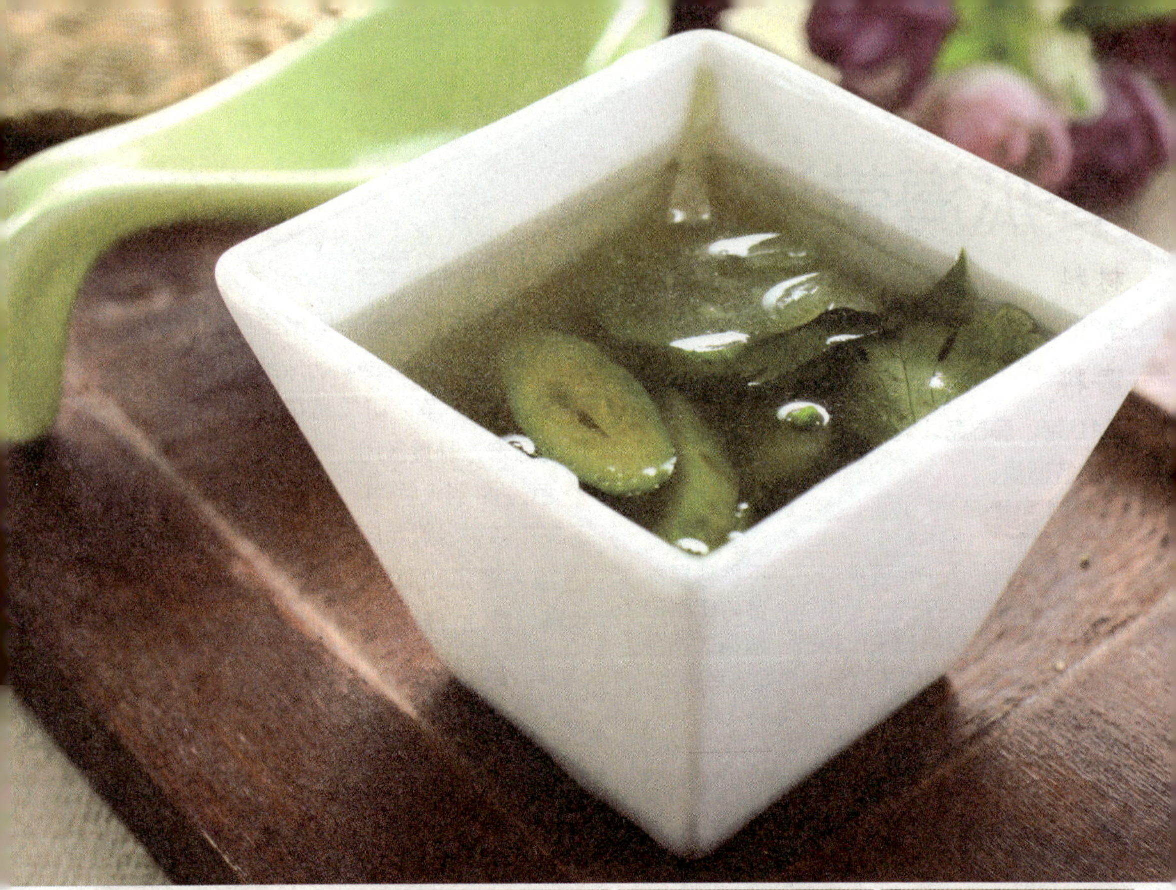

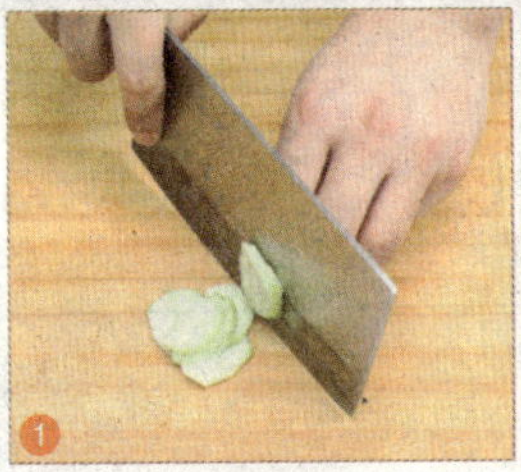

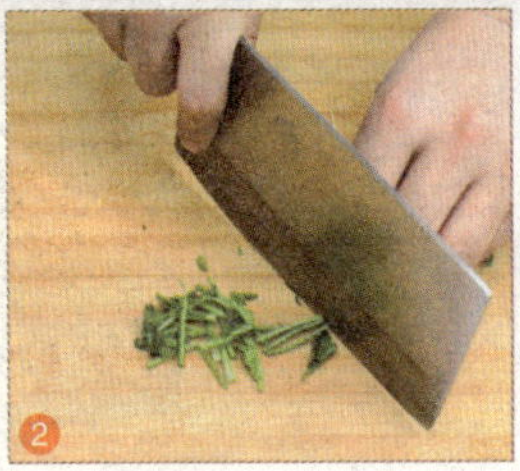

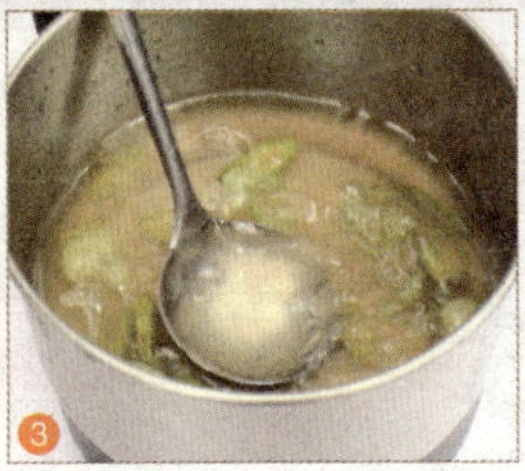

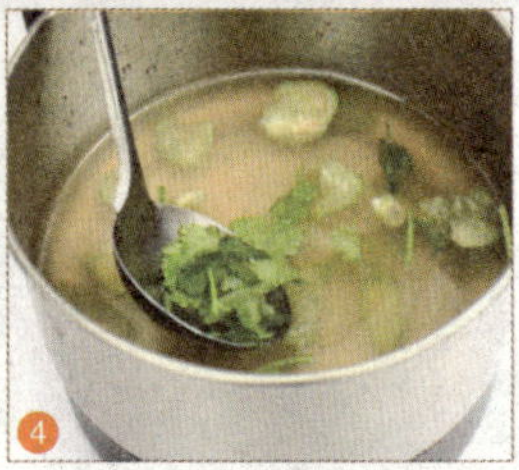

丝瓜芦笋汤

材料

丝瓜1根，芦笋50克，香菜适量。

调料

胡椒粉3克，香油5克，盐适量。

小贴士

丝瓜不常食用，在用丝瓜做菜或者是做汤时要注意丝瓜的挑选，不要买太老熟的丝瓜。熟透的丝瓜筋络较多，只能用于擦洗器皿。所以，一定要选择细嫩可口的丝瓜，这样的丝瓜口感滑嫩。

做法

1. 将丝瓜除去外皮，充分清洗干净，切成厚薄均匀的薄片，备用。
2. 香菜择洗干净，切成小段备用；芦笋清洗干净，切成小片备用。
3. 开火上锅，将适量的清水倒入锅中，放入芦笋片、丝瓜片，用中火煮沸。
4. 最后加入适量的盐、胡椒粉，淋上适量香油调味，再撒上香菜即可。

黄豆芽香菇汤

材料

黄豆芽、香菇各100克。

调料

味精2克，香油5克，盐适量。

小贴士

没有熟透的豆芽往往会带一点涩涩的味道，吃起来影响口感。不过，在焯烫豆芽或者是炒豆芽时，向豆芽中加入适量的醋，就能够有效地去除涩味。

做法

1. 黄豆芽去掉根部，泡在装有清水的碗中，稍微浸泡片刻之后，清洗干净。
2. 将香菇去蒂之后在清水中浸泡，用水洗净，撕成小朵，备用。
3. 开火上锅，将清水煮沸后放入黄豆芽、香菇，继续熬煮20分钟。
4. 加入适量味精、盐、香油调味即可。

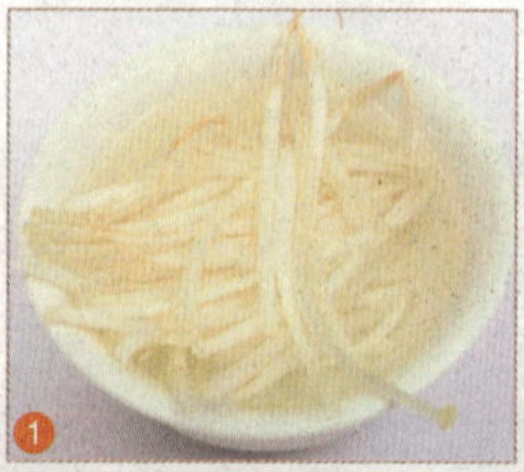

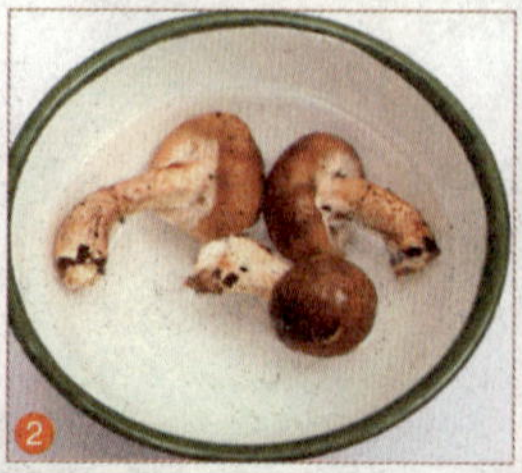

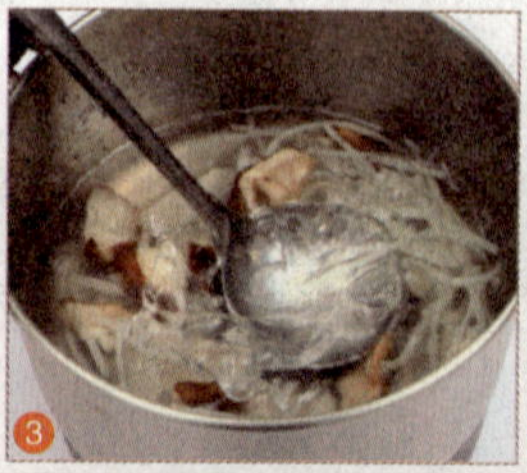

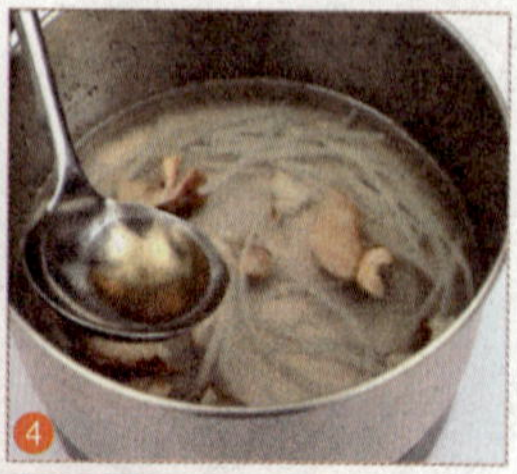

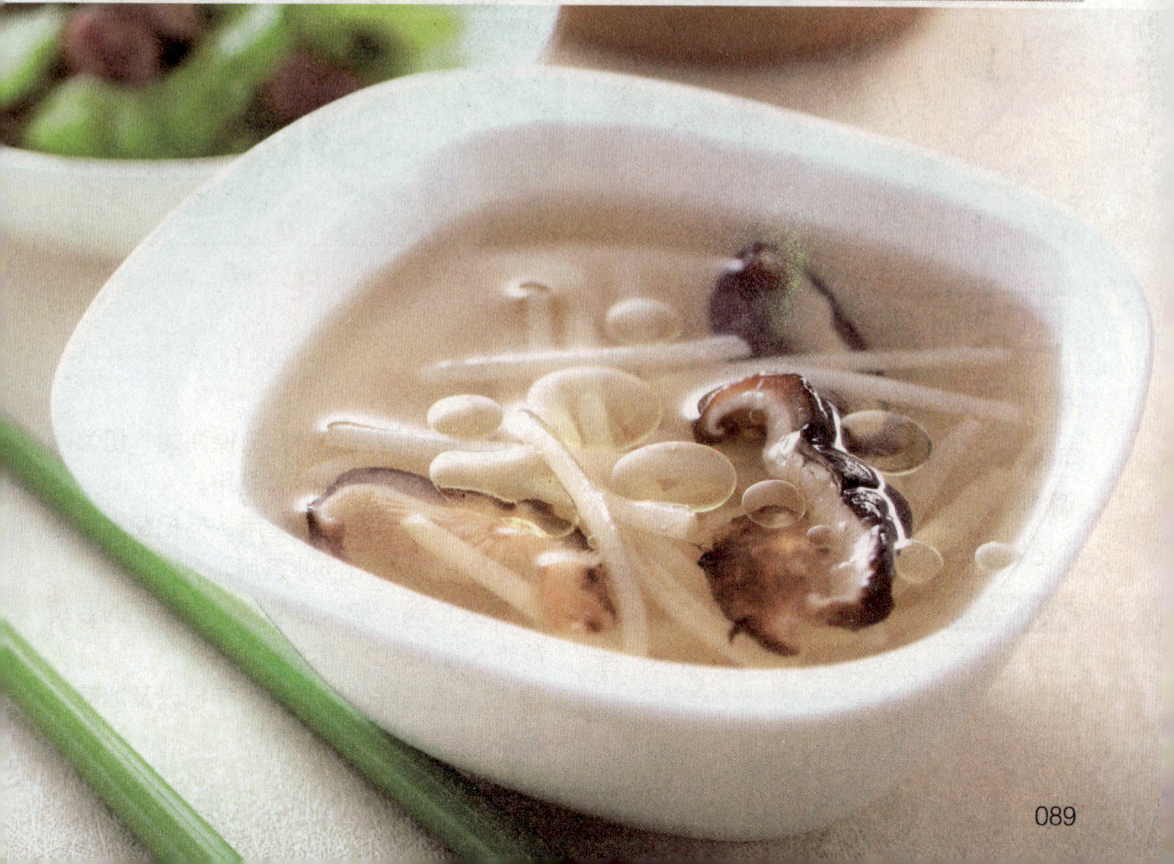

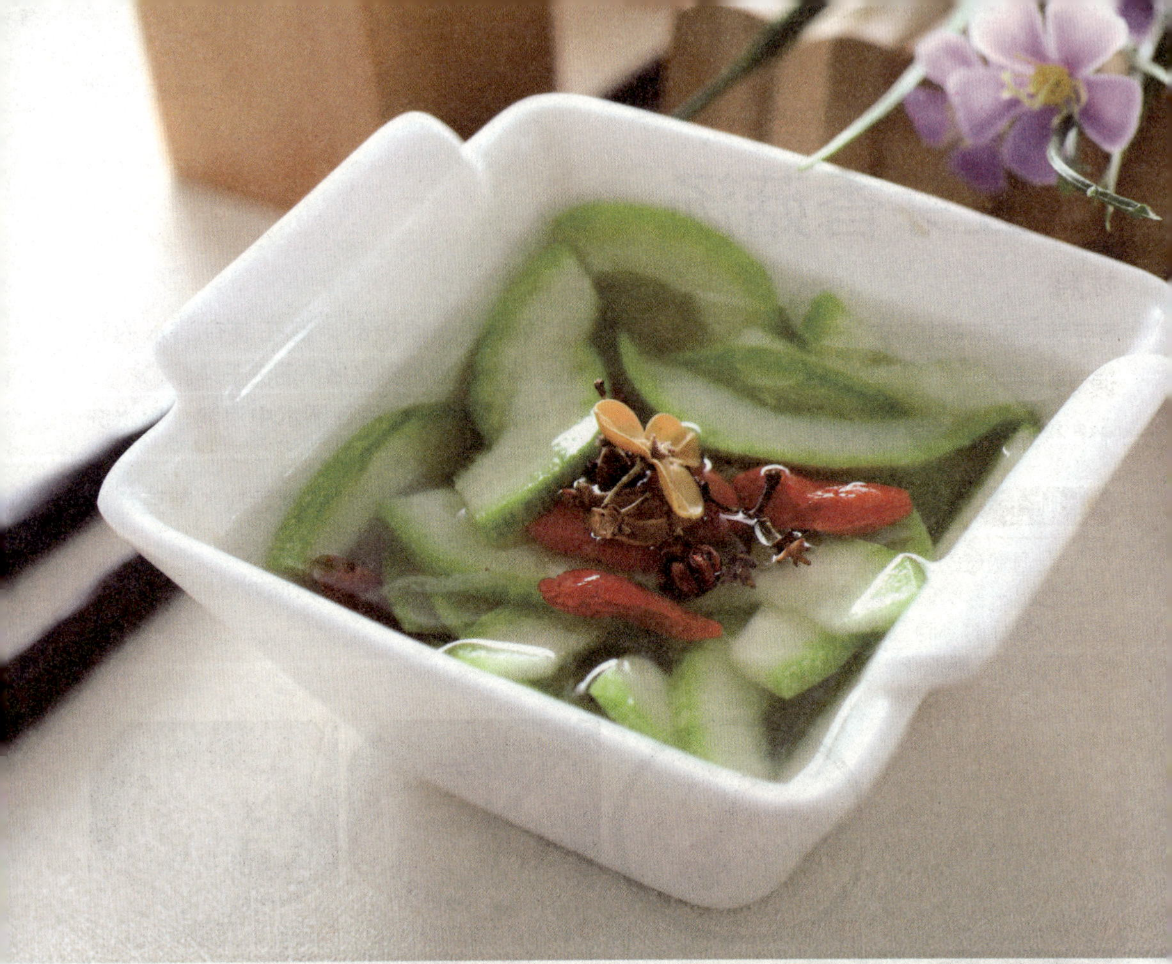

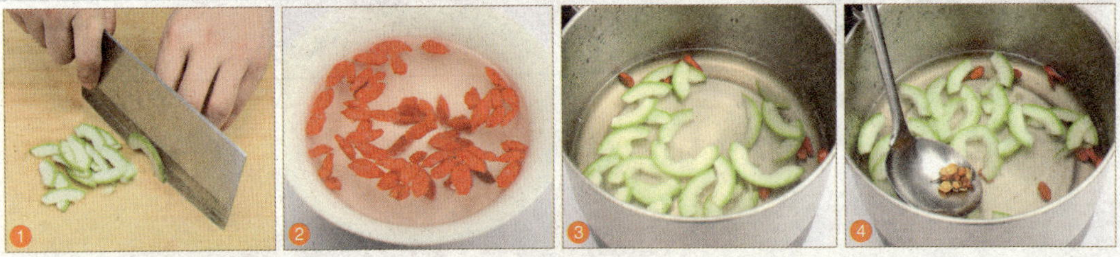

西葫芦汤

材料

西葫芦50克，合欢花15克。

调料

枸杞、冰糖各适量。

小贴士

西葫芦中的钙质含量非常高，此外还有丰富的维生素 C 等营养物质，适合经常食用。

做法

1. 将西葫芦清洗干净，去掉两端，切为两瓣后挖去内瓤，切成小片备用。
2. 将合欢花清洗干净备用；枸杞在水中泡开清洗干净，捞出沥水备用。
3. 开火上锅，加入适量水，将备好的西葫芦放入清水锅中，用大火煮沸。
4. 放入清洗好的合欢花、枸杞以及冰糖，转小火煮10分钟左右即可。

豆腐蔬菜汤

材料

豆腐300克，番茄1个，玉米笋100克，水萝卜、胡萝卜各半根。

调料

味噌、冰糖、白芝麻各适量。

小贴士

在熬煮这道汤的时候，可以先用两汤匙热水将味噌在小碗里充分搅拌均匀，然后再放入汤中，这样就可以有效避免味增在汤中出现结块的情况了。需要注意的是，在汤中如果加入味噌和冰糖，一定要等到充分溶化后再加其他食材。

做法

1. 开火上锅，将准备好的白芝麻用干锅均匀翻炒8分钟，盛出凉凉备用。
2. 豆腐清洗干净，切成小块备用；番茄清洗干净，去掉蒂，切为小块备用。
3. 玉米笋洗净；水萝卜洗净切薄片；胡萝卜洗净切小块。
4. 锅中加水煮开，放入味噌、冰糖、玉米笋、水萝卜、胡萝卜、豆腐和番茄煮15分钟，撒上白芝麻。

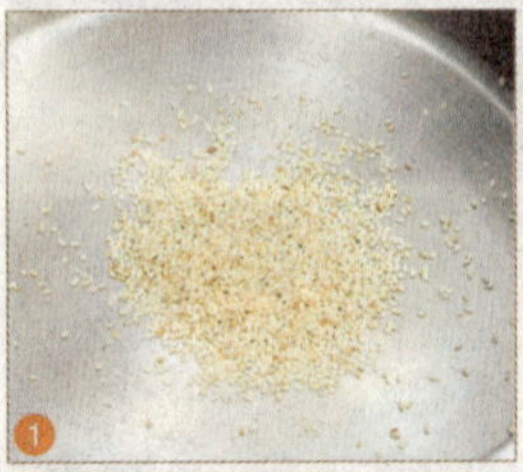
1

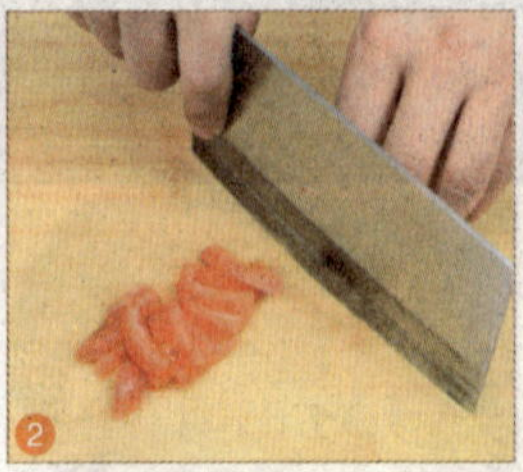
2

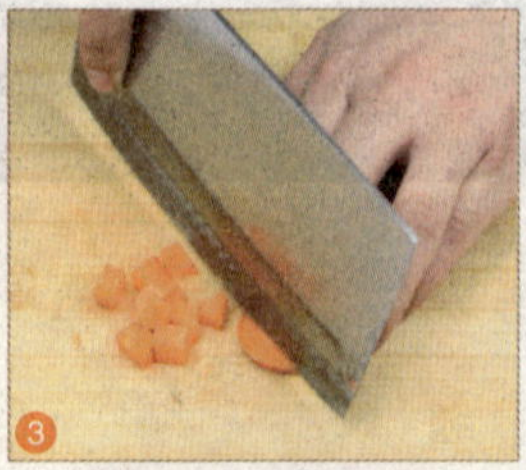
3

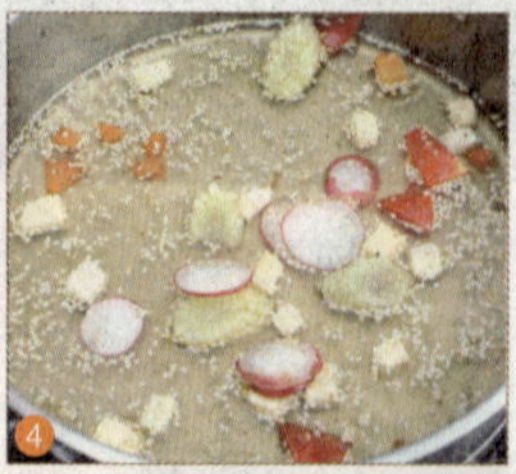
4

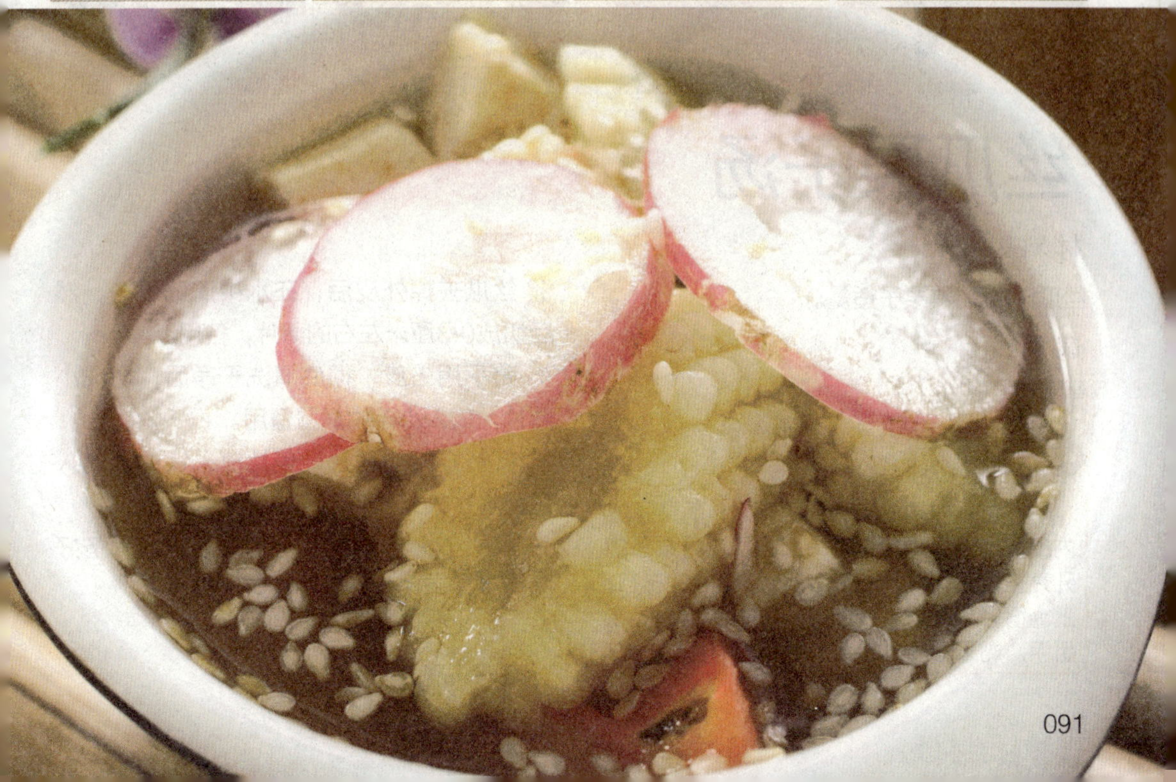

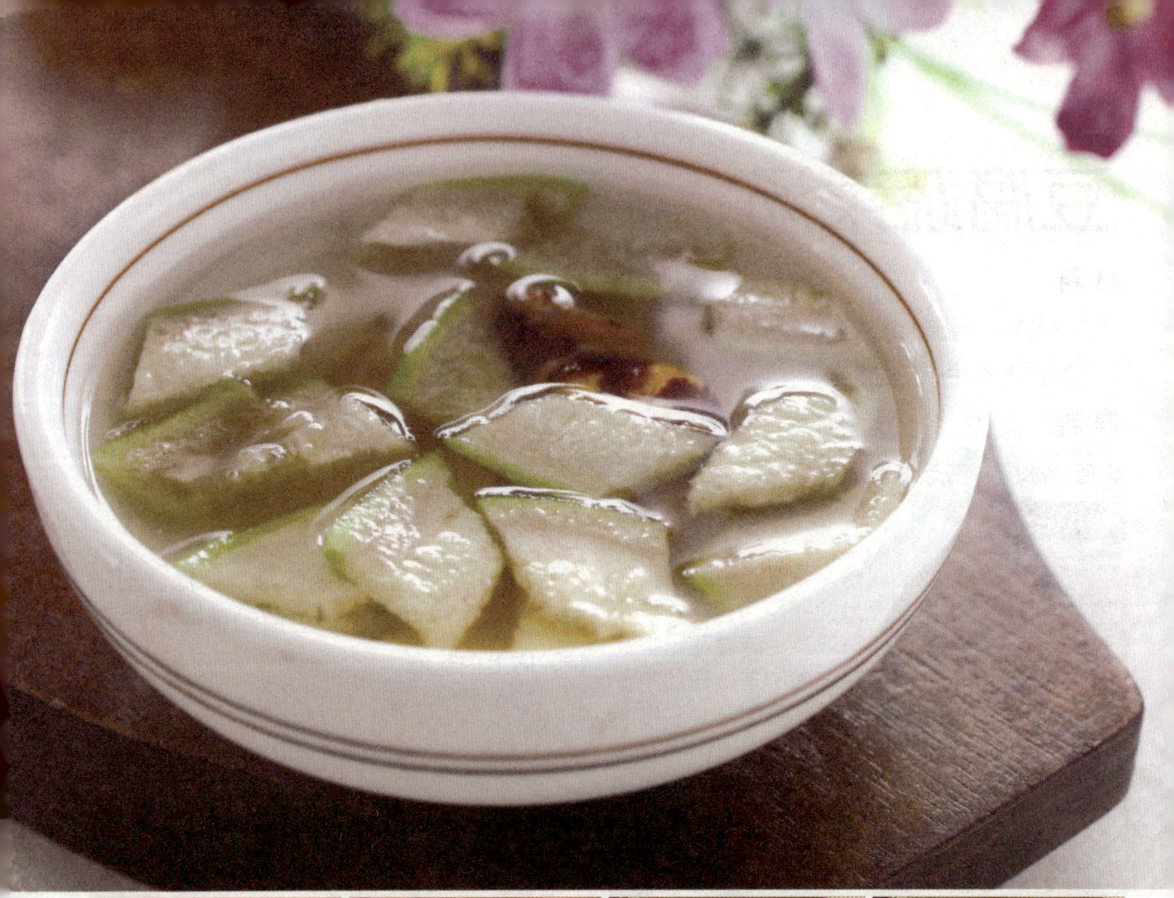

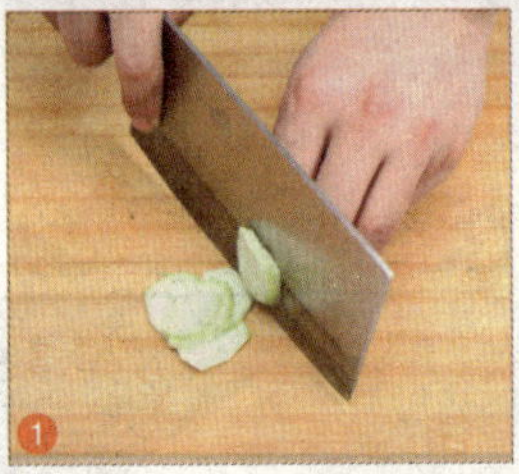

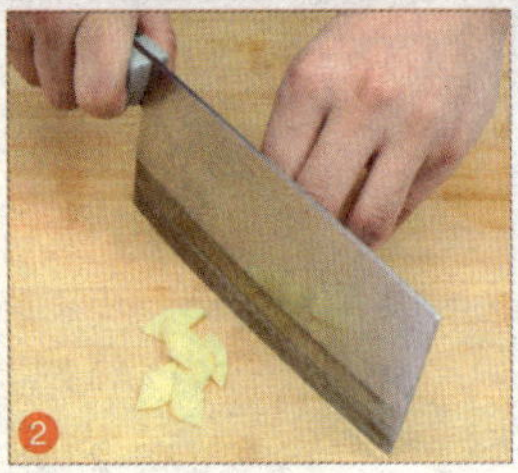

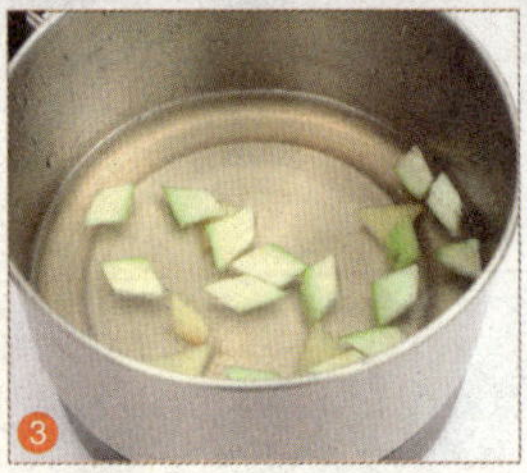

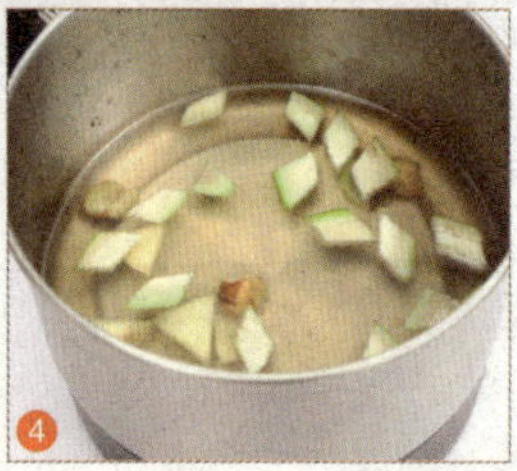

丝瓜栗子汤

材料

丝瓜50克，熟栗子适量。

调料

姜适量。

小贴士

在煲汤时要提前将栗子剥好，而栗子的内皮容易与果肉相连在一起，不过将栗子的外壳去掉后，放入冷水中浸泡 30 分钟左右，就能够轻易地将其内皮剥掉了，并且也不易伤手。剥干净后再煮熟备用，即可。

做法

1. 丝瓜去掉外皮后，在水中清洗干净，然后切成0.3厘米左右的薄片，备用。
2. 姜不用去皮，彻底清洗干净后，切成小薄片，放入小碗中静置备用。
3. 将备好的丝瓜片、姜片放入锅中，倒入适量水，大火煮沸后转中小火。
4. 用中小火小煮10多分钟之后，加入备好的栗子，再次煮开后，即可出锅。

第3章

元气滋补蔬菜汤

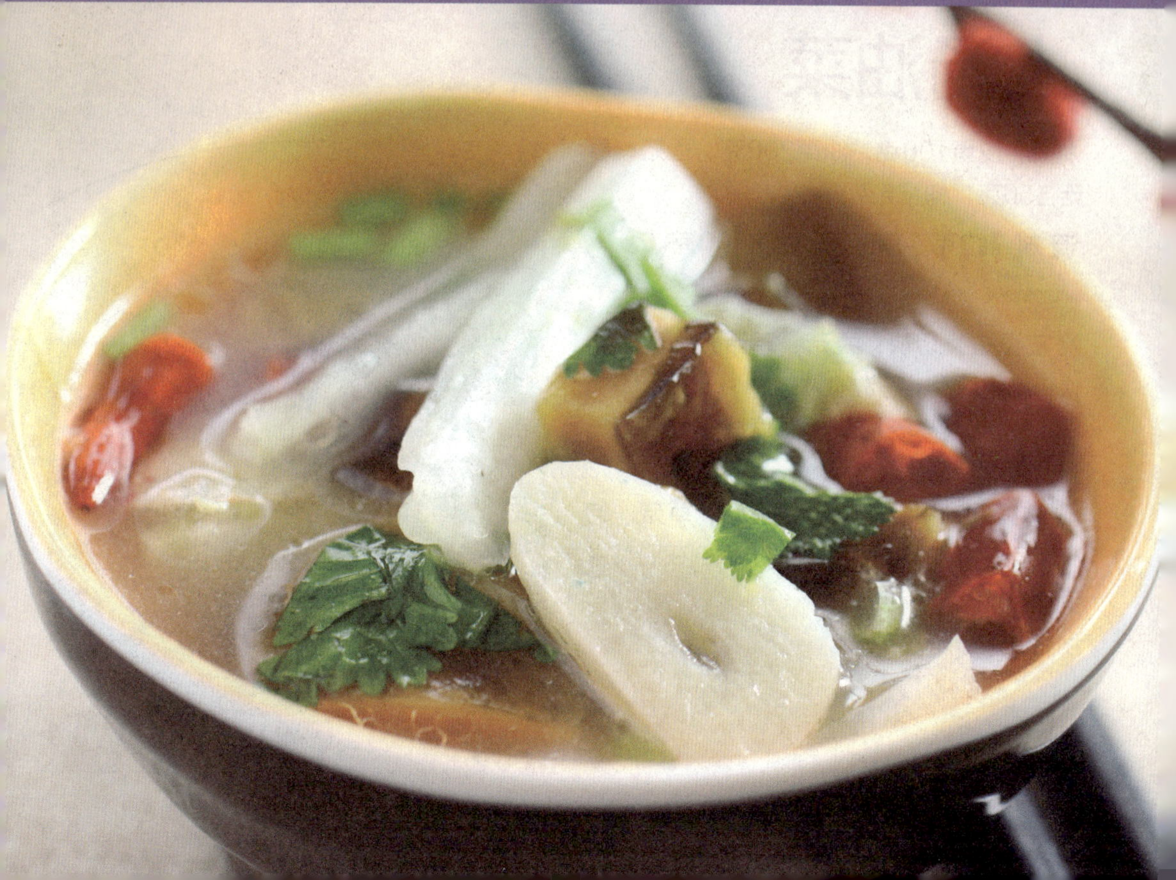

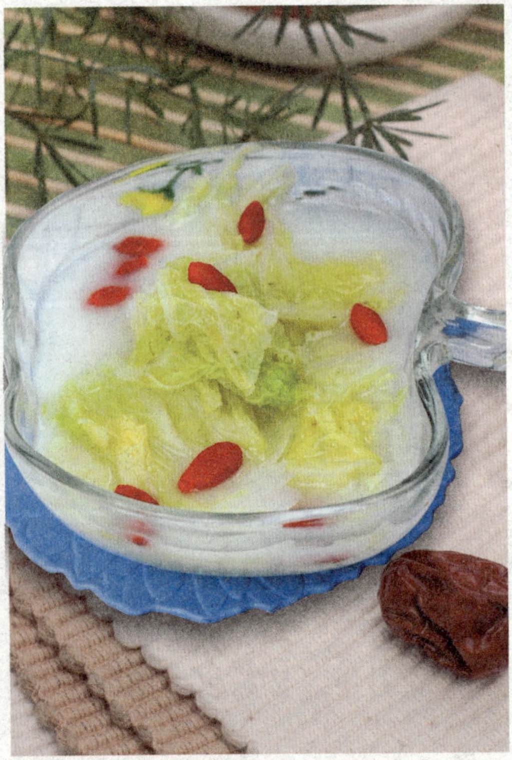

牛奶煨白菜

材料 牛奶100克，白菜150克，枸杞子10克。

调料 精盐少许，味精5克，白糖3克，高汤适量。

做法

1. 将白菜清洗干净，切块备用；枸杞泡发，清洗干净备用。
2. 锅上火，倒入高汤，烧开。
3. 放入牛奶、白菜、枸杞煲至熟，调入精盐、味精、白糖即可。

上汤油菜

材料 皮蛋100克，油菜200克，香菇、草菇各50克，枸杞5克。

调料 盐3克，蒜5克，高汤400克。

做法

1. 皮蛋去壳切块；香菇、草菇分别洗净切块；枸杞洗净；蒜洗净剁碎。
2. 锅中倒入高汤加热，油菜洗净，倒入高汤中烫熟后摆放入盘。
3. 继续往汤中倒入皮蛋、香菇、草菇、枸杞，煮熟后加盐和蒜调味，出锅倒在油菜中间即可。

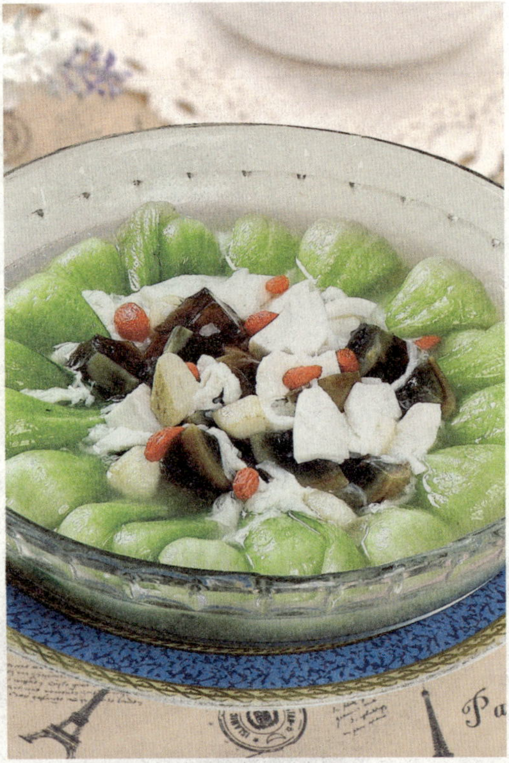

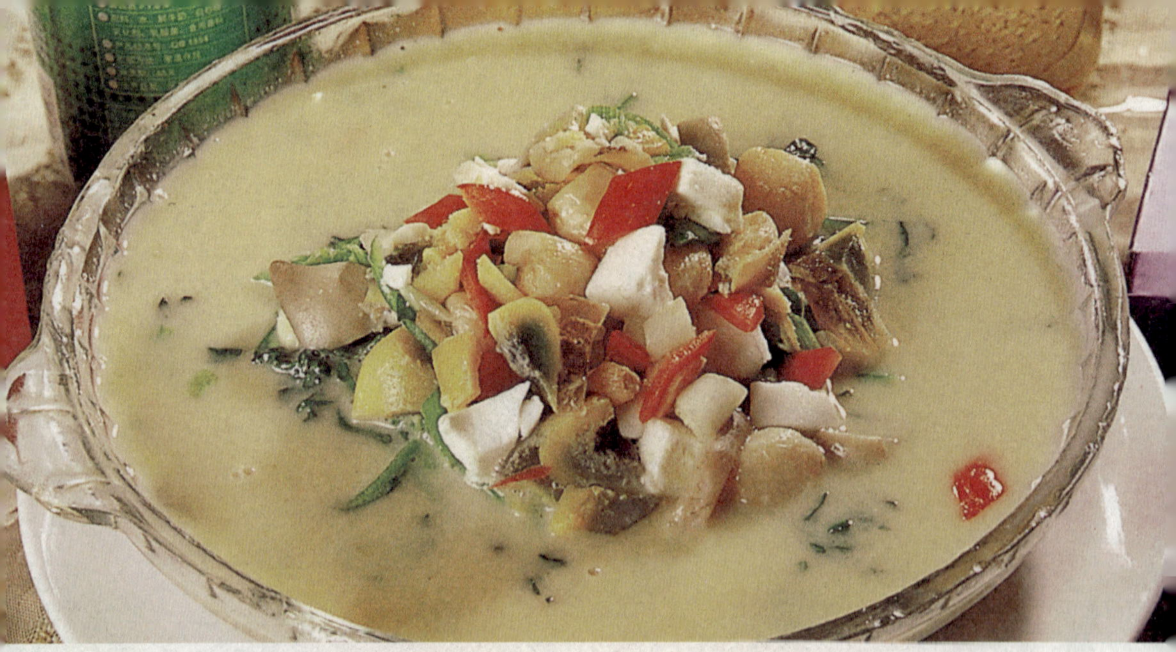

上汤西洋菜

材料

西洋菜400克，红椒50克，熟咸蛋、皮蛋各2个。

调料

盐3克，葱丝10克。

做法

1. 西洋菜洗净；熟咸蛋取蛋白切丁；皮蛋去壳，切成块；红椒洗净，切成块备用。
2. 油锅烧热，加入葱丝、红椒稍炒，加入温水、皮蛋、咸蛋，煮至汤色变白。
3. 再加入西洋菜、盐，煮至西洋菜变软盛出。

菠菜忌廉汤

材料 菠菜150克，洋葱碎30克，忌廉、鲜牛奶各200毫升，三花淡奶100毫升。

调料 盐3克，高汤400毫升。

做法

1. 菠菜取叶，洗净切碎。
2. 锅中放入油烧热，放入三分之二菠菜炒香，加入高汤煮烂，调入洋葱碎拌匀成浓汤状，盛出放入打汁机中打成泥状。
3. 将蔬菜泥及剩余的菠菜放回锅中，加入淡奶、鲜牛奶用小火煮开，调味即可。

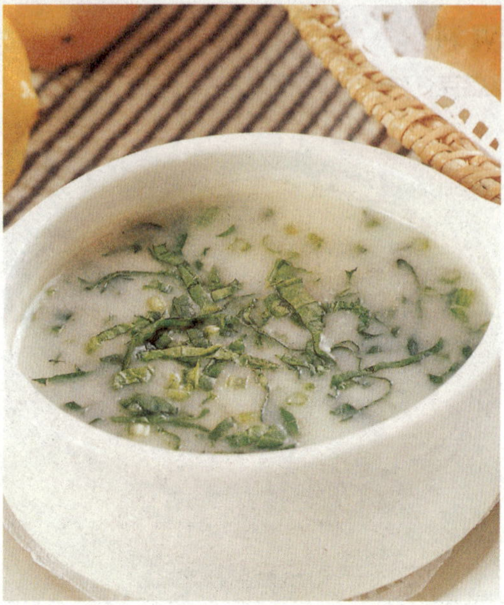

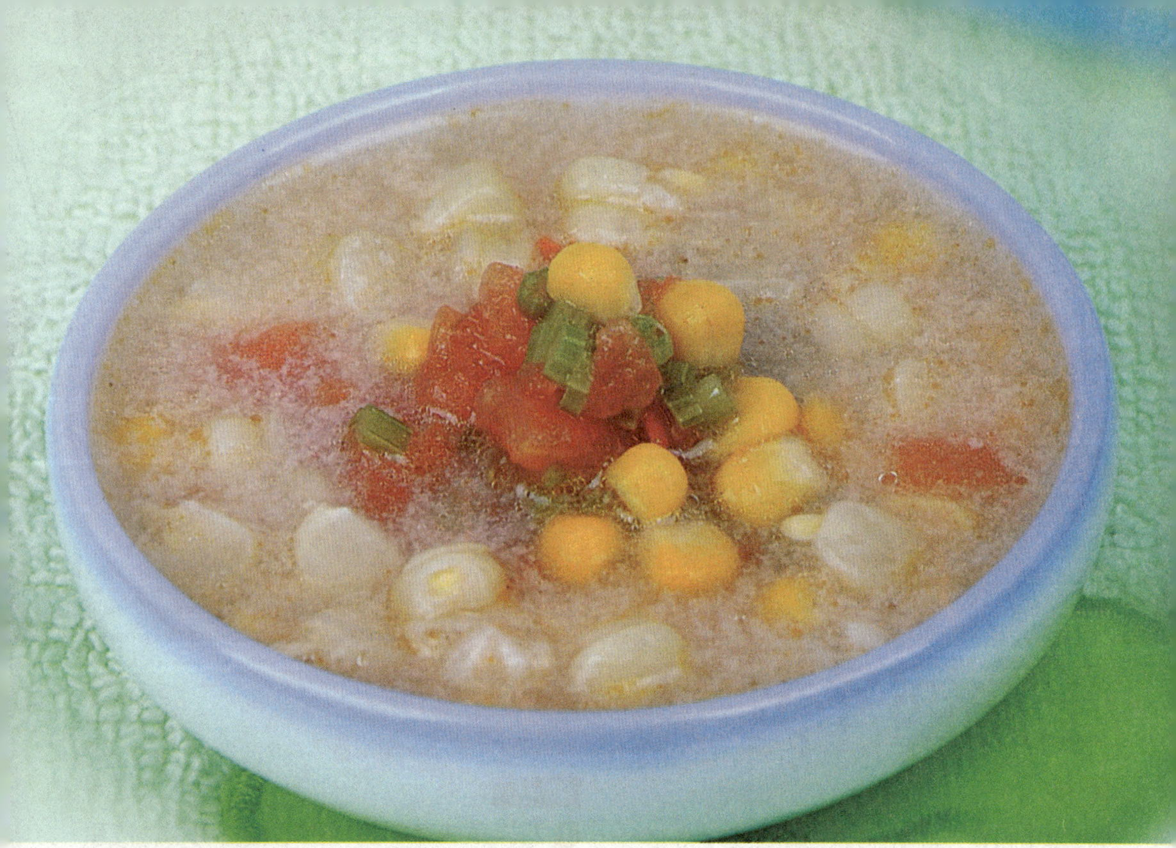

玉米西红柿奶汤

材料

鲜奶适量，玉米粒（罐装）175克，西红柿50克，芹菜20克。

调料

盐3克。

做法

1. 将玉米粒洗净；西红柿洗净切丁；芹菜择洗净切末备用。
2. 净锅上火倒入鲜奶，调入盐，下入玉米粒、西红柿煲至熟，撒入芹菜末即可。

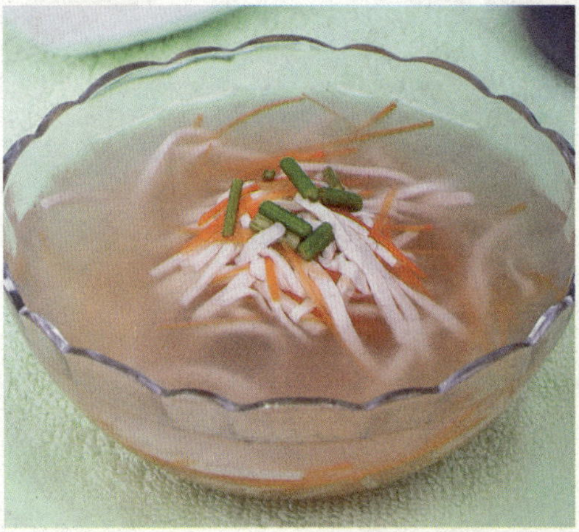

胡萝卜豆腐汤

材料 胡萝卜100克，豆腐75克。

调料 清汤适量，精盐3克，香油3克。

做法

1. 将胡萝卜去皮洗净切丝，豆腐洗净切丝备用。
2. 净锅上火倒入清汤，下入胡萝卜、豆腐烧开，调入精盐煲至熟，淋入香油即可。

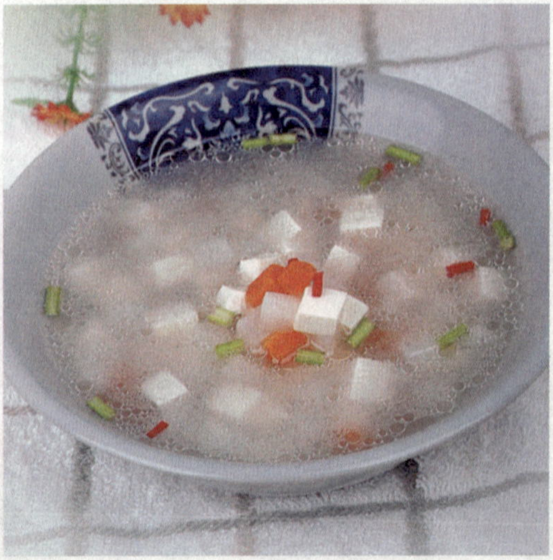

白萝卜豆腐煲

材料 豆腐50克，白萝卜150克，胡萝卜80克。

调料 精盐适量，味精、香油、香菜各3克。

做法

1. 将白萝卜、胡萝卜、豆腐均切成小丁备用。
2. 炒锅上火倒入水，调入精盐、味精，下入白萝卜、胡萝卜、豆腐煲至熟，淋入香油，放入香菜即可。

海带豆腐汤

材料

海带结20克，豆腐150克。

调料

姜丝、盐各少许。

做法

1. 海带结洗净，泡水；姜洗净，切丝；豆腐洗净切丁备用。
2. 水煮沸后，放入海带结、豆腐和姜丝煮10分钟，熟后放盐即可。

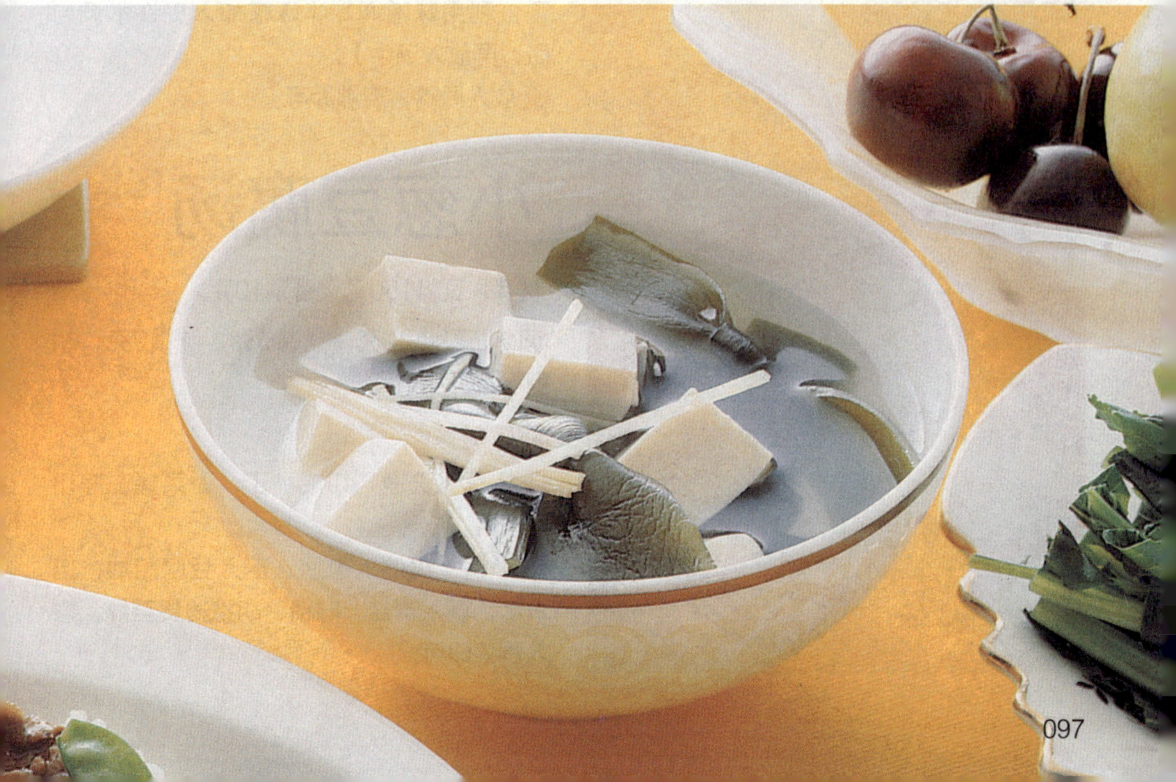

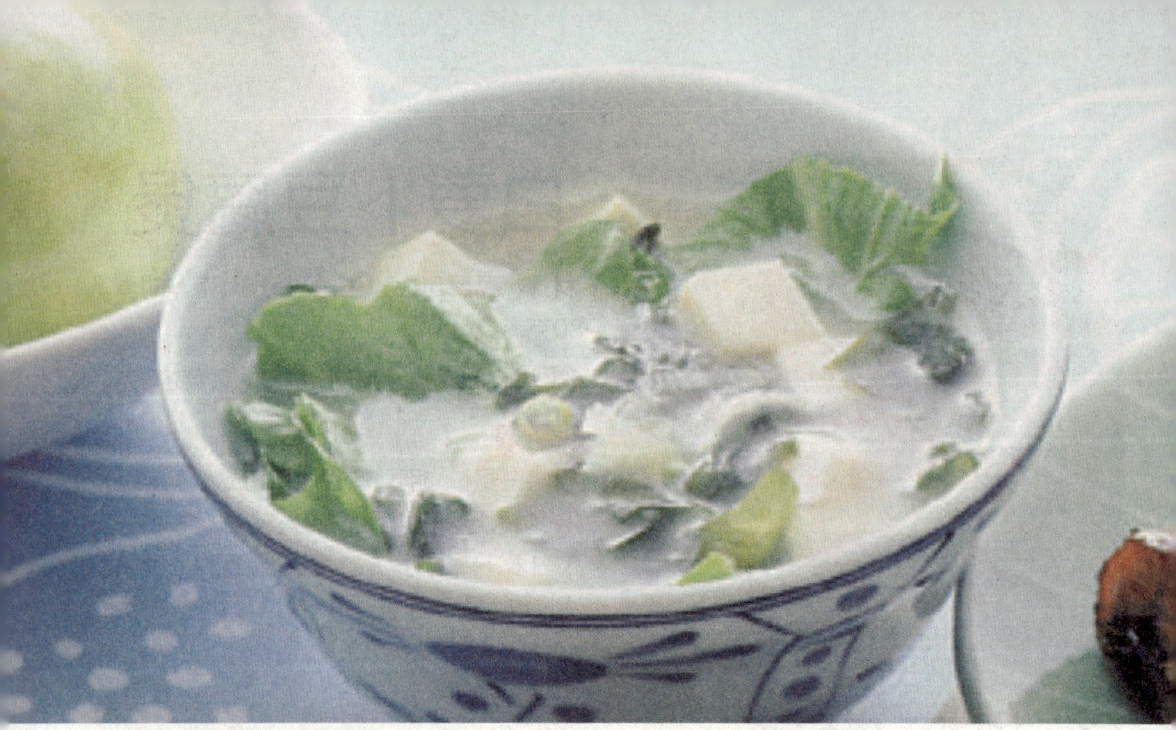

味噌豆腐汤

材料

海带芽5克，茼蒿50克，豆腐150克。

调料

盐适量，味噌5克。

做法

1. 海带芽泡水，备用；茼蒿去蒂，洗净；豆腐切丁备用。
2. 锅中烧水，水煮沸后放海带芽、豆腐丁，利用味噌调味（味噌加入少许水调匀后，再放入汤中）。
3. 放入茼蒿，烧沸即可。

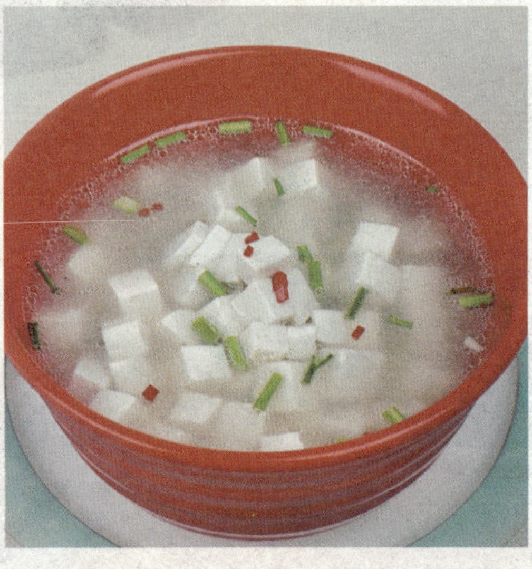

小葱豆腐汤

材料 豆腐150克，香菜10克。

调料 葱油20克，精盐5克，味精2克，胡椒粉各3克。

做法

1. 将豆腐洗净，切成小丁，香菜择洗净切段备用。
2. 净锅上火倒入葱油，下入豆腐煎炒，倒入水，调入精盐、味精、胡椒粉煲至熟，撒入香菜即可。

豆腐鲜汤

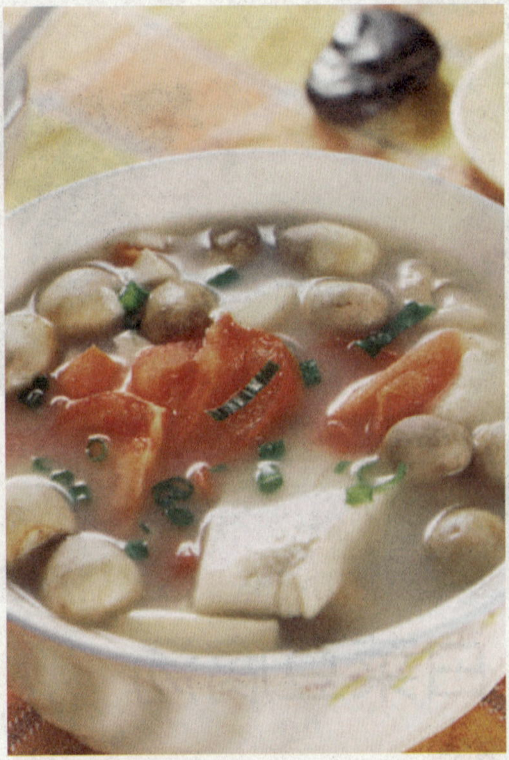

材料 豆腐1块，草菇150克，西红柿1个。

调料 葱1根，姜1块，香油8毫升，盐4克，味精、胡椒粉各3克。

做法

1. 将豆腐洗净后切成片状，西红柿洗净切片，葱切成葱花，姜切片，草菇洗净。
2. 锅中水煮沸后，放入豆腐、草菇、姜片，调入盐、香油、胡椒粉、味精煮熟。
3. 再下入西红柿煮约2分钟后，撒上葱花即可。

山药豆腐汤

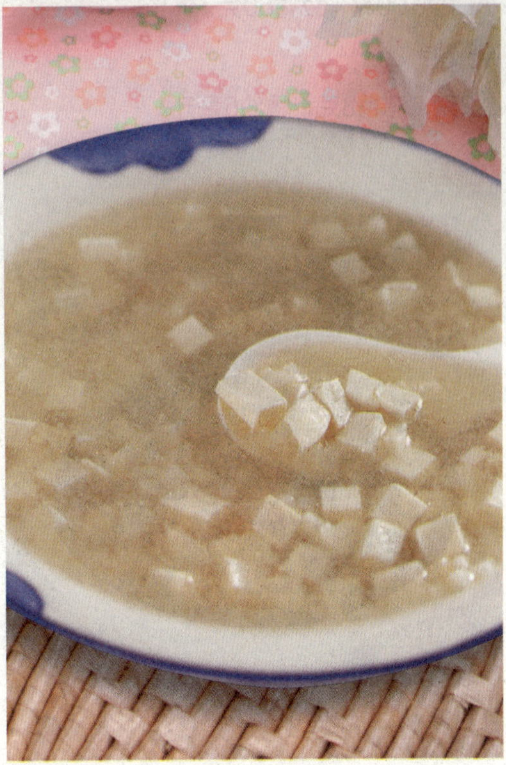

材料 山药200克，豆腐400克。

调料 蒜头1瓣，酱油、花生油、香油、盐、味精各适量。

做法

1. 山药去皮，豆腐沸水烫后分别切成丁；蒜去皮剁成蓉。
2. 花生油烧至五成热，爆香蒜蓉，倒入山药丁翻炒数遍。
3. 再加上适量水，待沸倒入豆腐丁，调入剩余用料，煮沸，淋上香油。

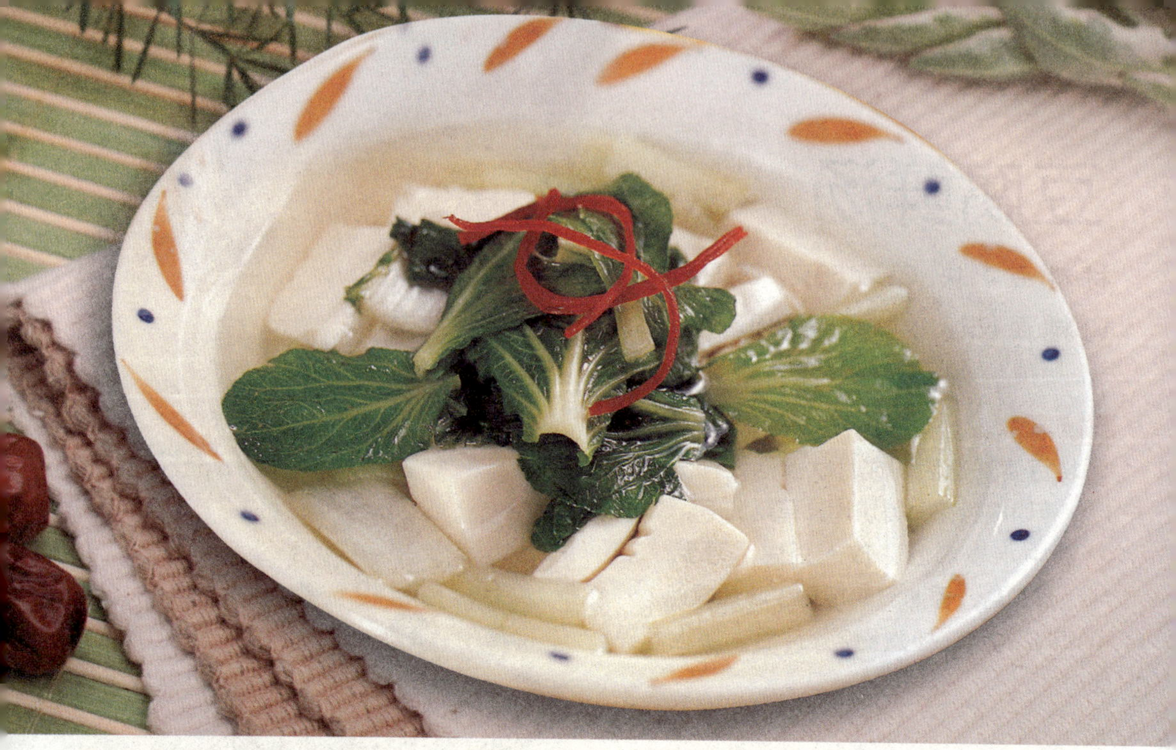

白菜豆腐汤

材料

小白菜100克，豆腐50克。

调料

盐2克，鸡精3克，香油5毫升。

做法

1. 小白菜洗净，切段；豆腐切成小块。
2. 锅中注适量水烧开，放入小白菜、豆腐煮开。
3. 调入盐、鸡精煮匀，淋入香油即可出锅。

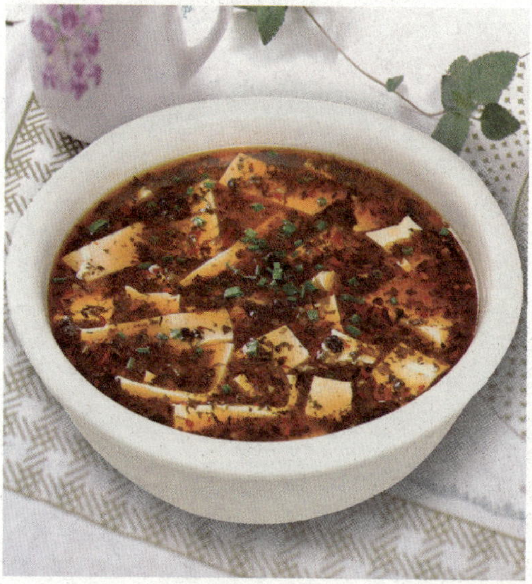

酸辣豆腐汤

材料 豆腐350克，酸菜少许，剁椒10克。

调料 葱15克，高汤350克，盐3克，味精2克，胡椒粉2克。

做法

1. 豆腐切成长条状，焯水后漂洗净；酸菜、葱均洗净，切碎。
2. 锅中加油烧热，下入酸菜炒香，再倒入高汤烧开，放入豆腐条、剁椒煮至豆腐熟。
3. 加入盐、味精、胡椒粉调味，撒上葱花起锅即可。

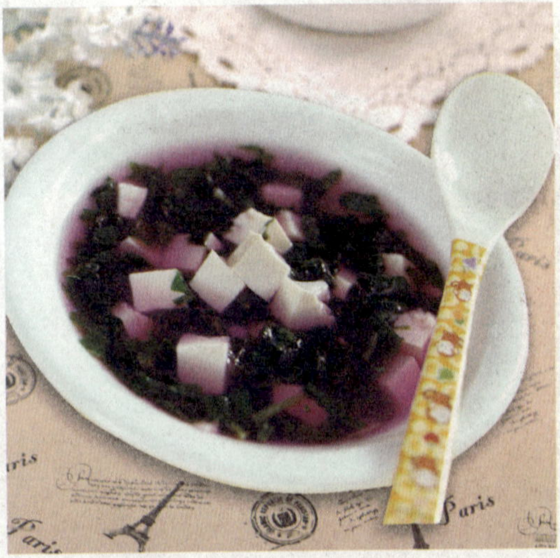

苋菜豆腐汤

材料 苋菜50克，豆腐100克。

调料 盐3克，味精2克。

做法

1. 将苋菜洗净后用开水焯一下，然后切成细末备用。
2. 将豆腐冲净，切成小块备用。
3. 将苋菜和豆腐煮熟后，调入盐、味精即可。

白菜海带豆腐汤

材料

白菜200克，海带结80克，豆腐55克。

调料

高汤、盐各少许，味精3克。

做法

1. 将白菜洗净撕成若干小块；海带结洗净；豆腐洗净切块备用。
2. 炒锅上火加入高汤，下入白菜、豆腐、海带结，调入盐、味精，煲至熟即可。

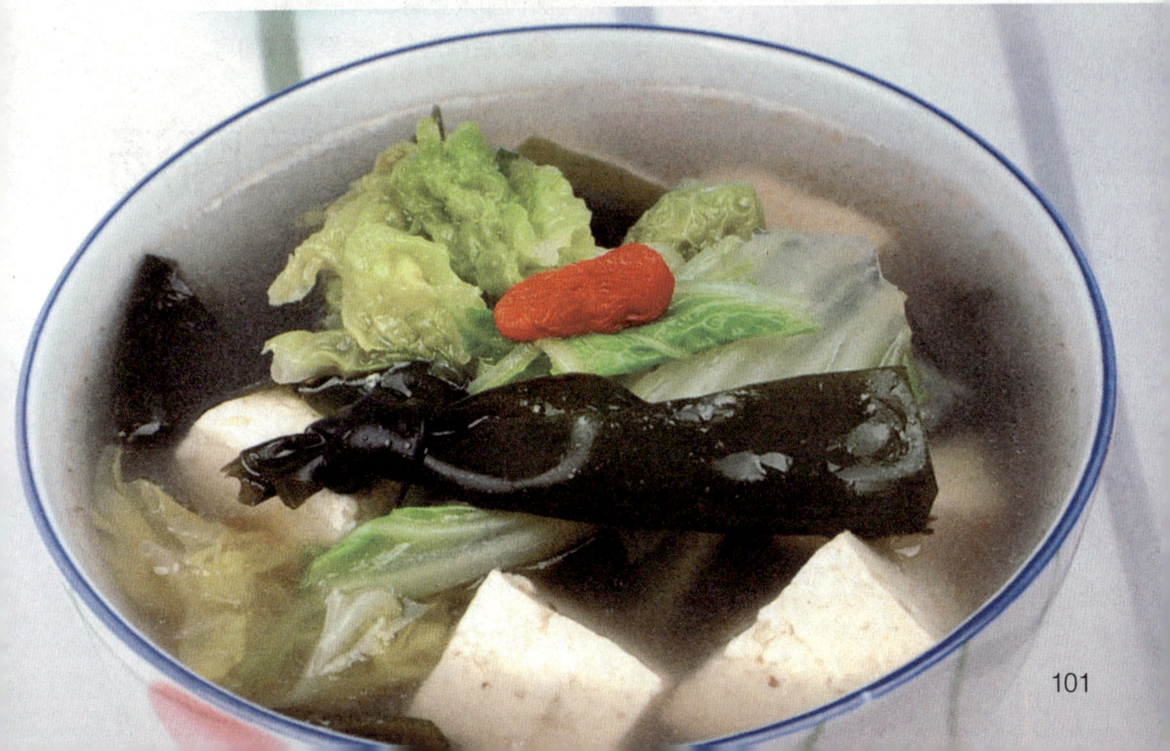

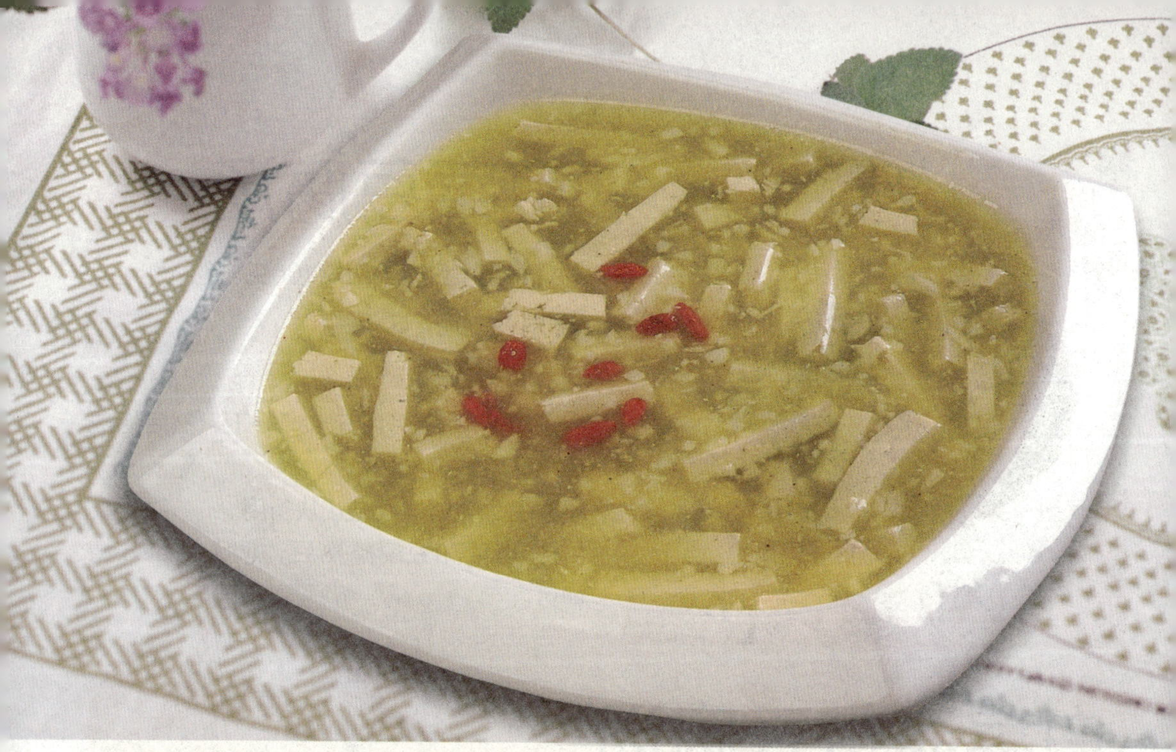

蒜子豆腐汤

材料

豆腐150克，枸杞25克，蒜子40克。

调料

盐3克，高汤适量。

做法

1. 将豆腐洗净，切条；枸杞洗净；蒜子洗净，切碎。
2. 热锅烧油，下入蒜子炒香，再加高汤煮沸，加入豆腐、枸杞煮熟。
3. 最后调入盐，煮至入味即可。

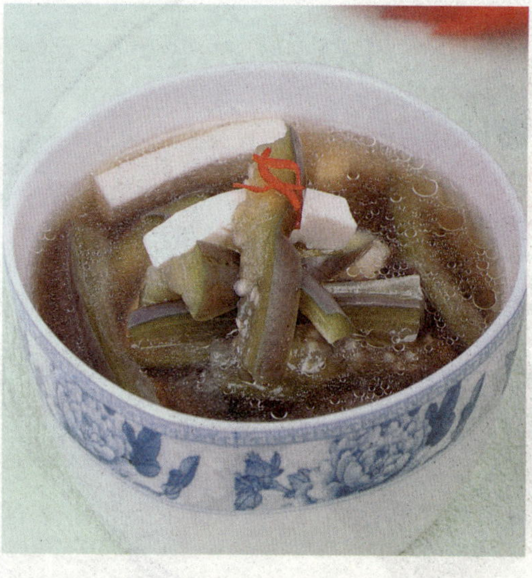

茄子煲豆腐汤

材料 豆腐200克，茄子100克。

调料 精盐少许，味精3克，高汤适量。

做法

1. 将豆腐洗净切条状，茄子洗净撕成条备用。
2. 净锅上火倒入高汤，下入茄子、豆腐，调入精盐、味精，煲至熟即可。

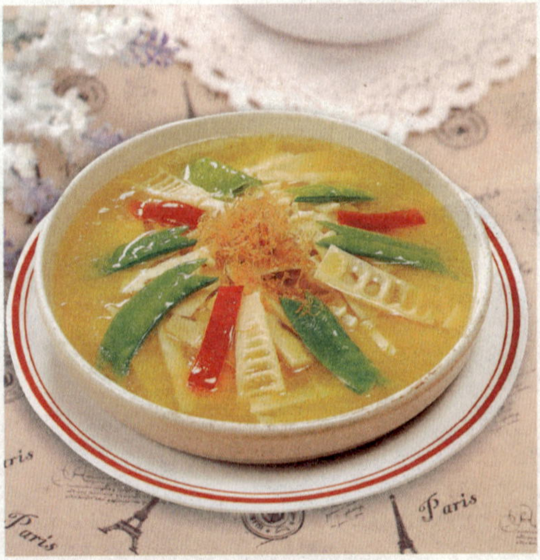

浓汤竹笋

材料 竹笋300克，荷兰豆50克，红椒30克，肉松5克。

调料 盐3克，鸡汤600克。

做法

1 竹笋去笋衣，洗净切片；荷兰豆择好洗净；红椒洗净切条。

2 锅中倒入鸡汤烧热，下入竹笋煮熟，再加入荷兰豆和红椒一同煮熟。

3 下盐调好味，出锅装碗，放上肉松即可。

南瓜虾皮汤

材料

南瓜400克，虾皮20克。

调料

食用油、盐、葱花各适量。

做法

1 南瓜洗净切块。

2 食油爆锅后，放入南瓜块稍炒，加盐、葱花、虾皮，再炒片刻。

3 添水煮成汤，即可吃瓜喝汤。

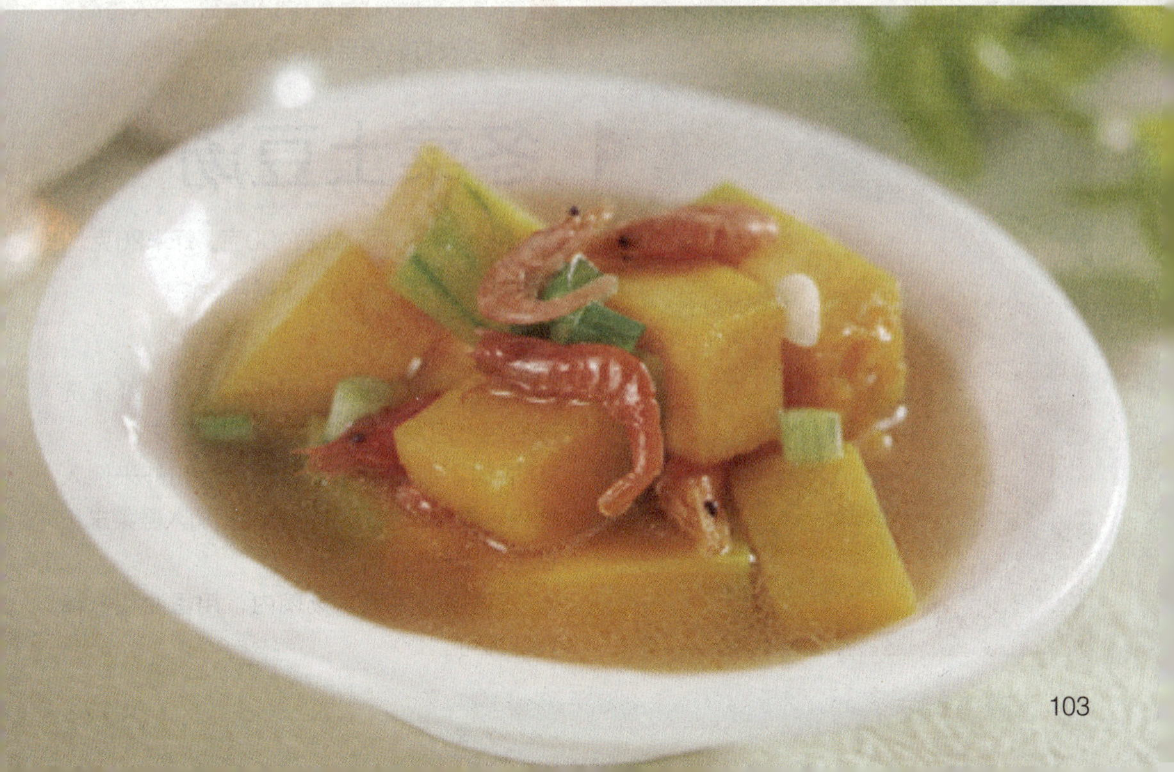

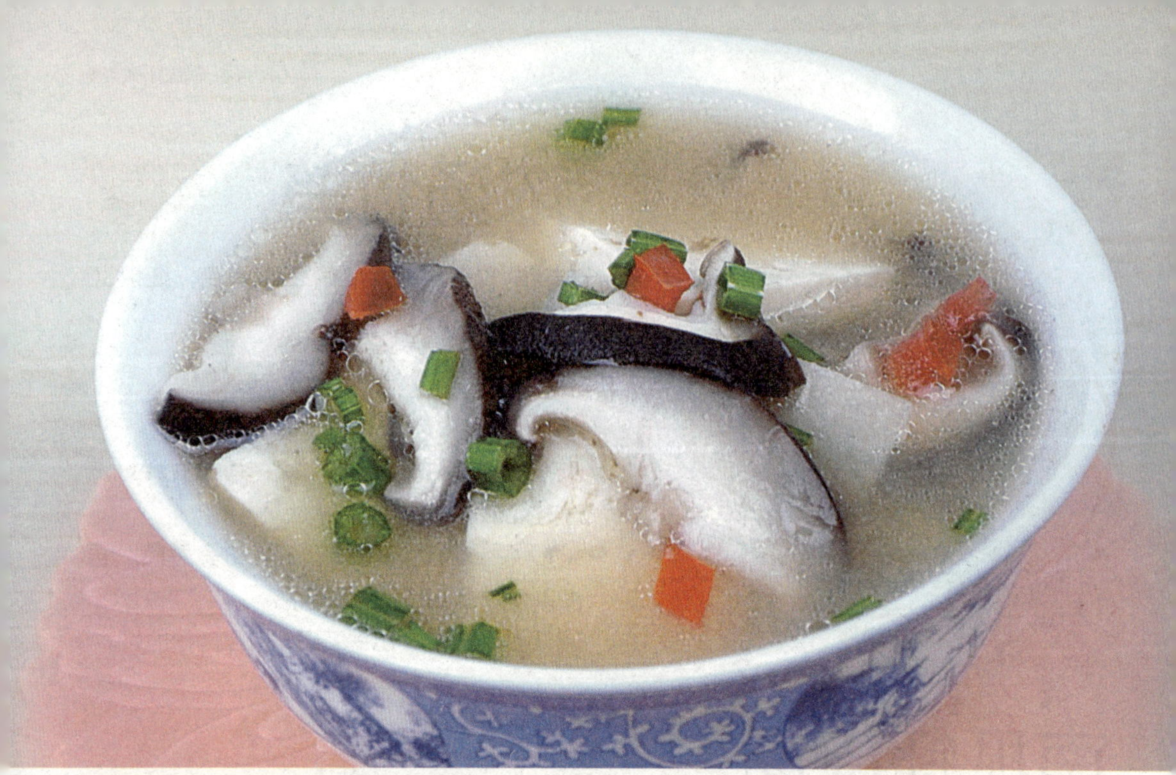

香菇豆腐汤

材料 鲜香菇100克，豆腐90克，水发竹笋20克。

调料

清汤适量，精盐5克，葱花3克。

做法

1. 将鲜香菇洗净切片，豆腐洗净切片，水发竹笋切片备用。
2. 净锅上火倒入清汤，调入精盐，下入香菇、豆腐、水发竹笋煲至熟，撒入葱花即可。

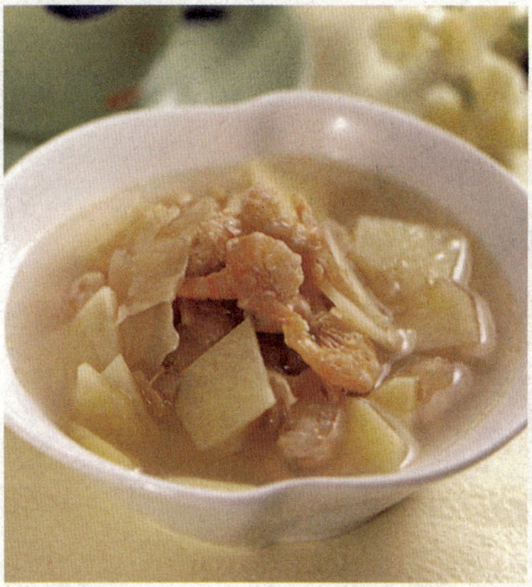

冬菜土豆汤

材料 冬菜50克，土豆100克，虾米20克。

调料 盐5克，香油、味精各少许。

做法

1. 土豆洗净，去皮，切成小薄片；虾米洗净后用水泡发；冬菜洗净，切成碎末。
2. 取锅，加适量水，将土豆片和虾米倒入锅内，置火上烧开约10分钟，加入冬菜末和盐煮约3分钟。
3. 将锅中汤菜盛入汤碗内，用香油和味精调味即可。

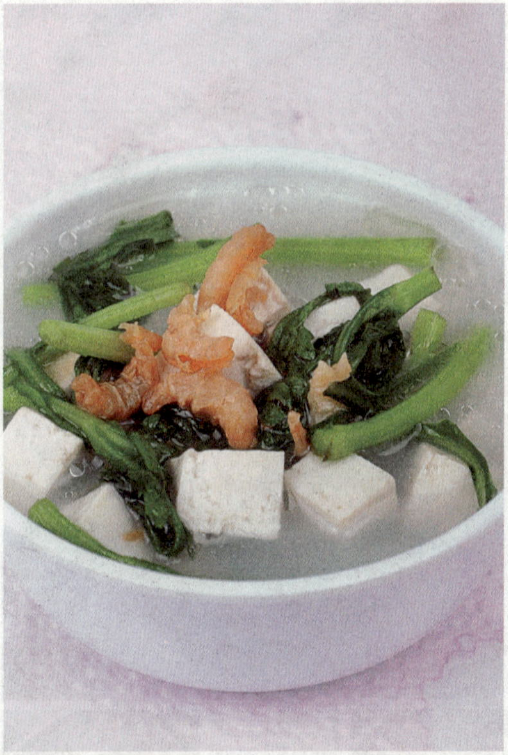

茼蒿虾米豆腐汤

材料 茼蒿150克，豆腐30克，虾米10克。

调料 高汤适量，精盐少许。

做法

1. 将茼蒿洗净切段，豆腐洗净切丁，虾米洗净备用。
2. 净锅上火倒入高汤，煮沸。
3. 下入豆腐、虾米煮开，放入茼蒿。
4. 再次煮开后调入精盐即可。

芥菜鸡蛋羹

材料 芥菜200克，木耳50克，鸡蛋2个。

调料 花生油10克，精盐少许，味精2克，香油3克，葱末2克。

做法

1. 将芥菜洗净切块，木耳撕成小块，鸡蛋打碎备用。
2. 净锅上火倒入花生油，将葱炝香，倒入水烧开。
3. 下入芥菜、木耳烧开。
4. 打入鸡蛋煲至熟，调入精盐、味精，淋入香油即可。

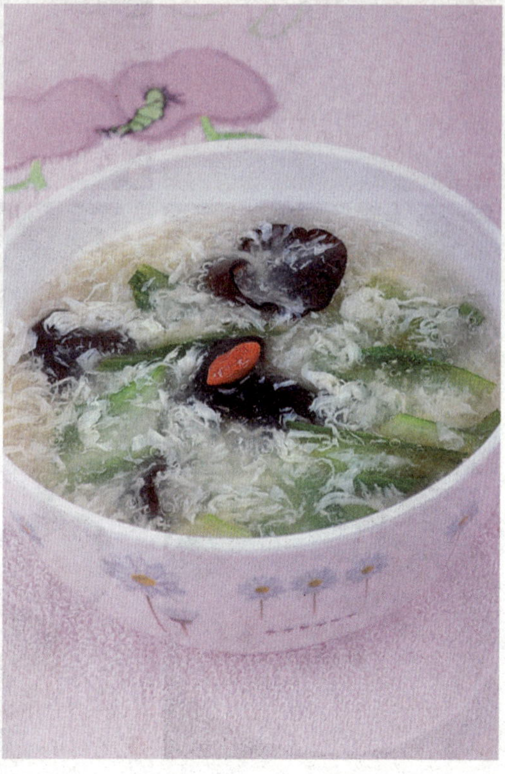

灌汤娃娃菜

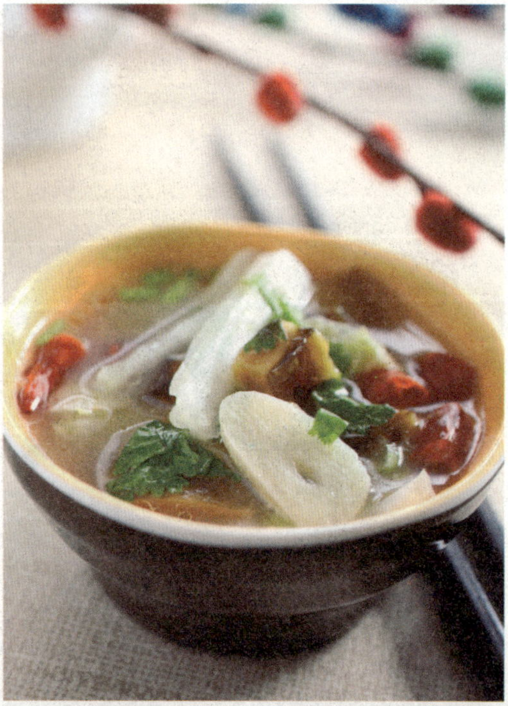

材料 娃娃菜200克，皮蛋1颗，高汤200毫升。

调料 红椒、香菜、蒜、淀粉、盐、油各适量。

做法

1. 娃娃菜洗净，切条；红椒、皮蛋切丁；香菜切末；蒜去掉两头备用。
2. 锅置火上加少许油，放蒜瓣煎出香味。
3. 倒入锅中烧开。
4. 高汤烧开后将娃娃菜和皮蛋倒入锅中。
5. 将高汤再次煮开，煮至娃娃菜变软。
6. 将娃娃菜捞出，装盘备用。
7. 将红椒、香菜末放入汤中煮一分钟左右。
8. 最后用少许水淀粉勾芡，浇在娃娃菜上即可。

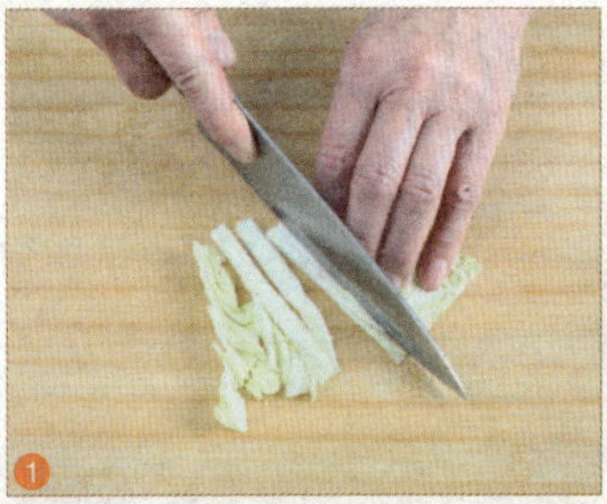
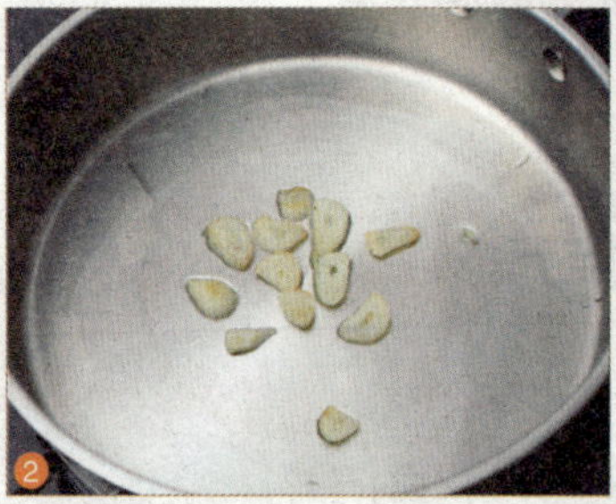
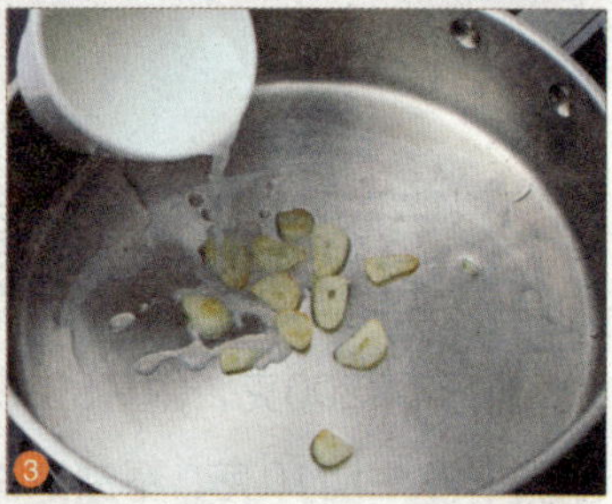
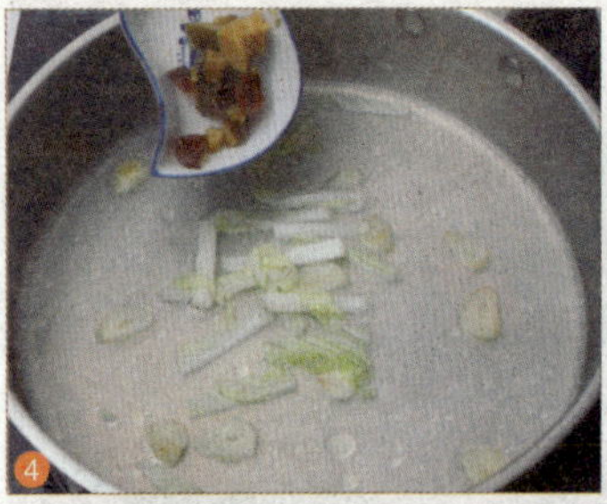
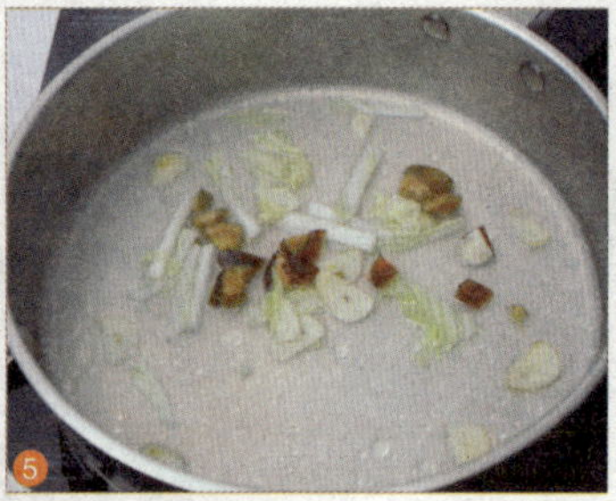
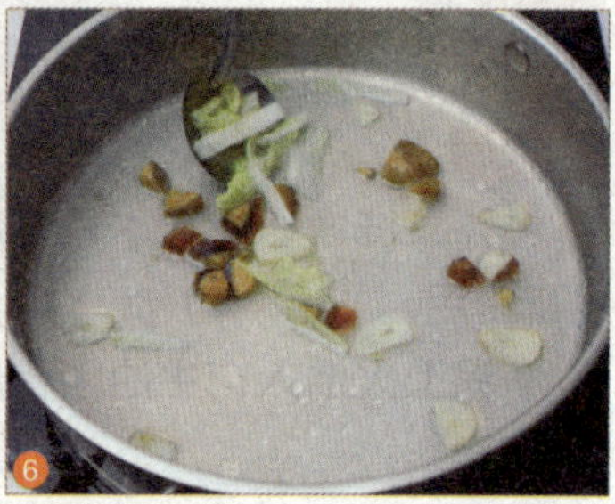
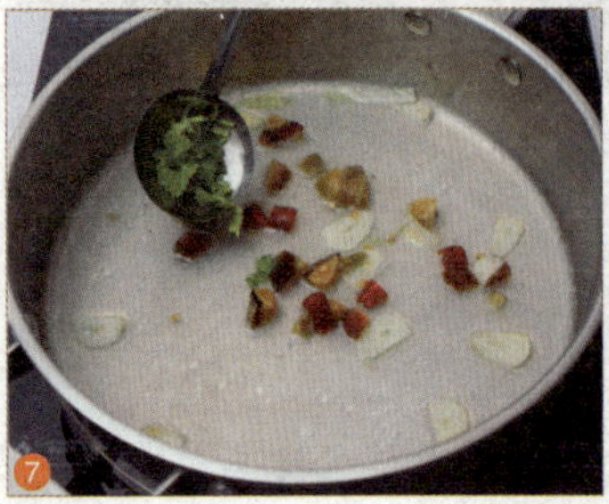
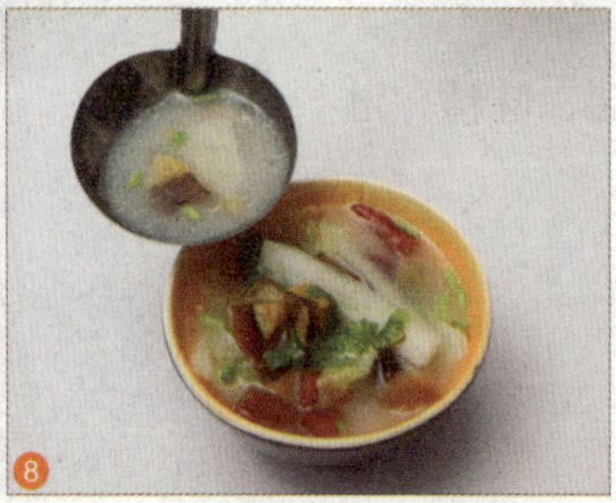

小贴士

可将皮蛋提前蒸熟，这样将皮蛋切丁的时候就方便多了。

黄瓜玉米羹

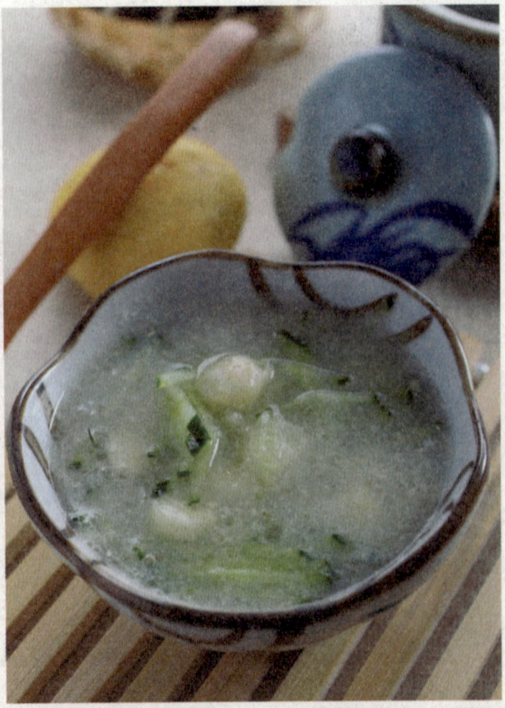

材料 玉米300克，鸡蛋1个，黄瓜100克。

调料 淀粉、白砂糖、盐、胡椒粉各适量。

做法

1. 将新鲜的玉米粒刮下备用；鸡蛋打入碗中，搅散；黄瓜洗净切丝。
2. 将2/3的甜玉米粒倒入料理机，加入适量清水，搅打一下。
3. 将搅打好的玉米浆倒入锅中，加入剩下的玉米粒，煮开。
4. 加入适量盐和白砂糖调味，稍煮一下。
5. 倒入水淀粉勾芡，煮至汤汁黏稠。
6. 将搅打好的鸡蛋缓缓倒入玉米羹中，搅拌均匀。

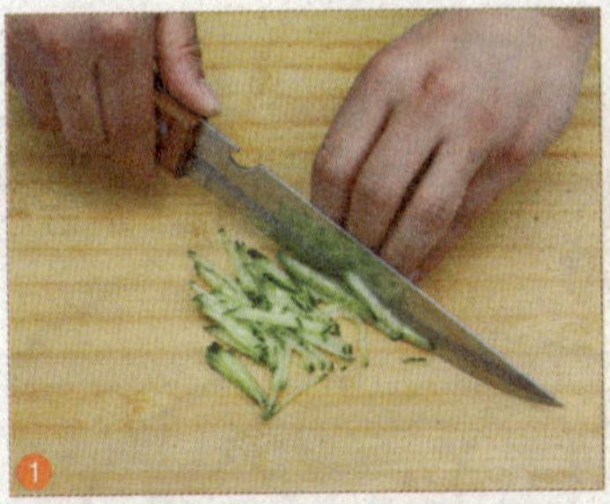

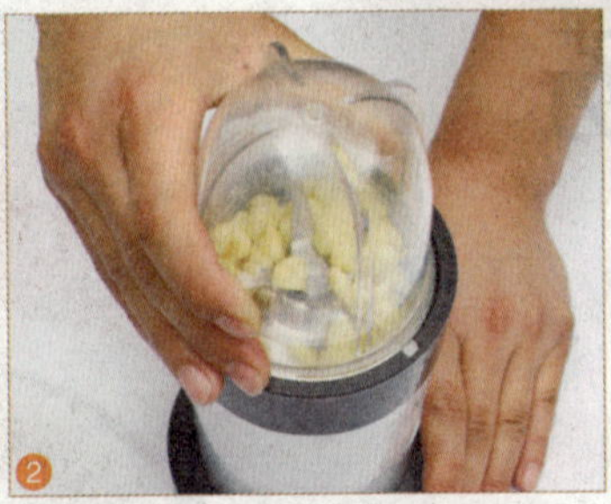

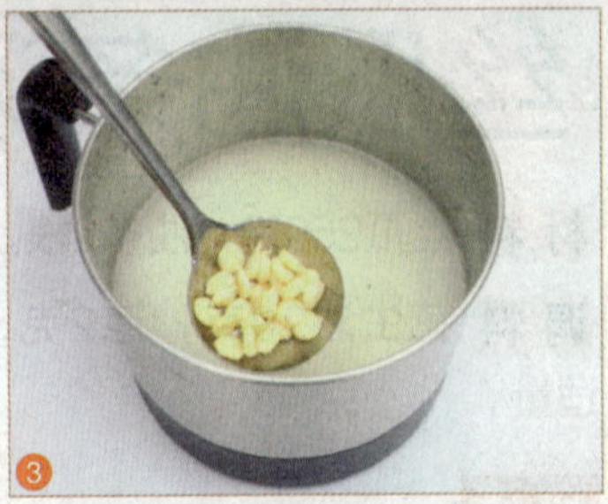

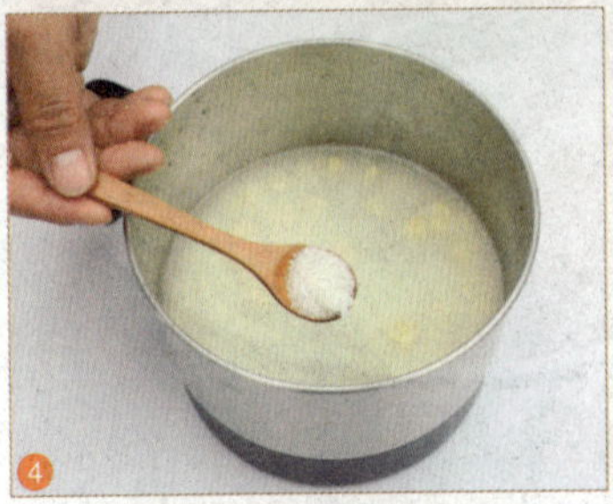

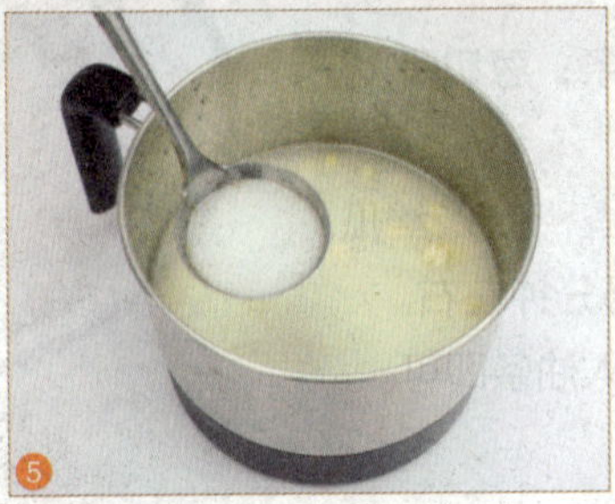

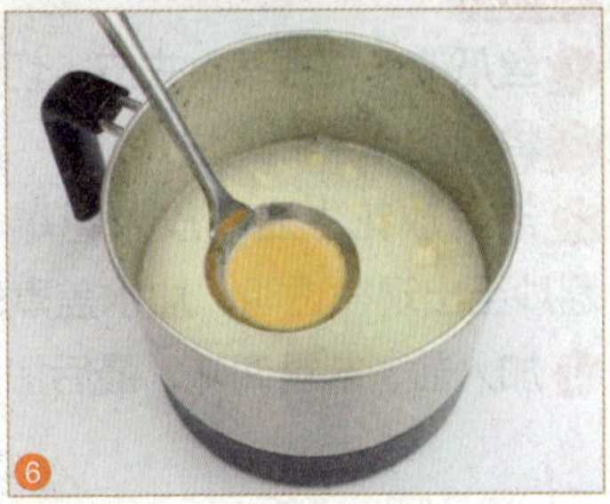

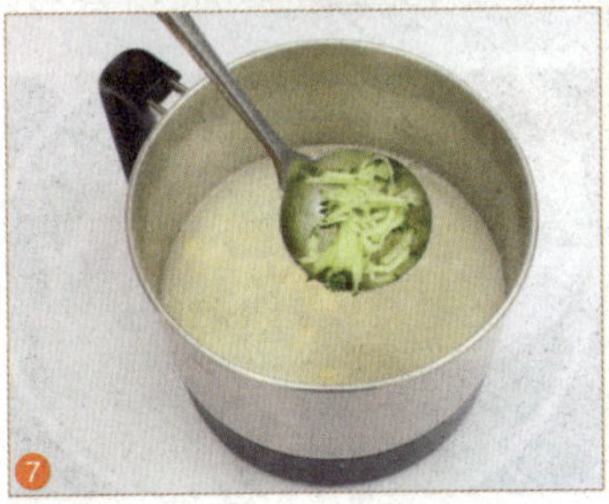

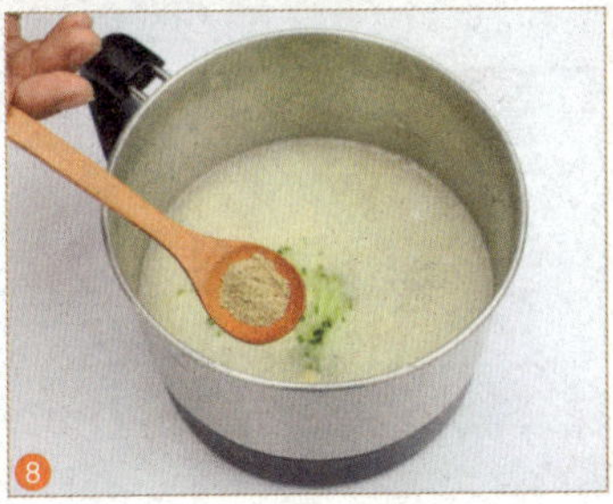

7. 倒入切好的黄瓜丝稍煮。
8. 出锅前撒上适量的胡椒粉即可。

小贴士

这道羹汤也可只放蛋清，煮出来的颜色更加清亮。

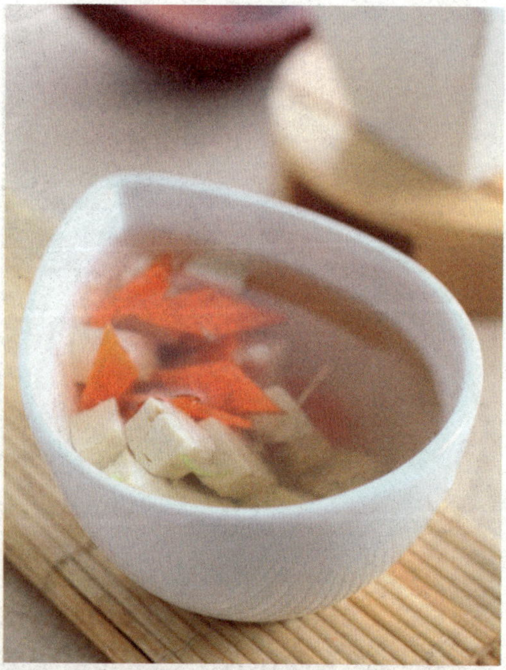

胡萝卜豆腐汤

材料 胡萝卜200克，豆腐400克。

调料 葱、生抽、盐、鸡精各适量。

做法

1. 胡萝卜切片，豆腐切小块。
2. 锅中倒入少许油烧热，加入胡萝卜片和葱末，炒出金黄色的油。
3. 加入水，水开后放入豆腐，煮到锅开。
4. 最后加入盐、生抽和鸡精调味。

丝瓜油条汤

材料 丝瓜250克，油条2根。

调料 花生油20克，葱2克，盐、味精各适量。

做法

1. 丝瓜洗净，去蒂、去皮，切条；葱切段。
2. 将油条用手撕成块。
3. 热锅放花生油，放入葱爆香，倒入丝瓜翻炒至出现微透明，加水盖煮5分钟左右。
4. 加入盐、味精调味，最后加入油条即可。

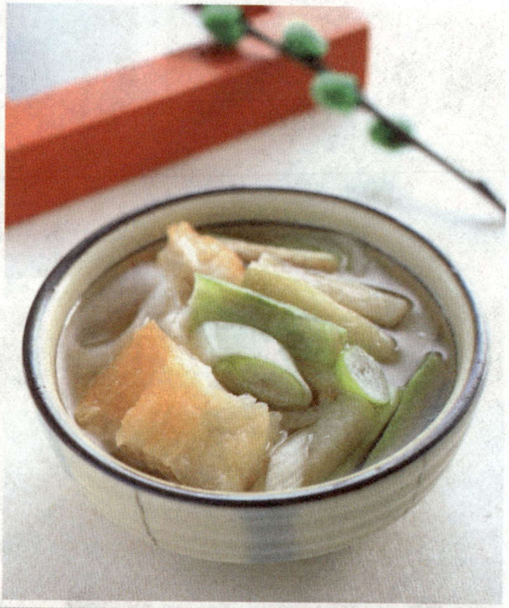

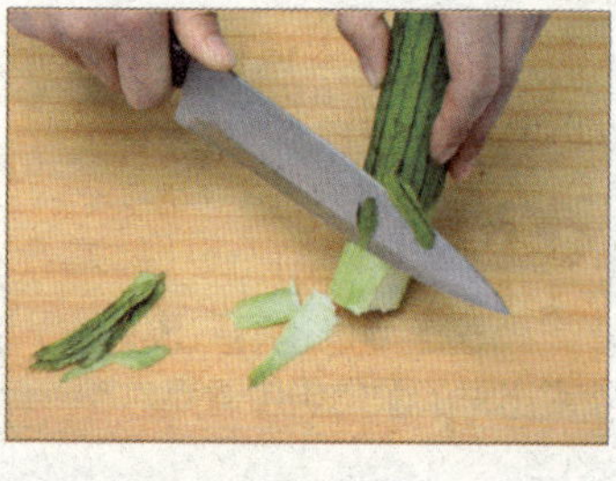

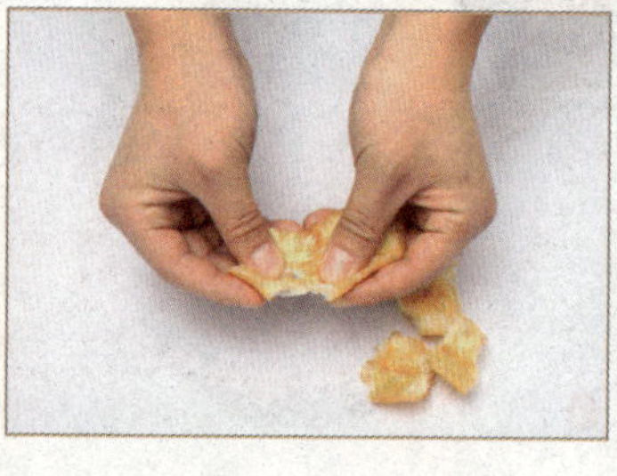

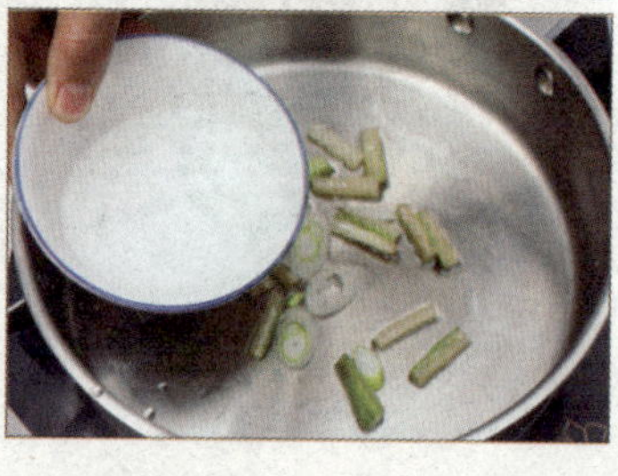

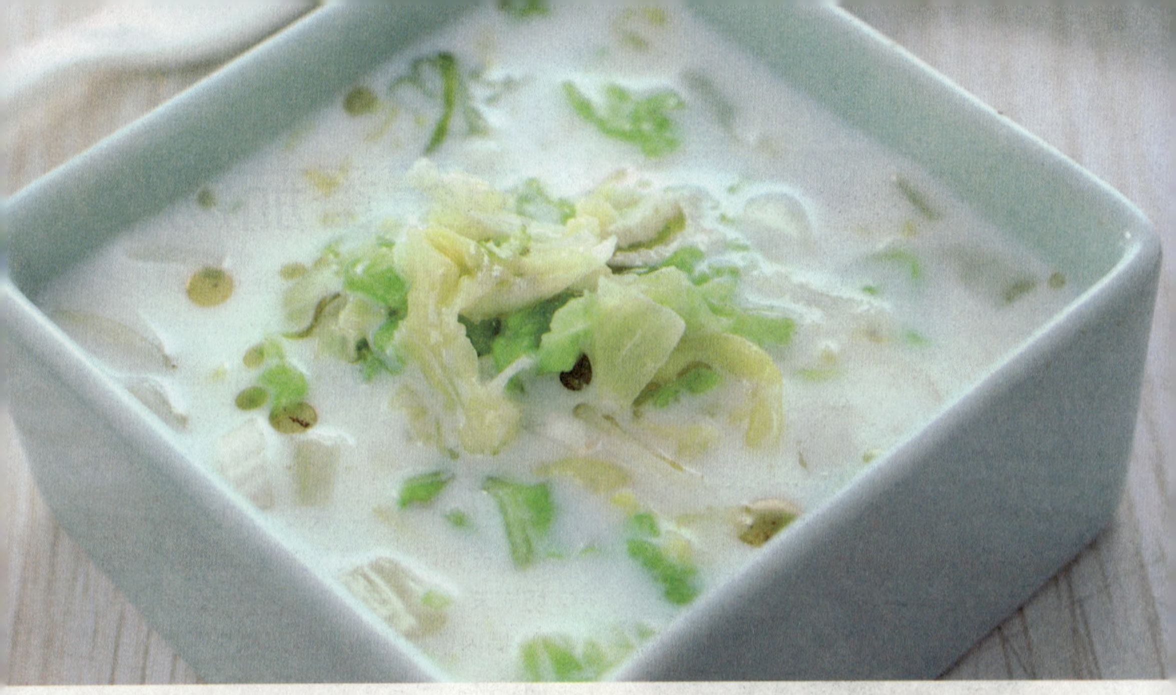

牛奶白菜汤

材料

牛奶75克，白菜100克。

调料

花生油10克，盐2克，味精2克，大葱5克，姜3克，素汤300毫升。

做法

1 白菜洗净后，切碎；葱、姜分别洗净，均切成末。

2 炒锅放在火上，倒入花生油烧热，下入葱、姜末爆香。

3 放入素汤、盐、味精及白菜，煮沸。

4 加入牛奶煮开。

地耳豆腐汤

材料 干地耳30克，豆腐（北）250克。

调料 味精2克，盐3克，香油、油各适量。

做法

1 温水泡发地耳，摘去根部，洗净；豆腐用开水烫一下，切成块。

2 锅内加水烧开，加适量油、地耳煮5分钟左右。

3 然后倒入豆腐，煮大约3分钟。

4 加入适量盐和味精调味，最后淋点香油即可。

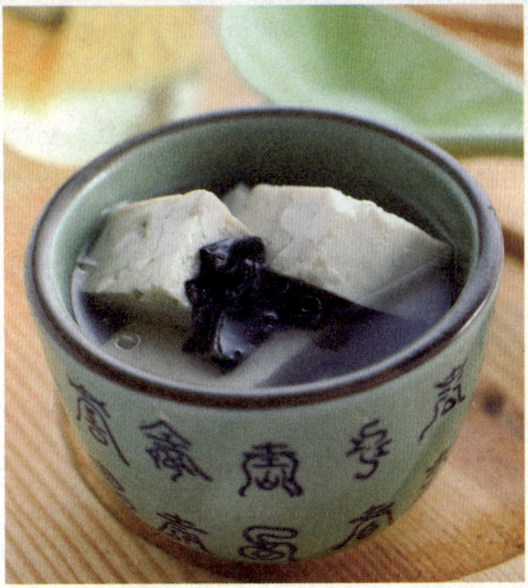

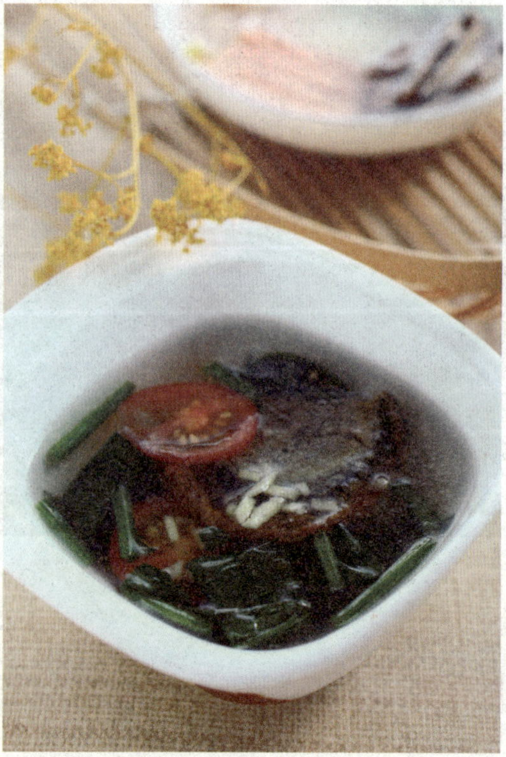

皮蛋番茄汤

材料 番茄200克，皮蛋（鸭蛋）150克，菠菜100克。

调料 植物油60克，姜2片，盐适量，高汤适量。

做法

1. 西红柿洗净，去皮后切成片；皮蛋洗净，去壳切片；菠菜洗净，切段；姜洗净，切成末。
2. 锅内倒植物油烧至六成热，放入皮蛋过油炸酥。
3. 锅内加入适量高汤，没过皮蛋即可，加入姜末煮沸。
4. 放入番茄片和菠菜，加适量盐调味，煮开即可。

木耳火腿汤

材料 火腿60克，水发木耳80克，粉丝50克，韭菜60克。

调料 盐、鸡精、香油各适量。

做法

1. 木耳泡发洗净，去根蒂，切成丝；粉丝用温水泡发，切小段；韭菜洗净，切小段；火腿切丝。
2. 锅中加水煮沸，放入粉丝、火腿、木耳煮至熟透。
3. 再放入韭菜略煮。
4. 最后加入适量盐、鸡精、香油调味即可。

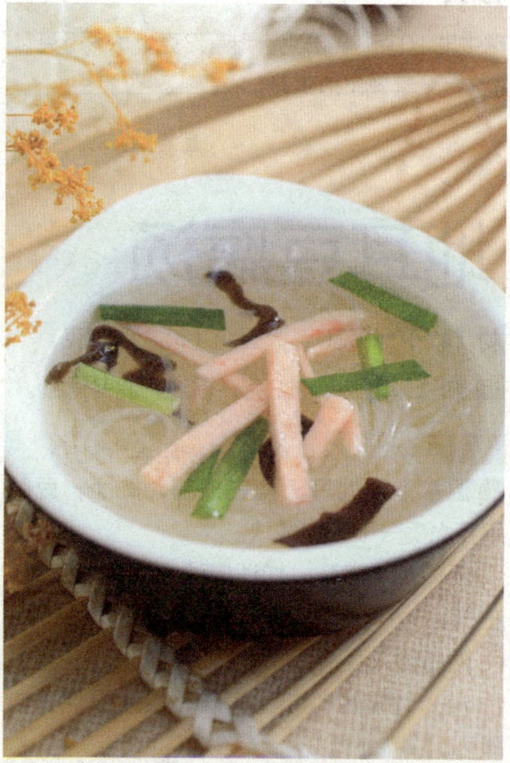

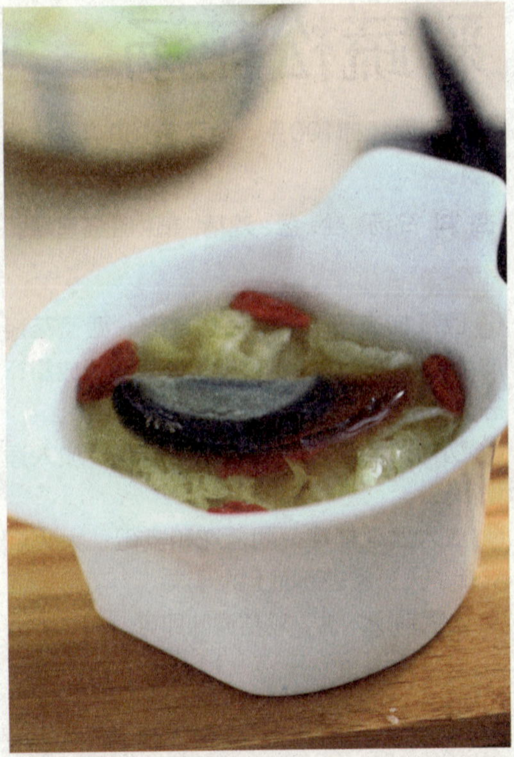

杞子原味白菜心

材料 白菜心150克，皮蛋1个，枸杞子适量。

调料 盐、清汤各适量。

做法

1. 白菜心洗净掰开；皮蛋去皮，一半切成丁，一半切成月牙形；枸杞子洗净。
2. 砂锅置火上，倒入清汤和皮蛋丁，大火煮开后转小火，煮至皮蛋化在汤中。
3. 把白菜心和另一半皮蛋放入汤中，大火煮开。
4. 出锅前加入枸杞子，再加适量盐调味即可。

海米萝卜丝汤

材料 萝卜250克，海米50克，高汤600毫升。

调料 盐2克，味精1克，葱10克，猪油25克，料酒10克，熟鸡油10克，香菜适量。

做法

1. 将萝卜去皮洗净，切成细丝，放入沸水锅中焯水，捞出沥干，备用。
2. 葱、香菜洗净切末；海米用温水洗净。
3. 在热锅中放入猪油烧热，放入葱花爆香，然后放入萝卜丝和海米。
4. 加入清汤、料酒、盐煮沸，撇去浮沫。
5. 出锅前加入味精，淋上熟鸡油，撒上香菜末即可。

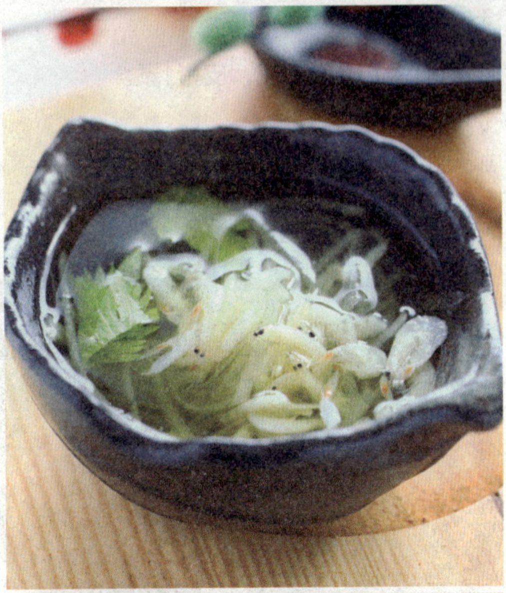

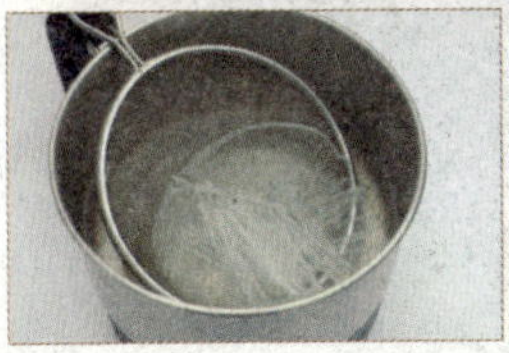

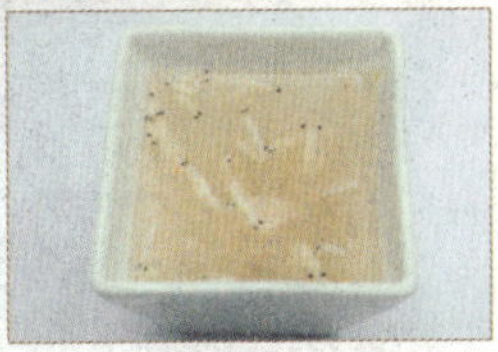

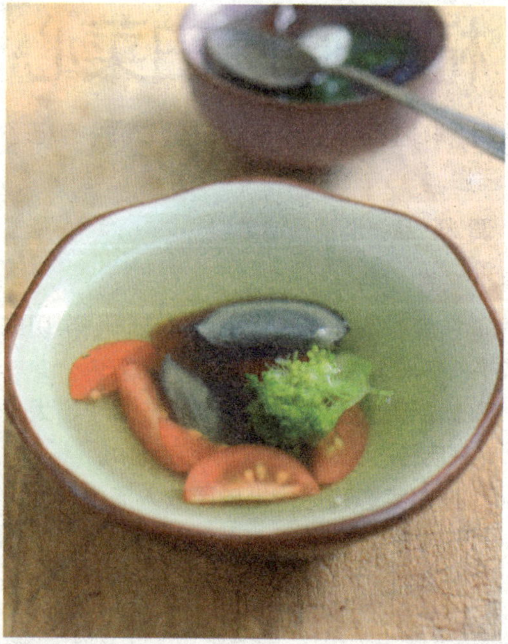

彩蔬松花汤

材料 西红柿100克，西蓝花100克，皮蛋1颗。

调料 高汤、盐、葱、鸡精、植物油各适量。

做法

1. 西红柿去蒂，洗净后切成瓣；西蓝花掰成小朵，洗净后焯水；皮蛋去壳，切成瓣；葱洗净切成葱花。
2. 锅内倒油烧热，放入葱花爆香，加入适量高汤。
3. 放入西红柿瓣、西蓝花和皮蛋，大火烧沸转小火，撇去汤面上的浮沫。
4. 出锅前加入盐、鸡精调味即可。

腐竹韭菜皮蛋汤

材料

韭菜50克，腐竹50克，皮蛋1颗。

调料

盐、味精、鸡汤各适量。

做法

1. 将韭菜洗净，切成段；皮蛋去皮，切成小丁；腐竹泡发后洗净切段备用。
2. 锅中加入适量清水、鸡汤烧沸，放入腐竹、皮蛋继续煮5分钟。
3. 再加韭菜、盐、味精调味，煮沸即可。

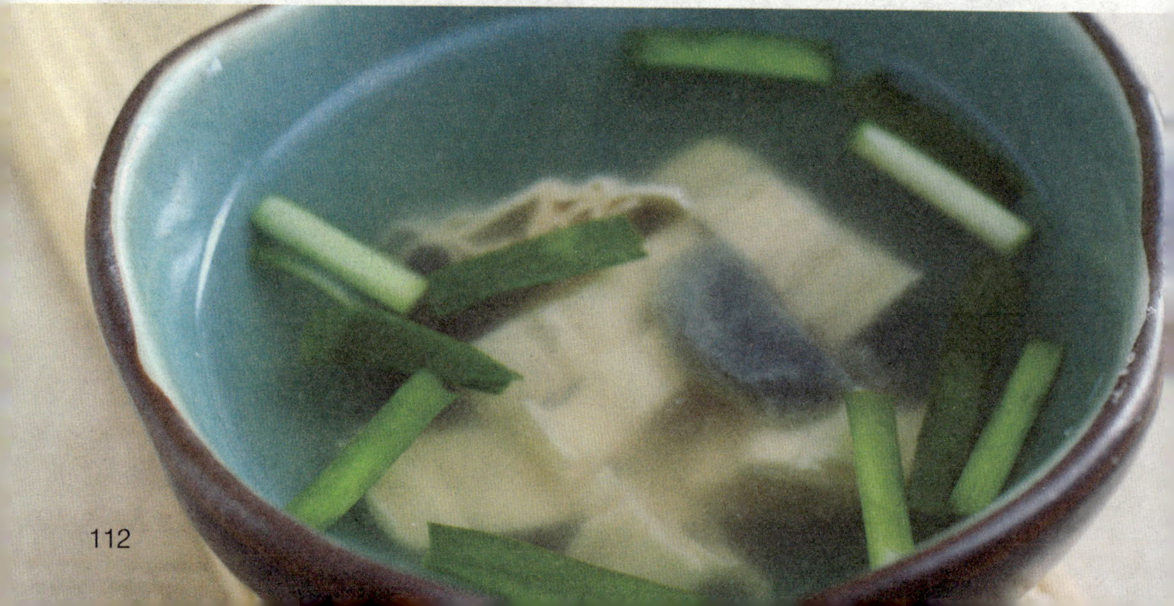

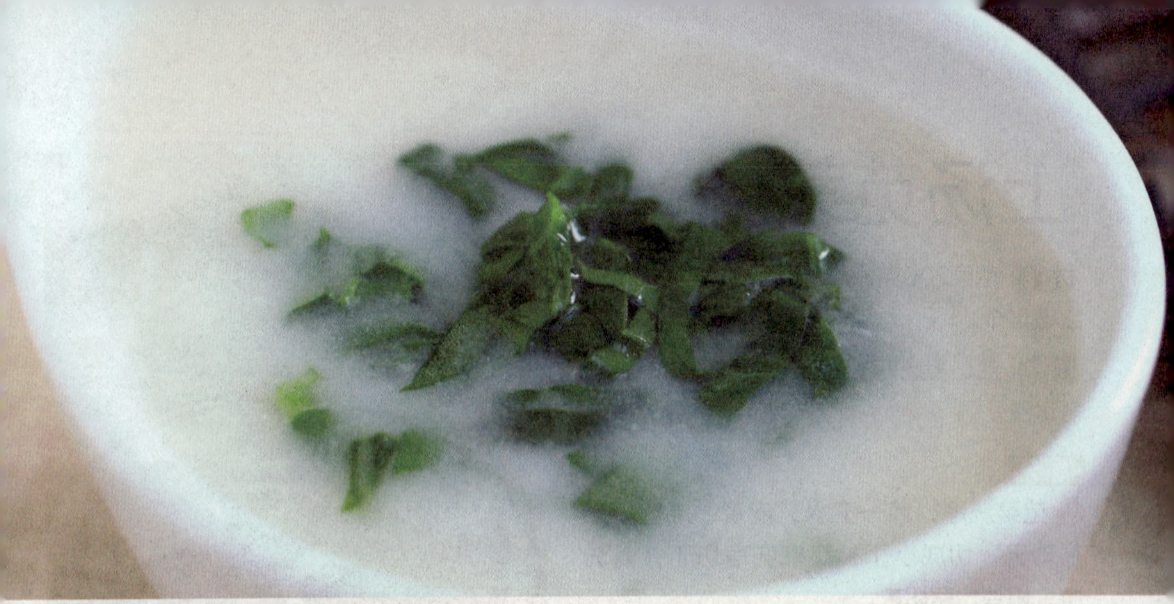

菠菜奶油汤

材料

菠菜300克，油面粉30克。

调料

淡奶油50克，鸡清汤、盐各适量，豆蔻粉、胡椒粉各少许。

做法

1. 菠菜洗净，沸水烫软后挤干切末。
2. 将鸡清汤倒入锅内煮沸，放入油面粉调匀，加入盐、豆蔻粉、胡椒粉调味。
3. 倒入切好的菠菜末，煮至微沸，最后放入淡奶油调匀即可。

山药豆腐汤

材料 山药200克，豆腐400克。

调料 植物油、蒜、葱、酱油、盐、味精、香油各适量。

做法

1. 将山药去皮洗净，切成丁；豆腐洗净，放入沸水中焯一下，捞出切块；葱洗净，切末；蒜剥皮，切成末。
2. 锅中注入植物油烧至五成热，爆香蒜末，加入山药丁翻炒均匀。
3. 倒入适量清水煮沸，倒入豆腐块，加入盐和酱油，煮沸。
4. 最后撒上葱花，放入味精，淋上香油拌匀即可。

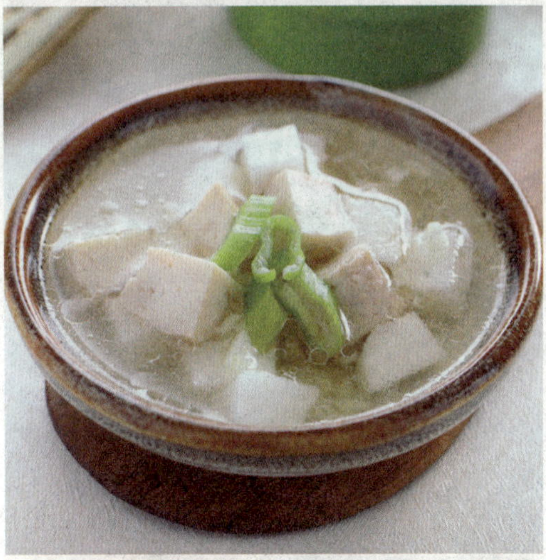

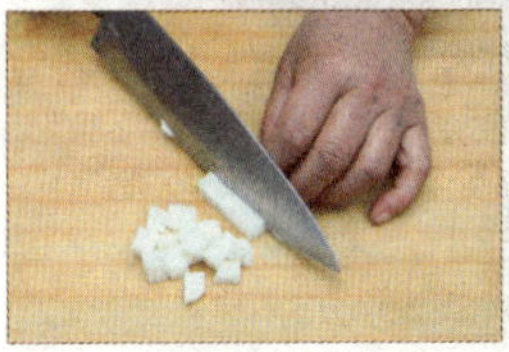

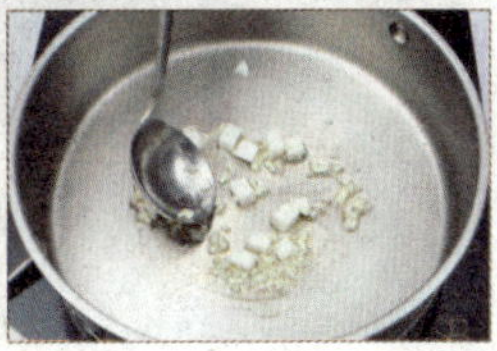

上汤苋菜

材料 苋菜200克，皮蛋1个，咸鸭蛋1个，红椒半个。

调料 盐、姜、蒜、高汤、植物油、胡椒粉各适量。

做法

1. 苋菜洗净，焯一下水；皮蛋、咸鸭蛋分别剥壳，切成小丁；红椒洗净切丁；姜洗净，切片，蒜切末。
2. 锅烧热后倒油，下姜片，放入皮蛋丁和鸭蛋丁翻炒片刻。
3. 倒入适量高汤烧开，将红椒丁倒入锅中。
4. 放入苋菜，将汤再次煮开。
5. 加入适量盐和胡椒粉调味，最后撒上蒜末即可。

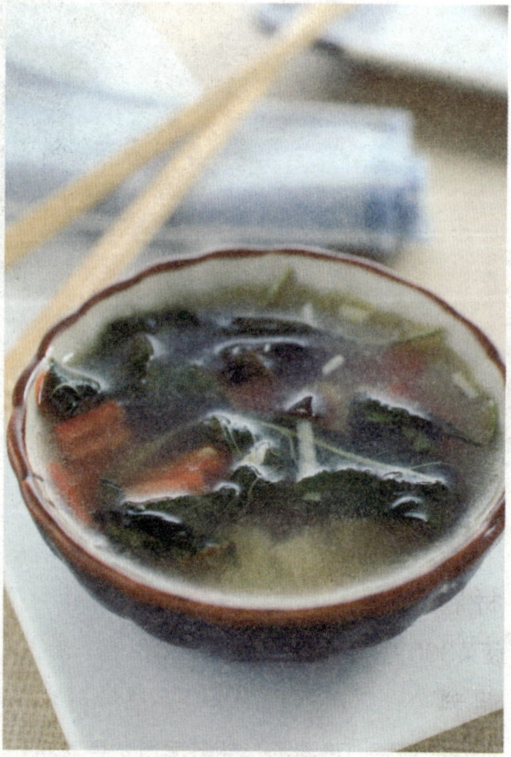

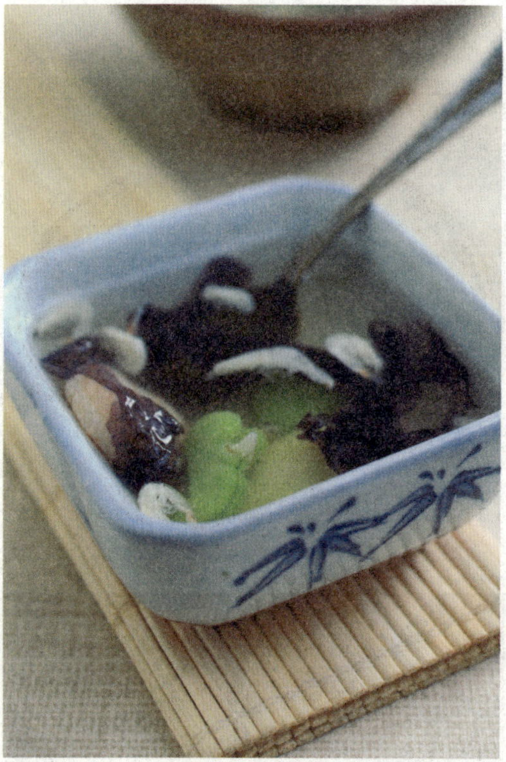

蚕豆三鲜汤

材料 虾仁、蚕豆各100克，虾皮25克，紫菜10克。

调料 盐、胡椒粉、味精各适量。

做法

1. 海米用温水略泡，洗净；紫菜、蚕豆、虾仁分别清洗干净，备用。
2. 锅置火上，放入适量清水，加入适量盐煮沸。
3. 放入虾仁、虾皮、蚕豆煮10分钟。
4. 放入紫菜煮2分钟。
5. 最后加入胡椒粉、味精调味即可。

辣白菜豆腐汤

材料 豆腐250克，辣白菜100克，青、红尖椒各1个。

调料 油、韩式辣椒酱各20克，鸡精适量。

做法

1. 豆腐过水冲洗一下，切成块；辣白菜切成小片；青、红尖椒斜切成圈。
2. 锅置于火上，倒少量油，中火加热，油八成热时，下入青、红椒圈扒炒一下。
3. 然后下入辣白菜，翻炒均匀。
4. 加入韩式辣椒酱和适量水，搅拌均匀。
5. 待到水沸腾时，下入豆腐块。
6. 水再次沸腾时改小火，炖煮10分钟左右，最后加少量鸡精调味即可。

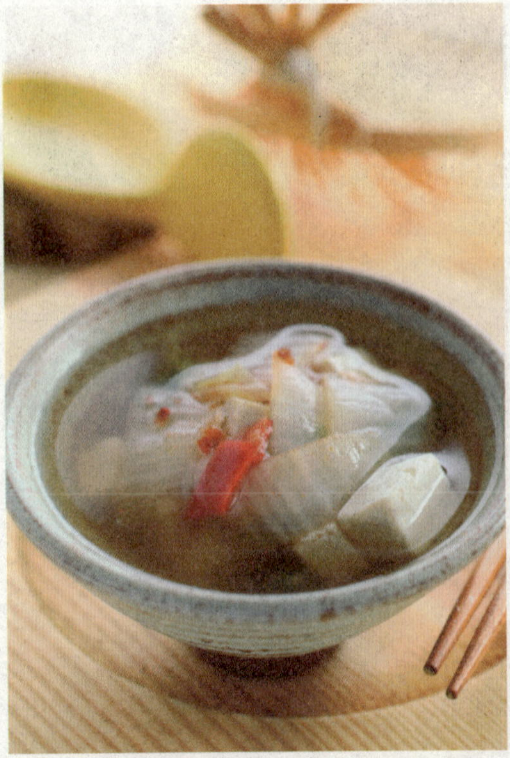

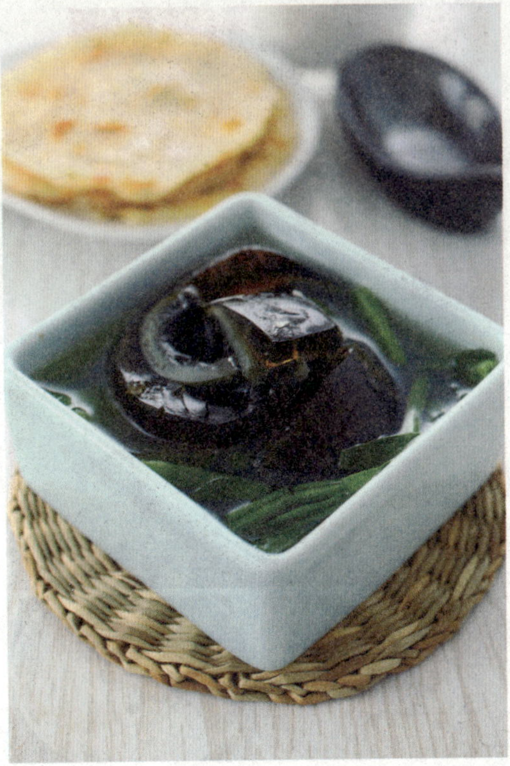

芥菜皮蛋汤

材料 芥菜300克，皮蛋1个，高汤适量。

调料 大蒜少许，盐适量。

做法

1. 芥菜洗净，切成两段；皮蛋去壳，切成瓣；大蒜去皮，切末。
2. 锅中加油烧热，放入大蒜，中火爆香。
3. 放入芥菜炒匀，加高汤，中火煮沸。
4. 放入皮蛋煮至软熟，最后放盐调味，即可出锅。

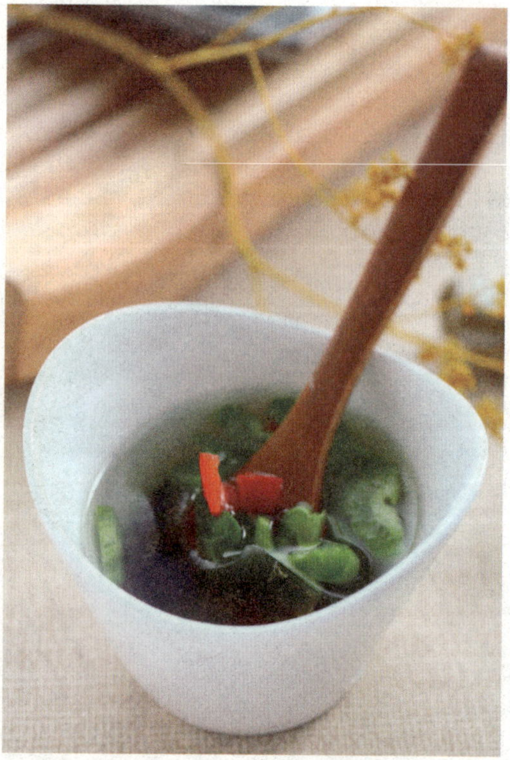

苦瓜皮蛋汤

材料 苦瓜200克，皮蛋2个，红椒半个。

调料 姜、盐、香菜各适量。

做法

1. 苦瓜洗净，去籽，切薄片，撒上少许盐腌一下，去除苦味再冲洗干净，备用。
2. 皮蛋去壳，切瓣；香菜洗净取叶；红椒洗净，切丁，备用。
3. 汤锅内倒入清水，放入苦瓜大火煮滚，加入皮蛋、姜片略煮。
4. 加入香菜叶，煮沸后加适量盐调味，最后撒上红椒丁即可。

西蓝花红薯汤

材料 西蓝花150克，红薯200克，鲜奶酪1小块。

调料 盐、胡椒粉各适量，豆蔻粉少许。

做法

1. 西蓝花洗净，掰成小朵，一半剁成碎末，另一半留下备用；红薯洗净削皮，切丁。
2. 锅中加入适量清水，放入西蓝花碎末和红薯丁，煮至西蓝花变软。
3. 把鲜奶酪放入汤中，搅拌均匀，加盐、胡椒粉和豆蔻粉调味。
4. 最后将另一半西蓝花放入汤中，煮熟即可。

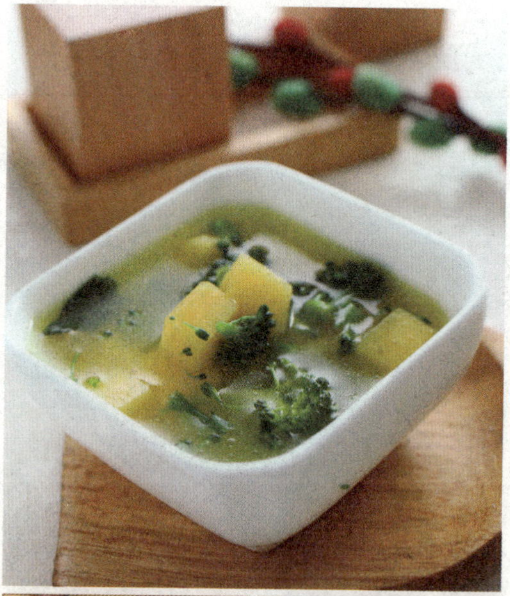

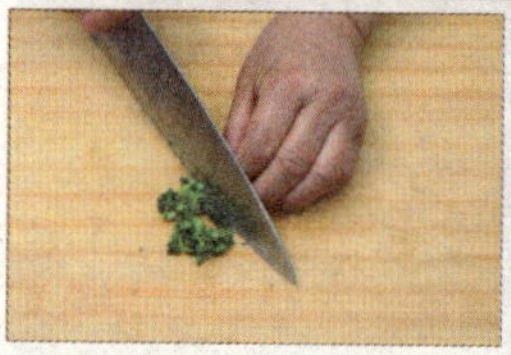

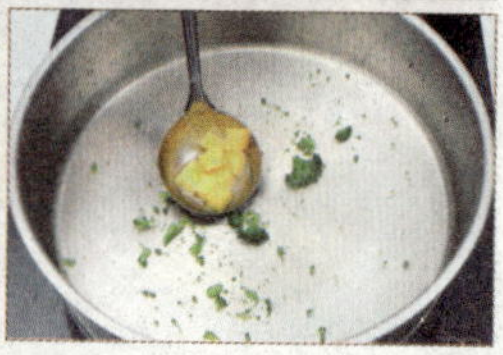

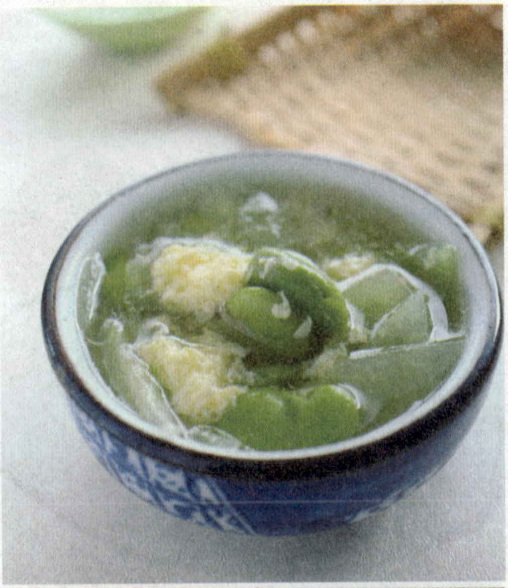

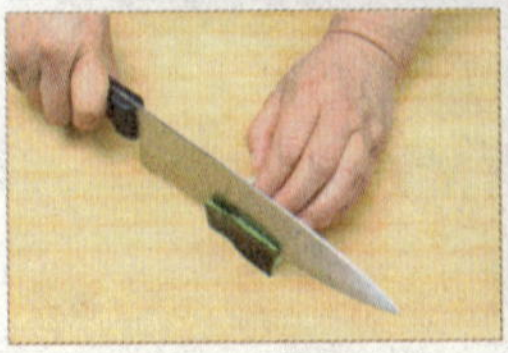

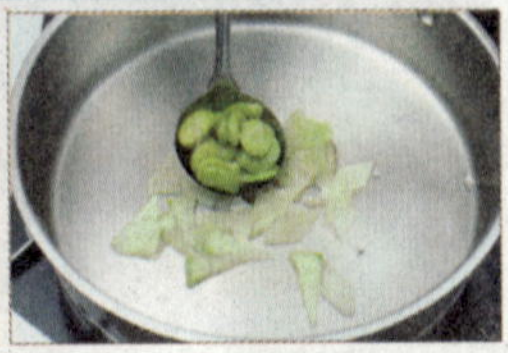

蚕豆冬瓜汤

材料 冬瓜100克，鲜蚕豆100克，鸡蛋2个。

调料 盐、香油、油各适量。

做法

1. 将冬瓜洗净后切成薄片；鲜蚕豆去掉外面的皮，洗净；将鸡蛋打入碗中，搅打成蛋液备用。
2. 锅中加油，大火烧至八成热，放入冬瓜片翻炒至略变色。
3. 放入鲜蚕豆翻炒一下，加入适量冷水，加入盐，小火煮至冬瓜透明。
4. 放鸡蛋液，凝固后即可出锅。
5. 食用前放入少许香油即可。

莴笋叶豆腐汤

材料 豆腐200克，胡萝卜、水发冬菇各50克，莴笋叶、鸡汤各适量。

调料 盐、味精、香油、植物油、姜各适量。

做法

1. 豆腐洗净，切小块；胡萝卜洗净，放入沸水内焯熟，捞出切成小丁；水发冬菇洗净，切小丁；莴笋叶洗净后切碎；姜洗净，切末。
2. 锅内倒植物油烧至七成热，加入冬菇丁、胡萝卜丁翻炒一下。
3. 加入鸡汤、豆腐块煮沸，放入莴笋叶、姜末略煮。
4. 加入盐和味精调味，淋入香油即可。

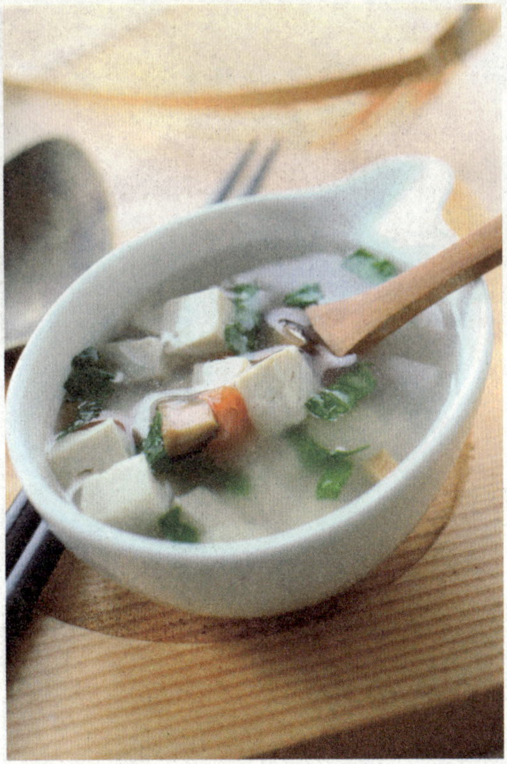

姜葱豆腐汤

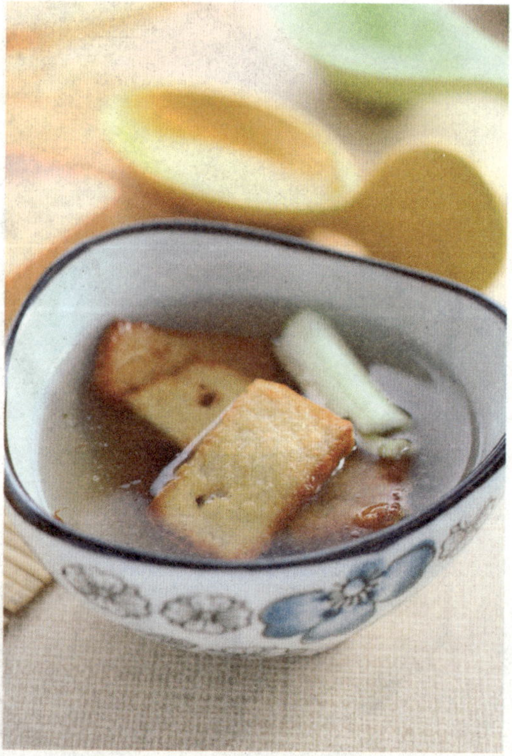

材料 豆腐200克，葱20克，姜10克。

调料 豆豉、盐、植物油各适量。

做法

1. 豆腐切大块；姜洗净，去皮，切片；葱去须，洗净，切段。
2. 锅置火上，放油烧热，放入豆腐块，炸至微黄。
3. 将炸好的豆腐倒入汤锅，加豆豉、姜片及适量清水，用中火焖10分钟。
4. 最后放入葱段、盐，再焖2分钟即可。

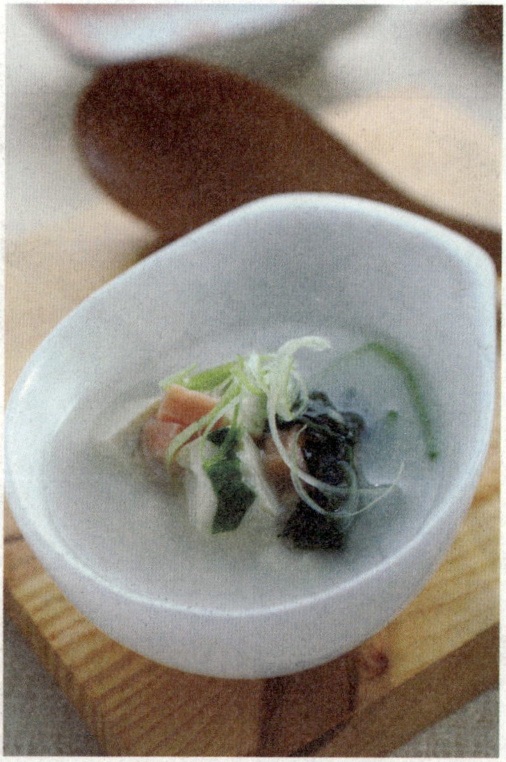

牛奶菠菜汤

材料 牛奶250毫升，鸡汤400毫升，菠菜250克，豆腐50克，火腿50克。

调料 葱20克，黄油10克，胡椒粉1克，香叶2片，盐2克。

做法

1. 菠菜洗净，焯水后剁成小段；豆腐、火腿切丁；大葱取葱白切碎；鸡汤和牛奶分别煮沸备用。
2. 在炖锅内放入黄油烧热，加入葱白、香叶焖炒香。
3. 锅中加入盐、胡椒粉调匀。
4. 最后倒入菠菜、豆腐丁、火腿丁、鸡汤、牛奶，煮熟即可。

双色蛋黄菠菜汤

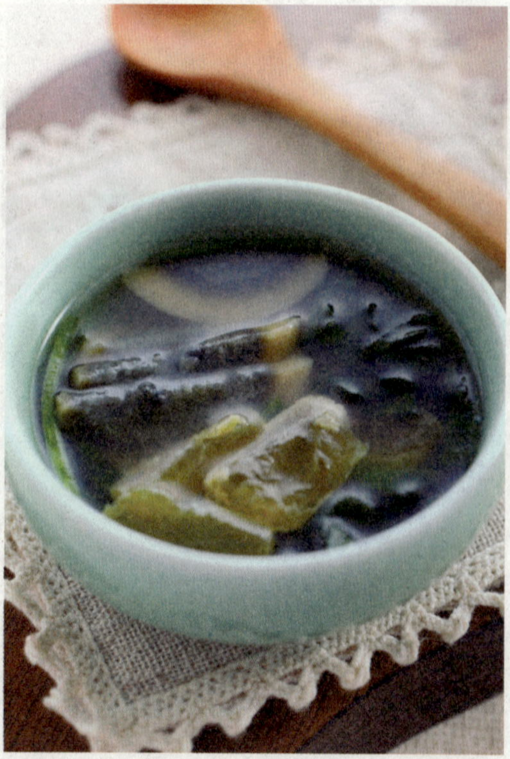

材料 皮蛋、咸蛋黄各1个，菠菜100克。

调料 盐、鸡精、姜、植物油各适量。

做法

1. 皮蛋、咸蛋黄去壳，切成大小相仿的瓣；菠菜洗净，留嫩叶，焯水待用；姜洗净，切末。
2. 锅中加油烧热，放入姜末爆香，加入高汤，大火烧开。
3. 放入皮蛋、咸蛋黄与菠菜，略煮1分钟。
4. 最后根据自己的口味，加入适量的盐和鸡精调味即可。

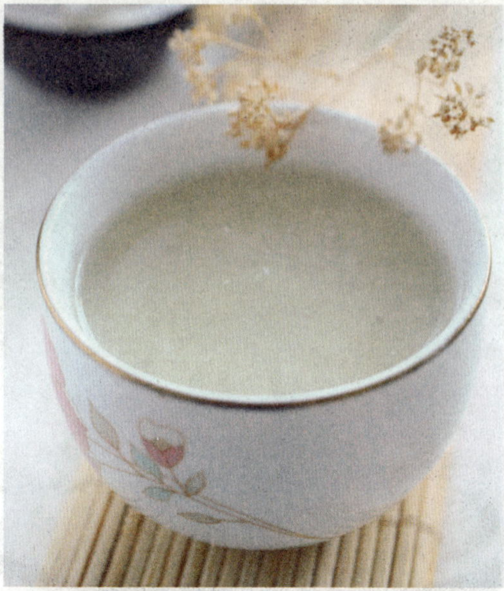

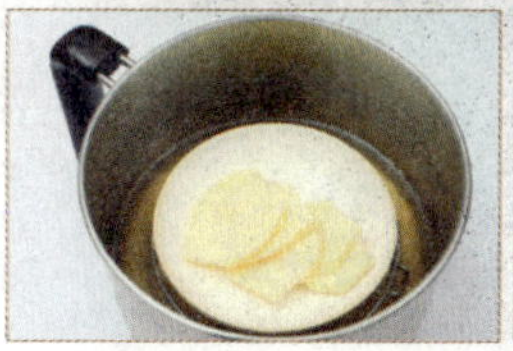

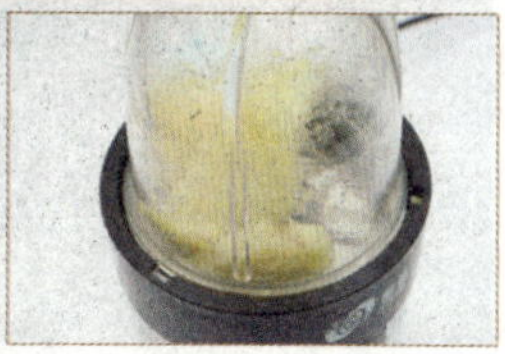

奶油土豆羹

材料 土豆500克，淡奶油小半碗。

调料 糖适量。

做法

1. 土豆洗净去皮，切成片，上锅蒸10分钟左右，蒸至土豆熟软。
2. 将蒸熟的土豆片放进搅拌机，搅打成土豆泥。
3. 将土豆泥倒回到锅里，加适量水，煮开。
4. 倒入淡奶油略煮，最后加入适量糖即可。

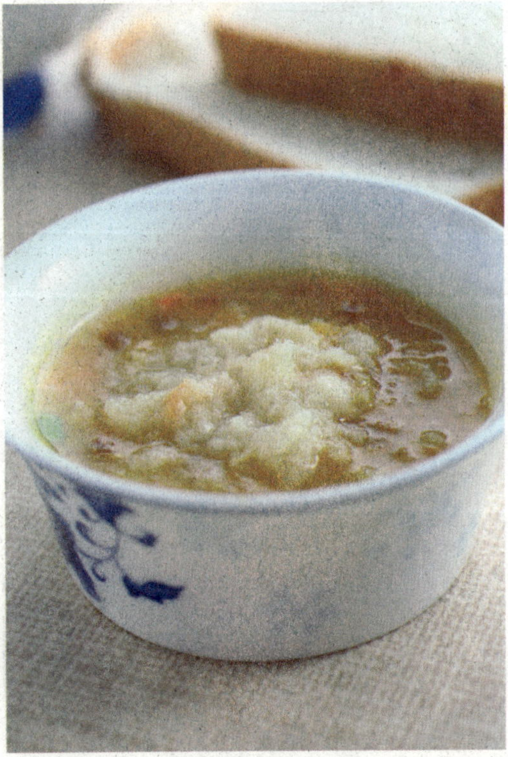

奶油南瓜羹

材料 南瓜、土豆各100克，洋葱50克。

调料 高汤、盐、鸡精、黄油、胡椒粉、干面包屑各适量。

做法

1. 将南瓜和土豆洗净，去皮，切成块，放在蒸锅中蒸熟后，分别用榨汁机打成泥状备用；洋葱洗净，切丁。
2. 将黄油放入锅中，中火熔化，将洋葱丁加入锅中爆香，倒入适量高汤煮沸。
3. 缓慢加入南瓜泥和土豆泥，搅拌均匀后煮沸。
4. 根据自己的口味，加入适量盐和鸡精，再撒上胡椒粉。
5. 出锅后在汤中撒上适量干面包屑即可。

草菇鸡蛋汤

材料 鲜草菇75克，鸡蛋3个。

调料 葱花3克，胡椒粉1克，熟猪油3克，味精4克，盐3克，上汤1500克，香油2克。

做法

1. 将鲜草菇用清水洗净，入沸水锅中略煮捞出，切片；鸡蛋打入碗内，放盐打匀。
2. 置锅大火上，放入熟猪油烧热，下葱花爆香。
3. 倒入高汤，放入草菇、盐、胡椒粉、味精烧沸。
4. 汤中倒入鸡蛋液，待汤再沸时，用勺子搅动几下，食用前淋入香油即可。

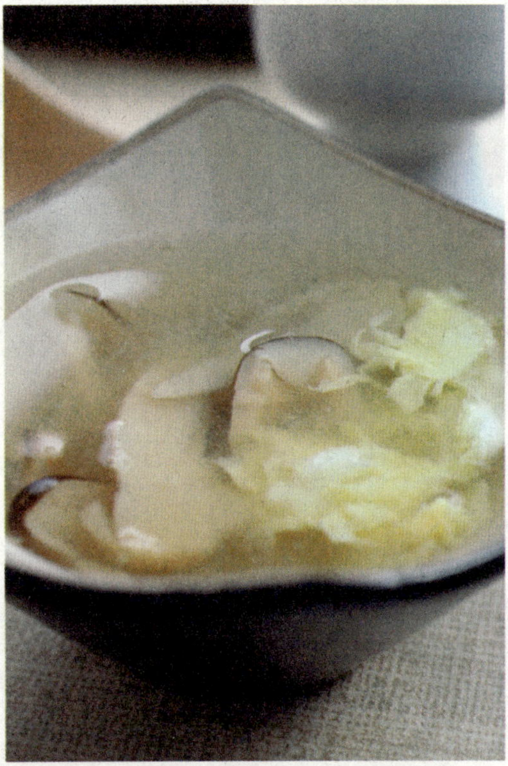

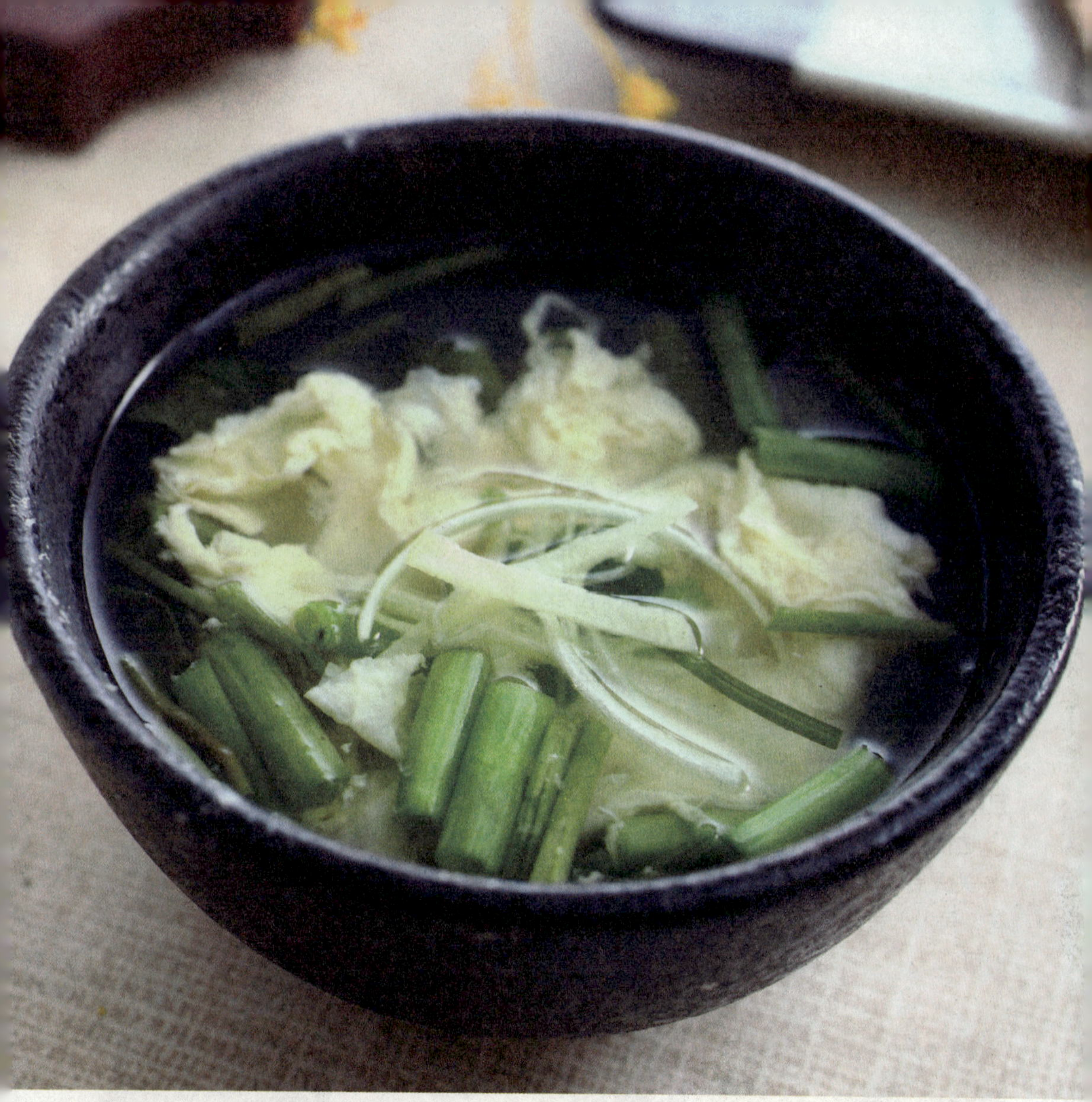

空心菜蛋花汤

材料

空心菜200克，鸡蛋2个。

调料

植物油、盐、味精、胡椒粉、香油、葱丝、姜丝、清汤各适量。

小贴士

选购空心菜时，最好挑选须根不长、叶子新鲜的，这样煮出的汤口感更佳。

做法

1. 空心菜洗净，切成段；鸡蛋打入碗中搅散备用。
2. 锅中倒入植物油，大火烧至五成热，下葱丝、姜丝炝锅，放入空心菜略炒。
3. 加入清汤、盐、胡椒粉，煮沸，撇去浮沫。
4. 将蛋液慢慢倒入锅中，搅拌均匀，最后加入味精，淋上香油即可。

鸡茸玉米汤

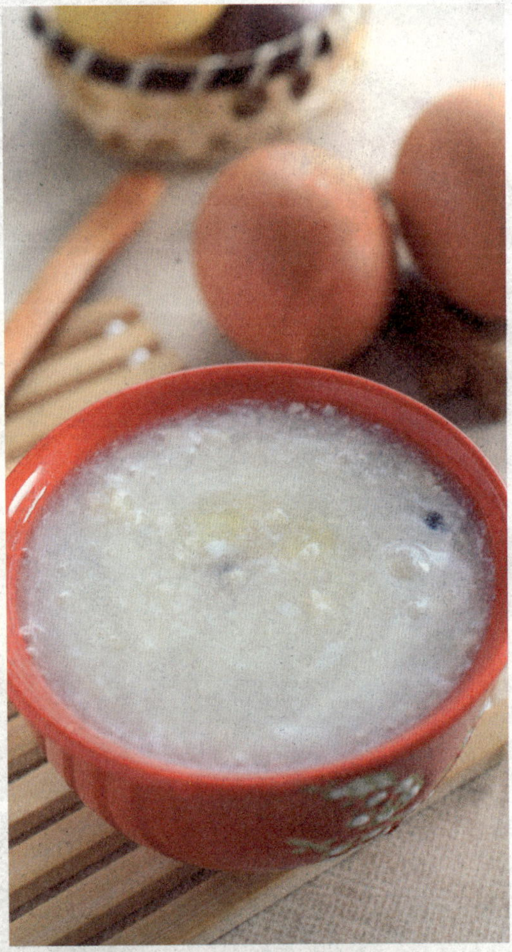

材料 鸡胸脯肉100克，鸡蛋2个，方火腿粒30克，甜玉米1根。

调料 鸡汤750毫升，白砂糖、黑胡椒碎、干淀粉、盐、水淀粉、香油各适量。

做法

1. 将鸡胸脯肉去骨剔筋，剁成鸡茸；鸡茸用盐、白砂糖、香油、黑胡椒碎、干淀粉、1个鸡蛋白和水拌匀，腌20分钟。
2. 将沸水缓缓倒入腌好的鸡肉馅中，均匀搅拌成有小颗粒的糊状。
3. 大火煮沸汤锅中的鸡汤，放入甜玉米粒、盐和黑胡椒碎。
4. 待再次沸腾后将拌好的鸡肉糊倒入，并且顺时针搅动，再次煮沸。
5. 边搅动边淋入水淀粉，直至汤汁浓稠。
6. 关火后，倒入另1个鸡蛋的蛋白，搅出蛋花，再淋入香油，将汤盛入碗后撒上火腿碎即可。

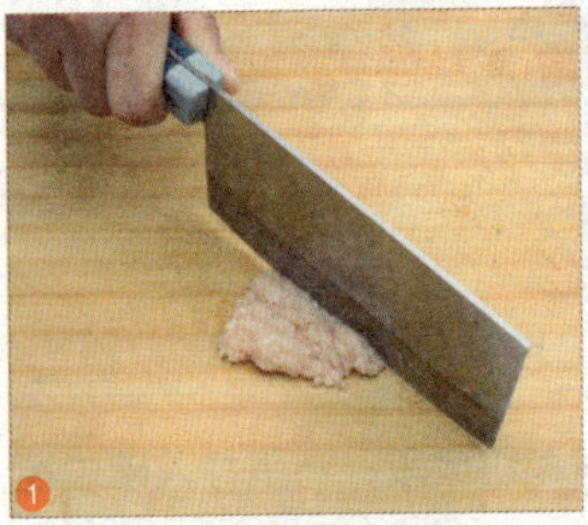
1

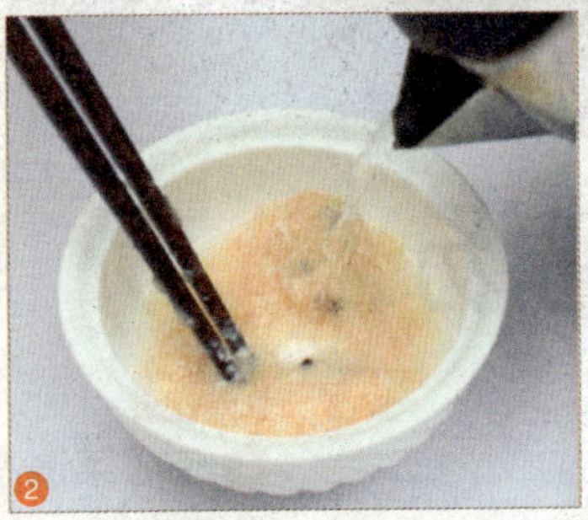
2

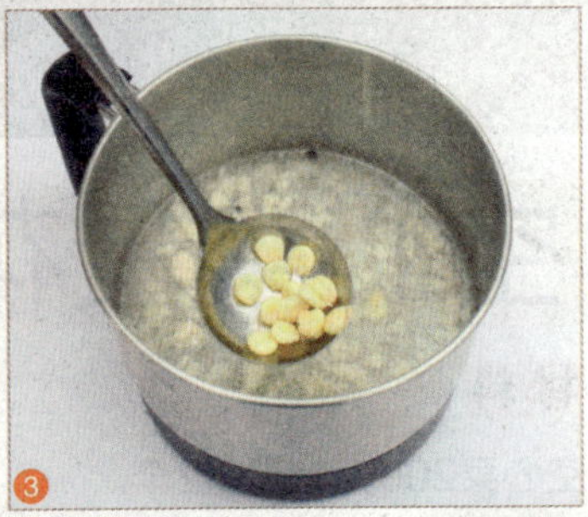
3

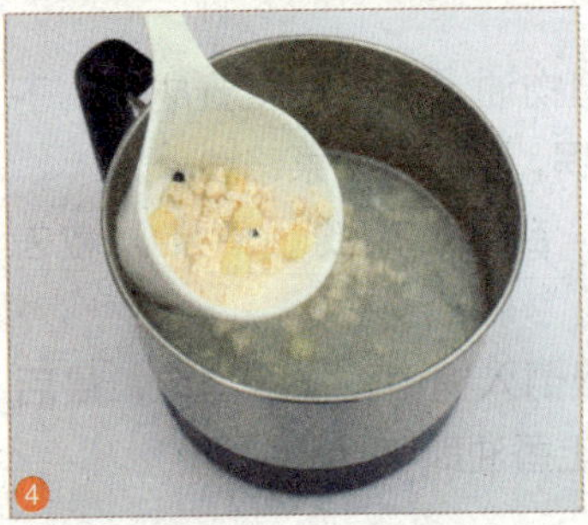
4

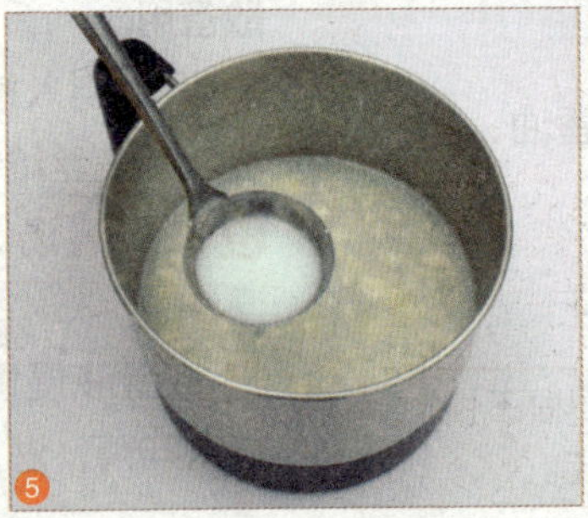
5

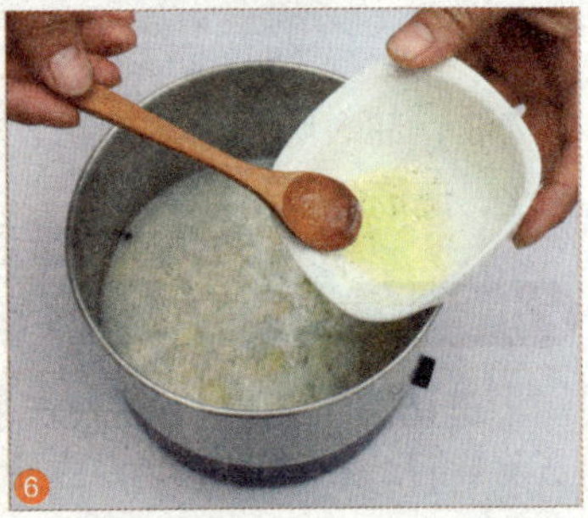
6

苦菊日本豆腐汤

材料 日本豆腐300克，高汤500毫升，苦菊100克。

调料 盐、鸡精、香油、淀粉、香菜各适量。

做法

1. 根据包装上的说明，把日本豆腐切块。
2. 苦菊洗净，沥水备用；香菜洗净，切碎。
3. 锅内放入高汤，烧开后放入少许盐、鸡精调味，放入豆腐、香菜、苦菊。
4. 汤烧开后，用水淀粉勾芡，食用时淋些香油即可。

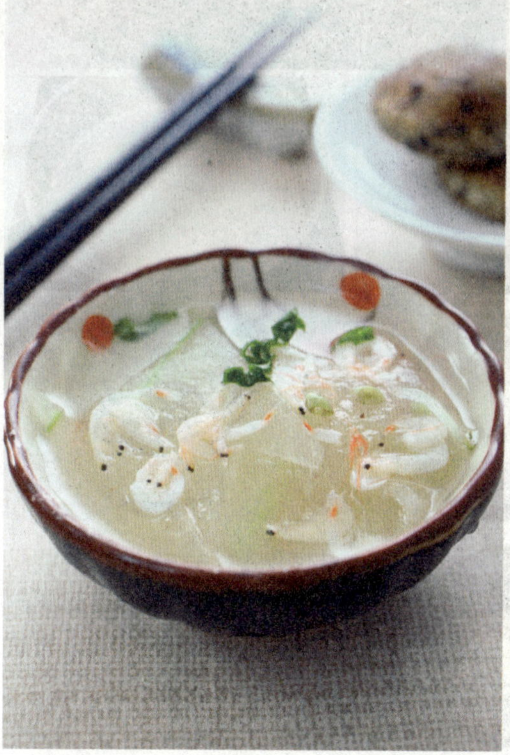

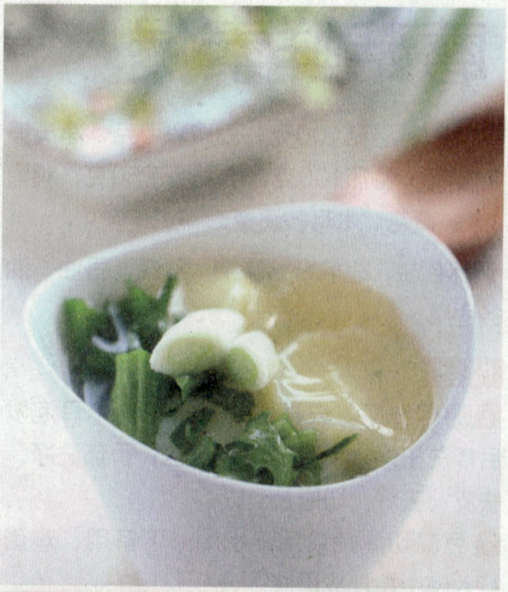

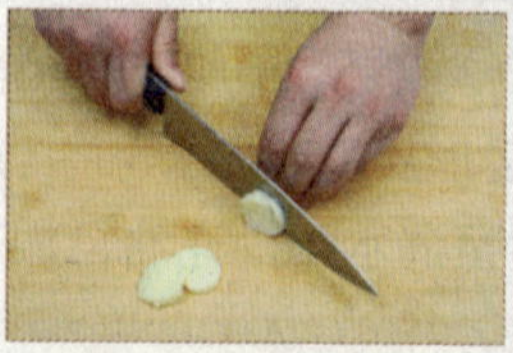

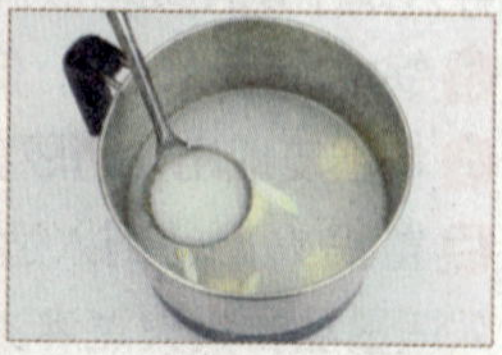

海米冬瓜汤

材料 冬瓜300克，海米20克。

调料 盐少许，鸡精适量，香菜适量。

做法

1. 将海米用温水泡软，洗净，控干水分；冬瓜洗净，去皮、去瓤，切成片；香菜洗净，切末。
2. 置锅火上，锅中加入适量油烧热，下入海米爆香，然后放入冬瓜略炒。
3. 锅中加入适量清水，大火煮开后转小火，煮至冬瓜半透明。
4. 加入适量盐和鸡精调味，最后撒入香菜末即可。

蘑菇鲜素煲

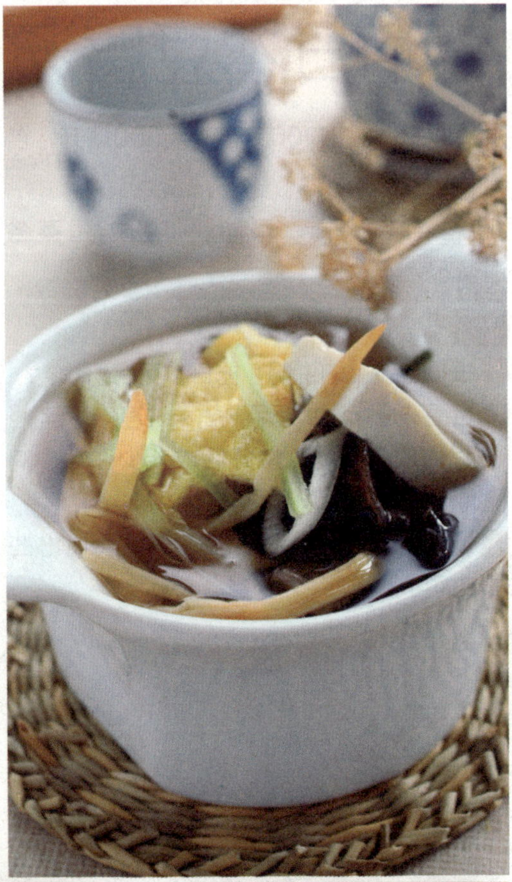

材料 鲜蘑菇100克，豆腐250克，净莴笋头50克，番茄100克，水发海带50克，鸡蛋1个，黄花、木耳各适量。

调料 盐、胡椒粉、味精、葱花、香油、油各适量。

做法

1. 蘑菇洗净，去蒂切片；黄花、木耳泡发后择洗干净；海带、莴笋切丝；番茄洗净，去皮、去籽，切厚片。
2. 豆腐切厚片，用开水焯一下备用；鸡蛋打入碗中搅拌成蛋液。
3. 锅中加入少许油，倒入蛋液，煎成蛋皮。
4. 将蛋皮取出，切成菱形片备用。
5. 置锅火上，倒入适量清水和少许油，加入适量盐，大火煮沸。
6. 放入处理好的蘑菇、黄花、木耳、海带、莴笋、番茄、豆腐和蛋皮，煮至所有食材都熟透。
7. 放入胡椒粉、味精调味。
8. 最后撒上葱花，滴入香油即可。

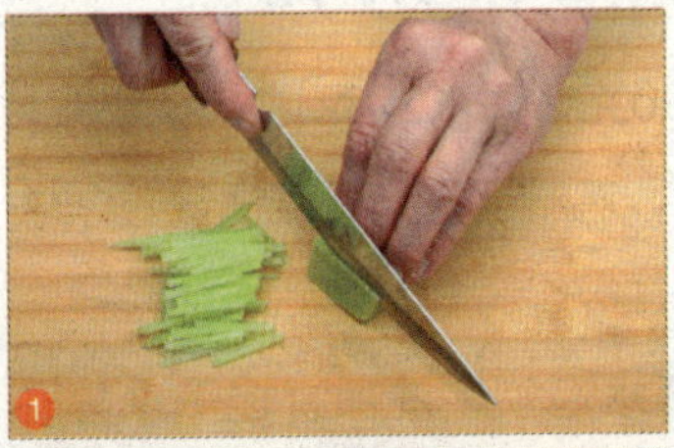
1

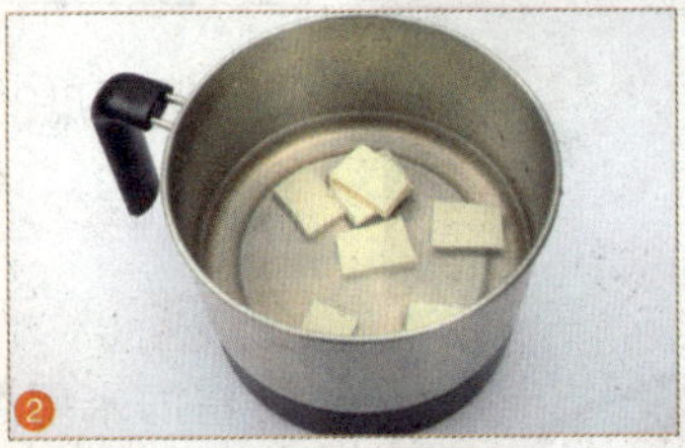
2

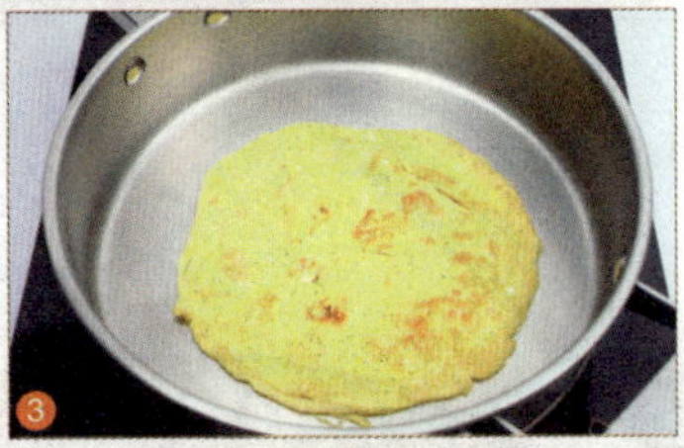
3

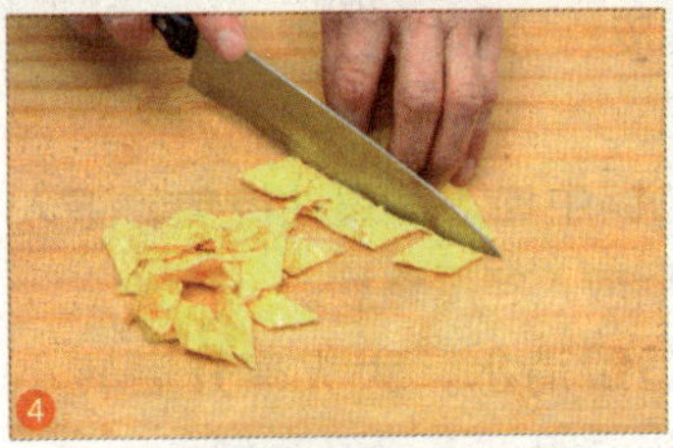
4

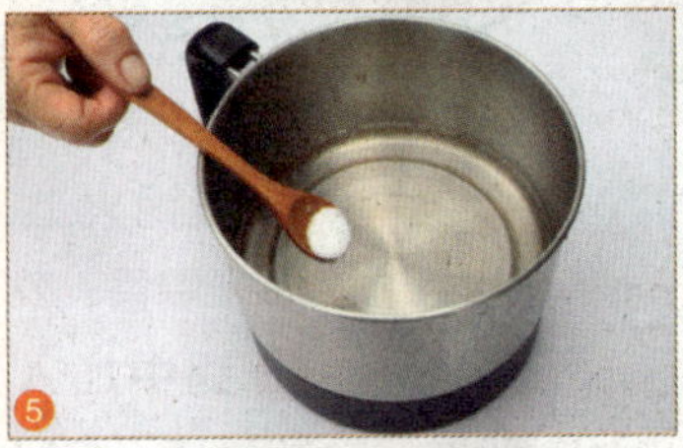
5

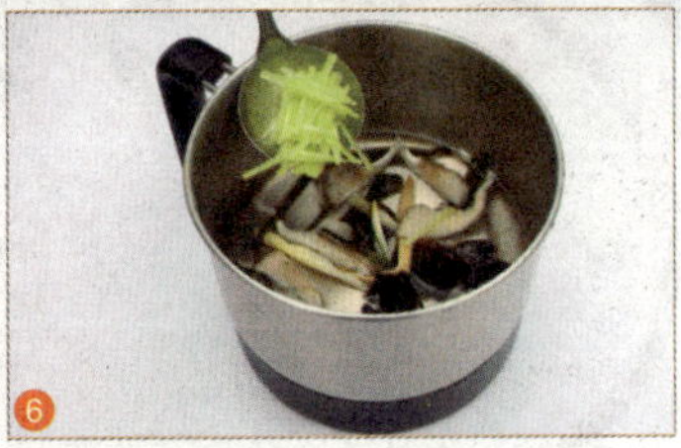
6

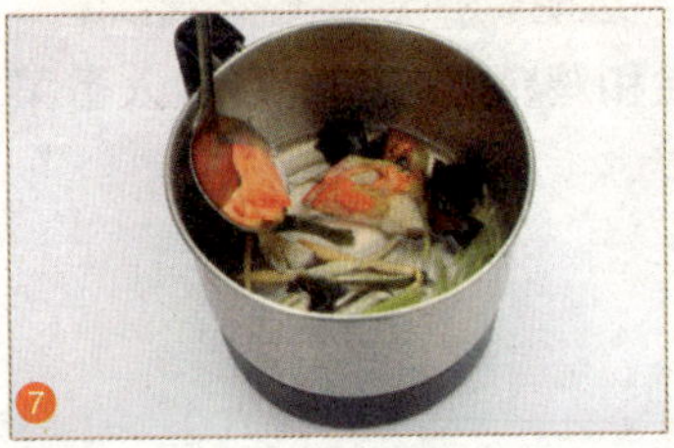
7

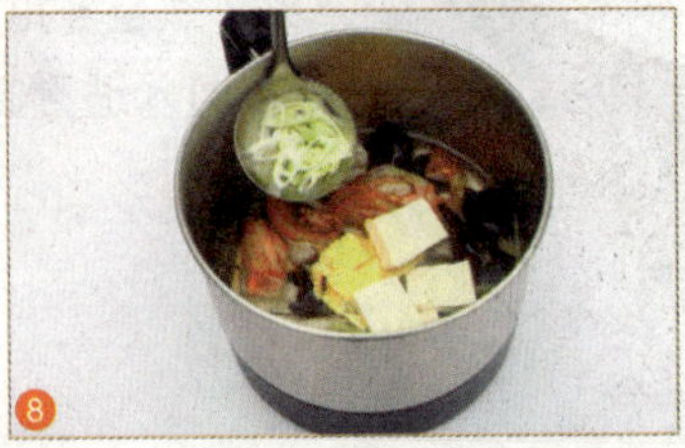
8

双椒豆腐煲

材料 豆腐300克，青剁辣椒、红剁辣椒各适量。

调料 姜、豆瓣酱、盐、蒜、油各适量。

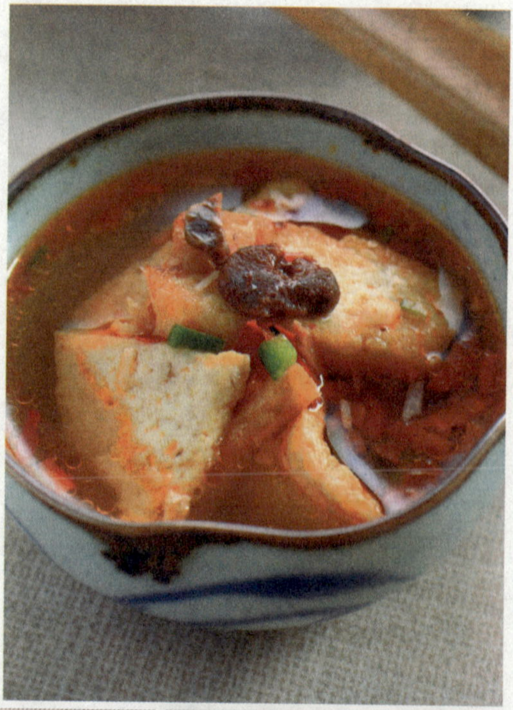

做法

1. 豆腐洗净后切块。
2. 青、红剁椒切末，姜切成末，蒜切末。
3. 锅中加油烧热，下入豆腐块，中小火煎至两面金黄。
4. 将豆腐块盛出备用。
5. 锅中下入青、红剁辣椒末，姜、蒜以及豆瓣酱，炒出香味。
6. 倒入煎好的豆腐块，翻炒均匀。
7. 加入适量的水，大火煮沸后小火煮至豆腐入味。
8. 出锅前加适量盐调味。

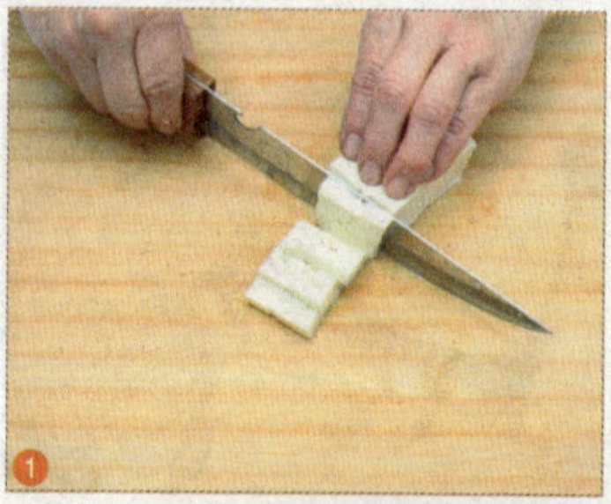

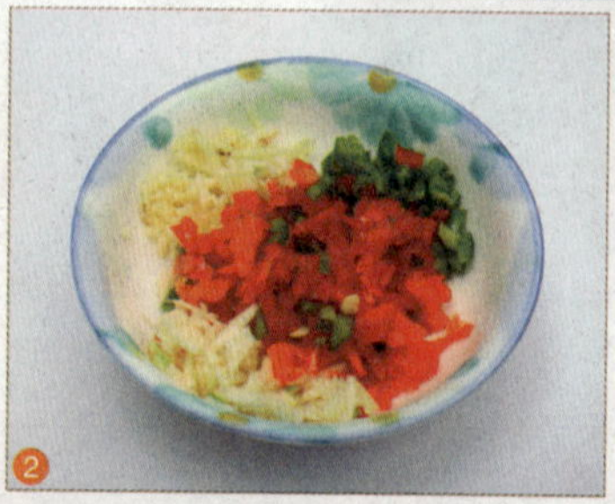

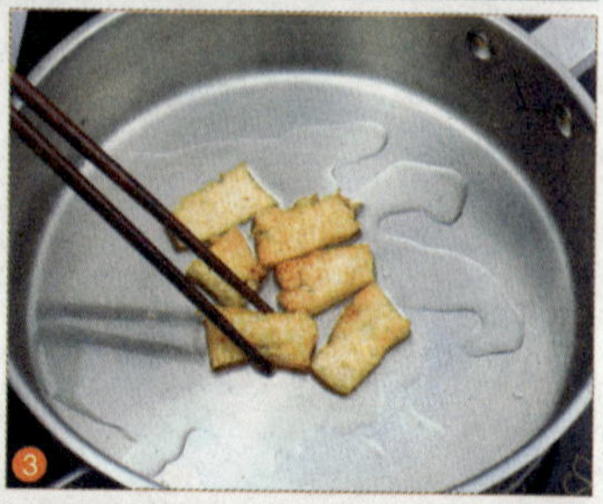

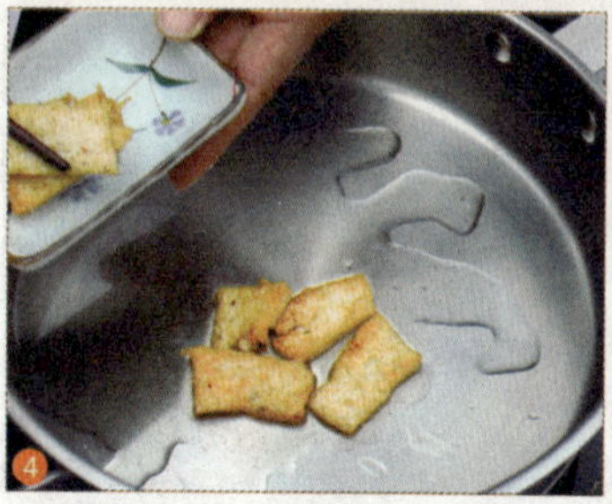

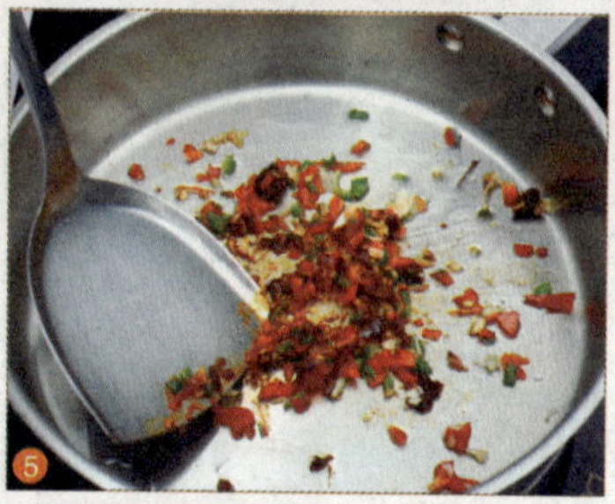

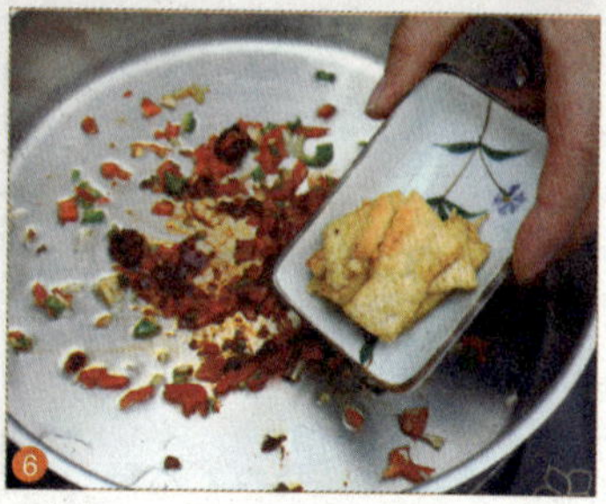

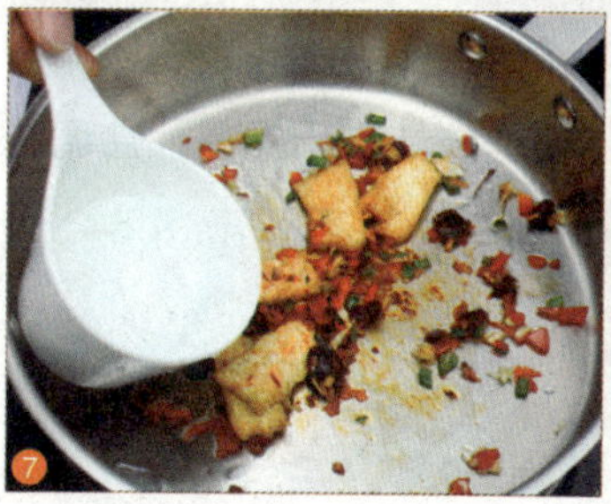

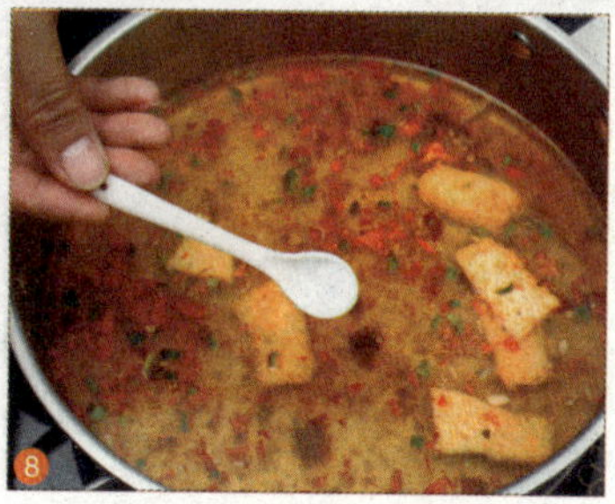

小贴士

这个菜要用北豆腐。北豆腐又称卤水豆腐，比南豆腐质地更加耐炖。

蘑菇豆芽肉汤

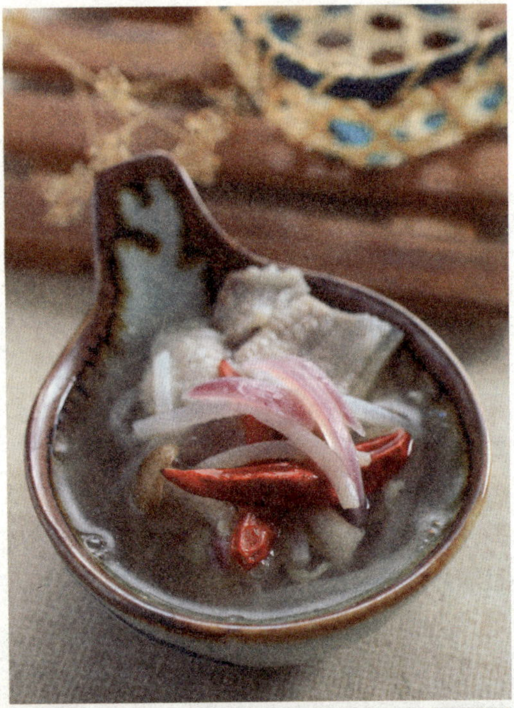

材料 黄豆芽300克，蟹味菇、五花肉、洋葱各适量，鸡蛋1个。

调料 油、盐、干辣椒各适量。

做法

1. 将黄豆芽、蟹味菇择洗干净。
2. 五花肉洗净切片；鸡蛋打入碗中，搅散；洋葱剥皮，切丝。
3. 锅中加入少许油烧热，放入洋葱丝炒香。
4. 然后放入五花肉，炒至变色。
5. 将干辣椒和蘑菇放入锅中煸炒片刻。
6. 放入豆芽煸炒。
7. 锅中倒入适量水，煮至豆芽熟透。

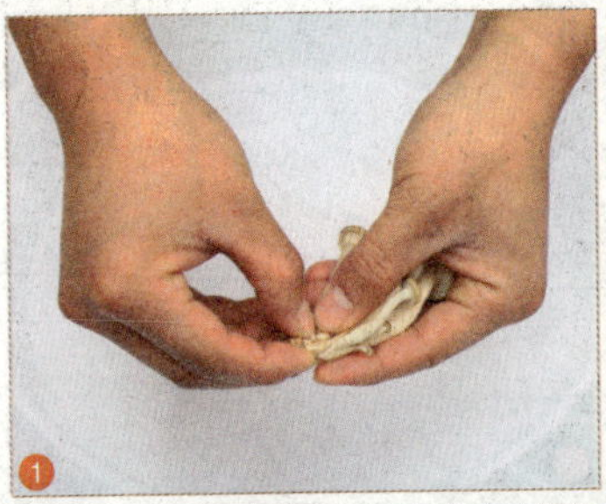

1

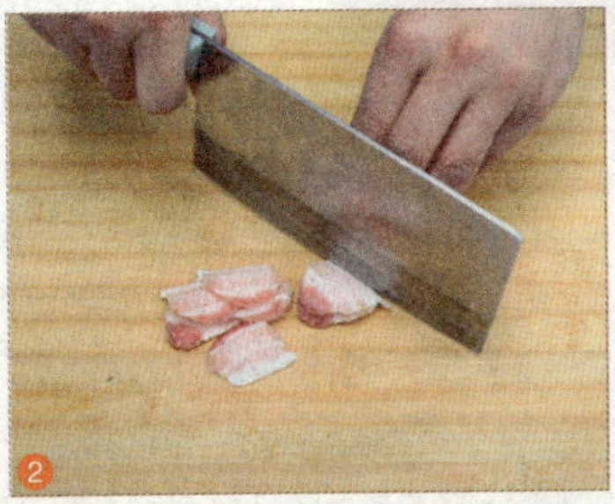

2

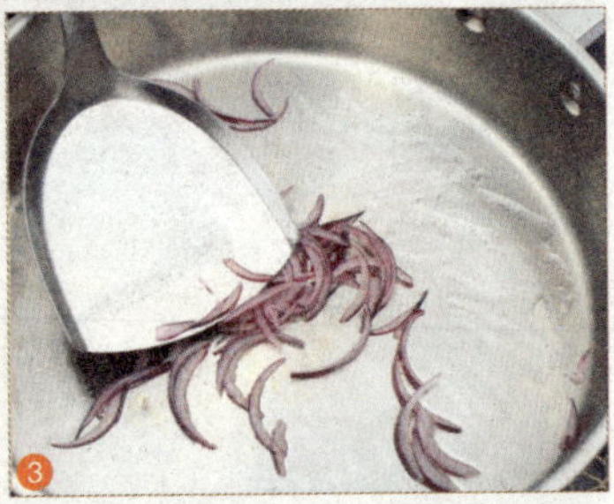

3

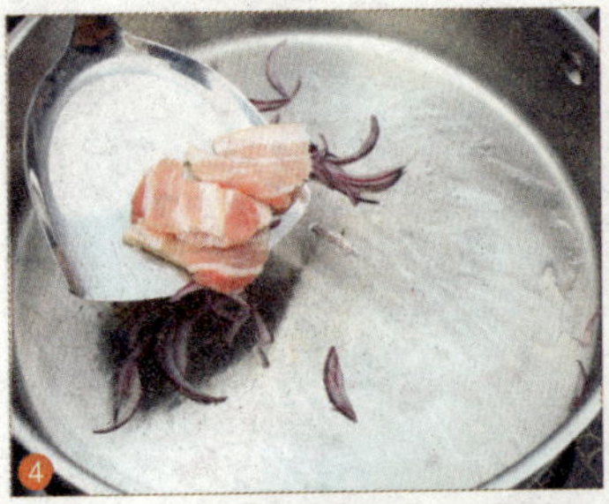

4

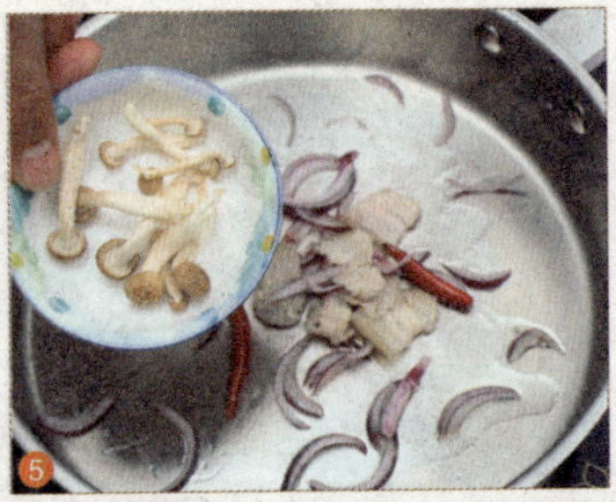

5

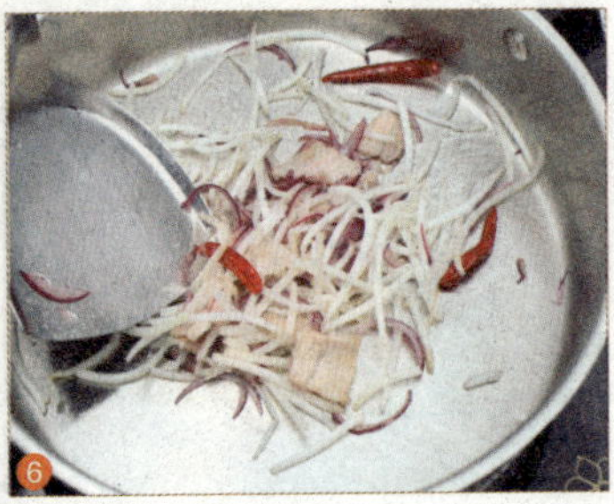

6

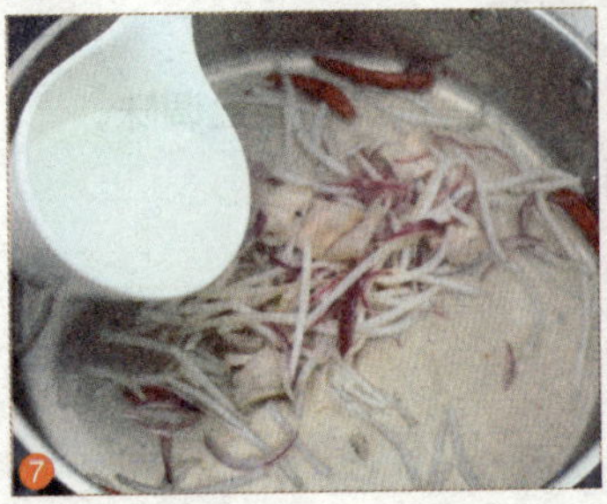

7

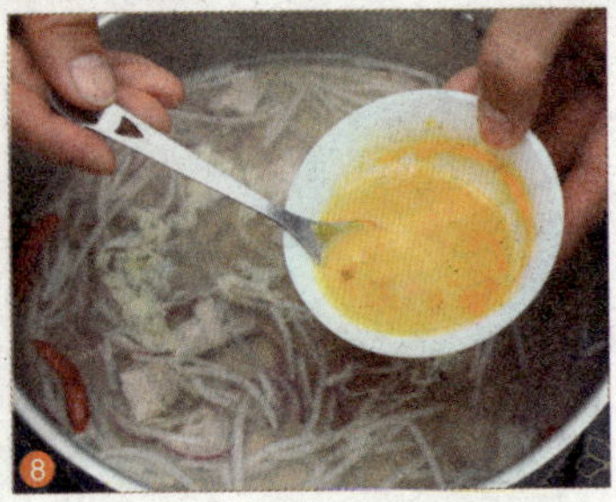

8

8. 将蛋液缓缓倒入锅中，边倒边搅拌，出锅前加盐调味即可。

口蘑汤

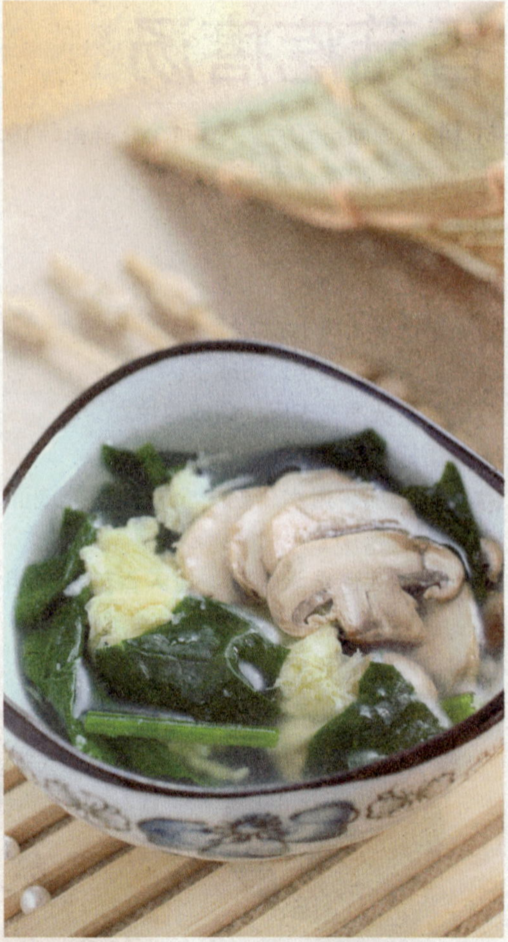

材料 口蘑200克，鸡蛋1个，菠菜适量。

调料 油、盐、鸡精、水淀粉各适量。

做法

1. 菠菜洗净，切成段。
2. 口蘑洗净，切成片；鸡蛋打入碗中，搅散。
3. 锅中加入适量清水，将口蘑放入，煮沸。
4. 将蛋液倒入锅中，边倒边搅拌。
5. 当蛋花成型后，放入适量的水淀粉搅匀。
6. 把菠菜放入锅中煮熟，最后加适量的盐和鸡精调味即可。

小贴士

口蘑口感细腻软滑，既可炒食，又可焯水凉拌，但有种特殊的味道，如果不是很喜欢口蘑的味道，可以将口蘑先焯一下再煮。

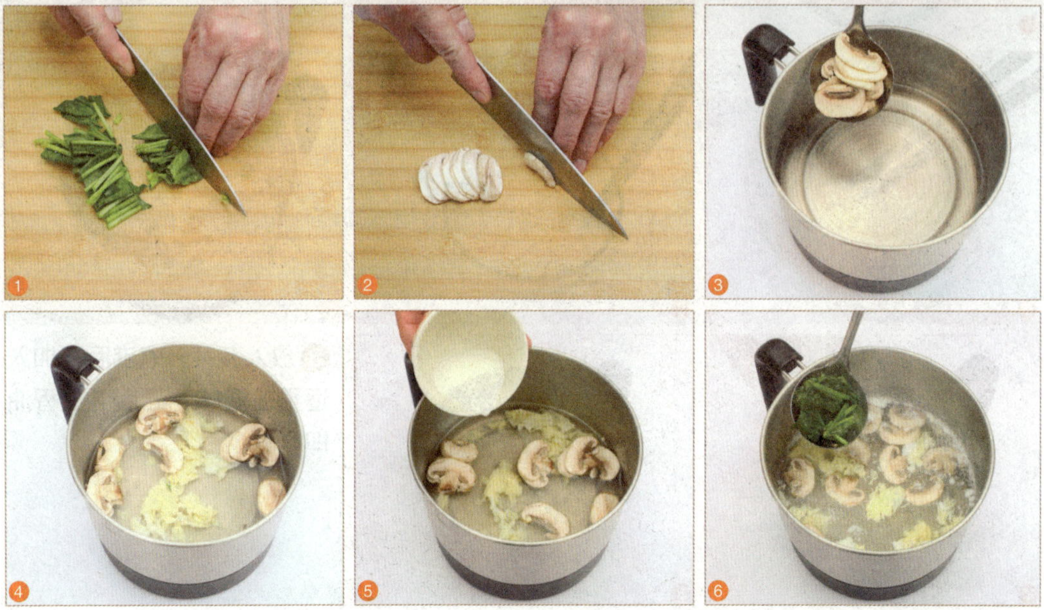

香菇疙瘩汤

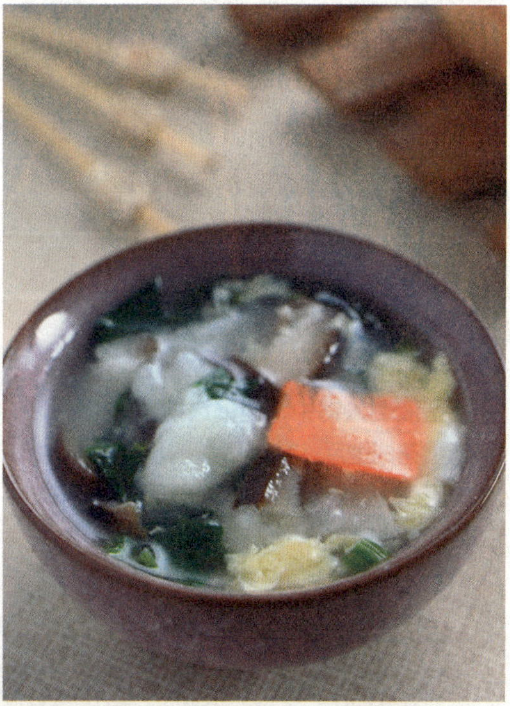

材料 小麦面粉50克，鸡蛋1个，鲜香菇10克，胡萝卜20克，菠菜30克。

调料 盐、香油各适量。

做法

1. 菠菜洗净，焯水后切碎。
2. 香菇洗净，去蒂，切成丁。
3. 胡萝卜洗净，去皮，切成薄片。
4. 鸡蛋打入碗中，搅散。
5. 面粉里加少量水，朝一个方向搅拌成面疙瘩。
6. 锅内加入适量水烧开，放入香菇丁、胡萝卜片煮2分钟，下入面疙瘩，煮沸。
7. 将蛋液缓缓倒入锅中，搅成蛋花。

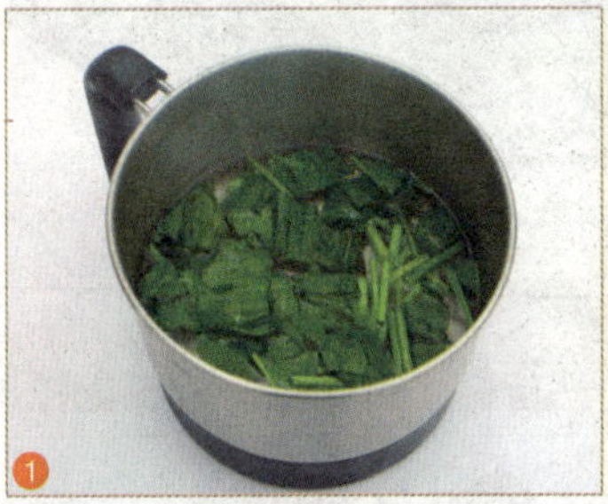

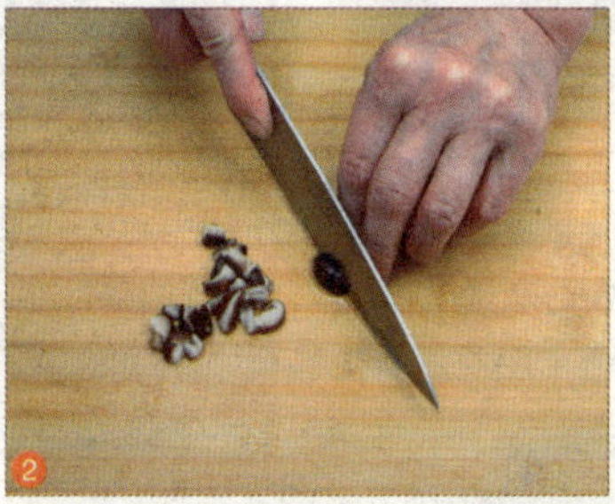

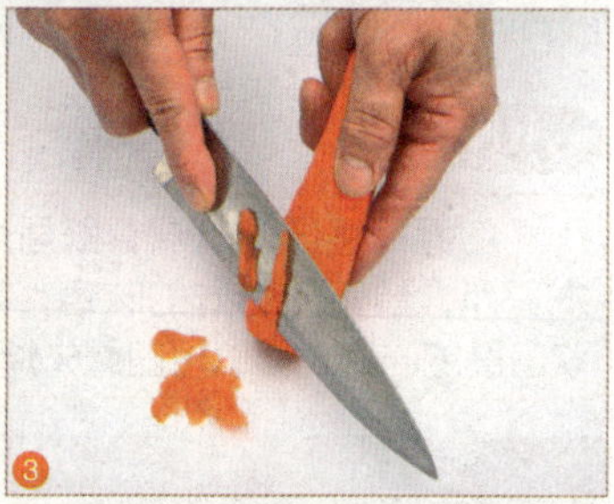

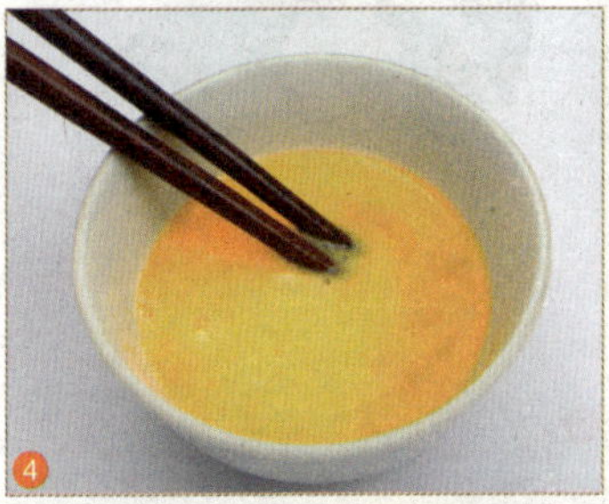

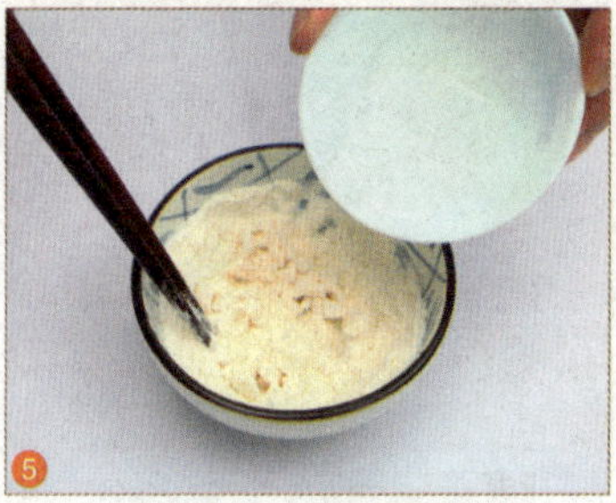

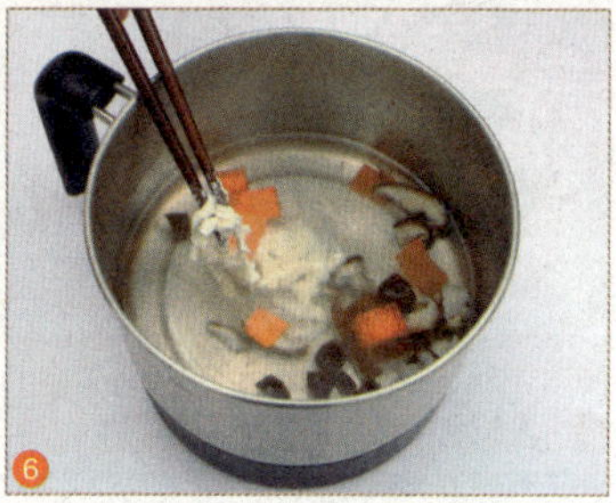

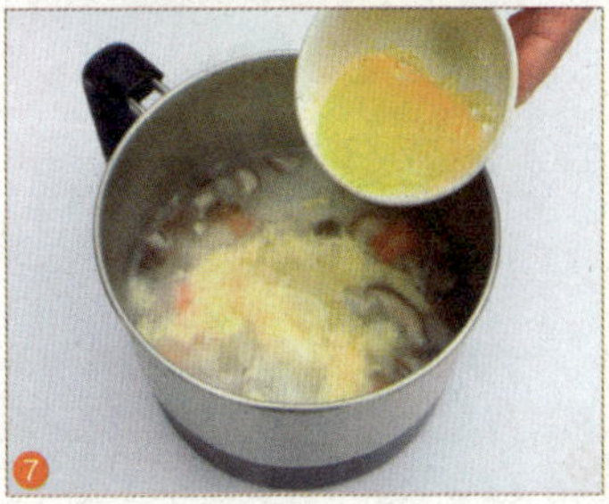

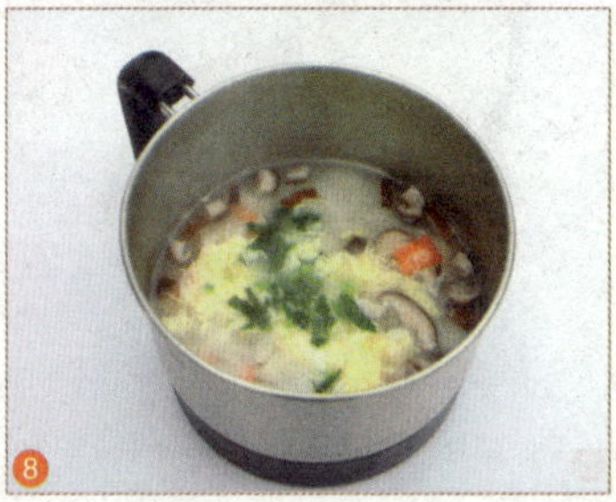

8. 放入菠菜，煮沸后再加入适量盐调味，最后淋上香油即可。

罗汉豆腐汤

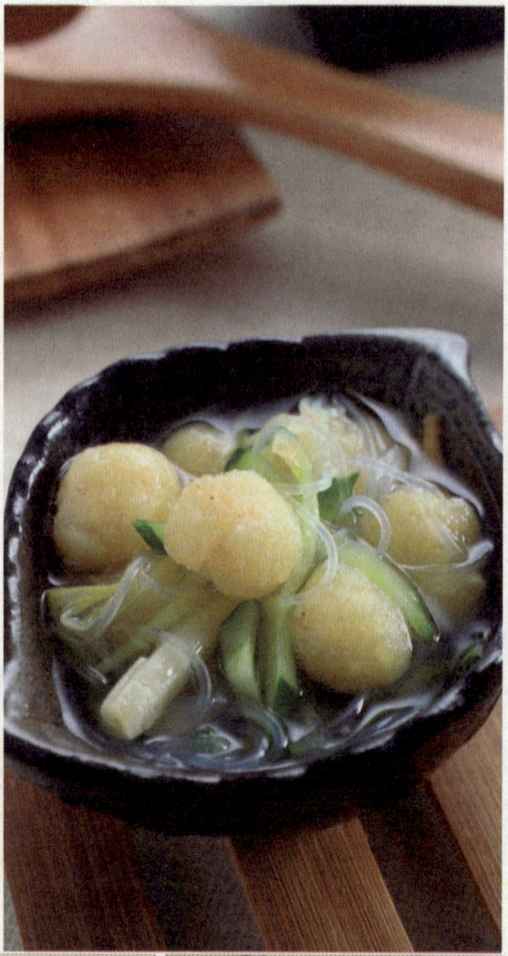

材料 豆腐25克，水发木耳25克，黄瓜25克，水发香菇25克，白菜100克，水发粉丝100克。

调料 淀粉15克，面粉50克，葱花、胡椒粉、盐、鸡精、香油各适量，素汤1000毫升。

做法

1. 将葱洗净，切成葱花；豆腐捣成碎泥。
2. 豆腐泥中加入淀粉、面粉、胡椒粉、鸡精、盐、葱花调成糊状。
3. 白菜、木耳、黄瓜、香菇分别洗净，切成丝。
4. 置锅火上，加适量油烧热，将搅拌好的豆腐泥挤成丸子，下入七成热油锅中，炸至呈金黄色捞起。
5. 锅中加素汤，烧开，下入木耳、黄瓜、香菇、粉丝、白菜和豆腐丸子。
6. 大火煮开后转小火，将所有食材煮熟后加入适量盐和鸡精，煮沸即可。

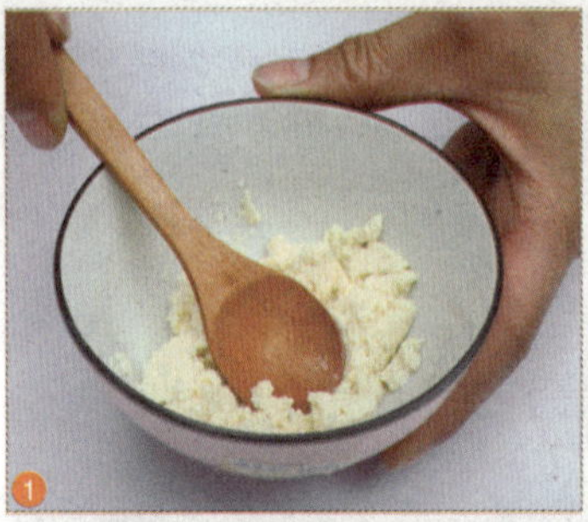
1

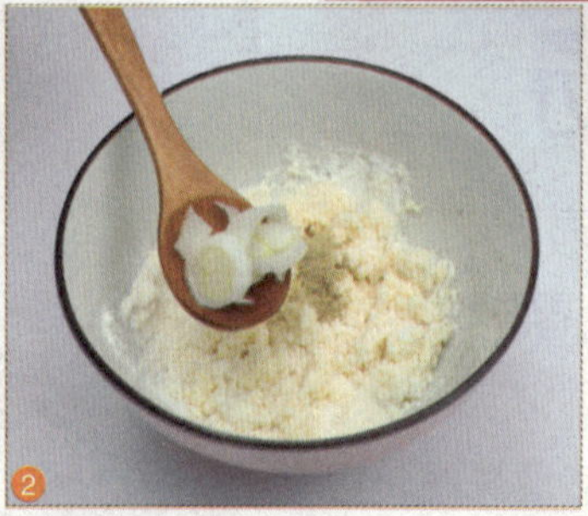
2

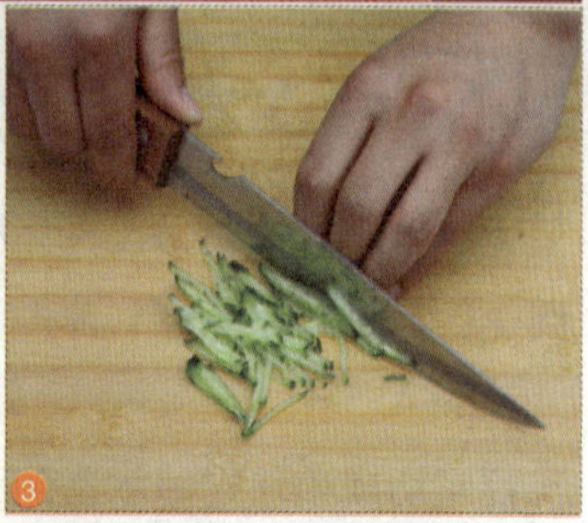
3

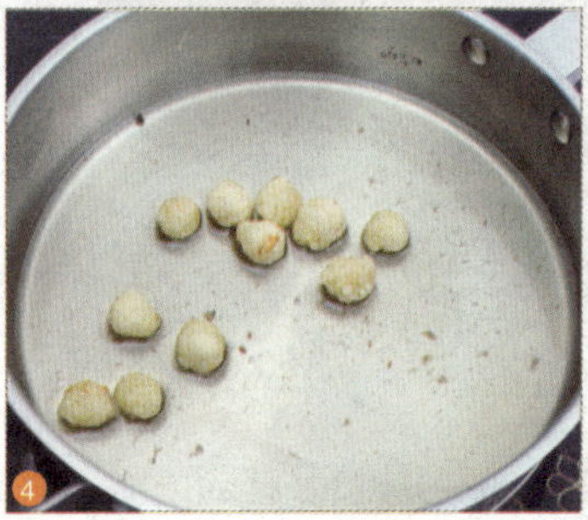
4

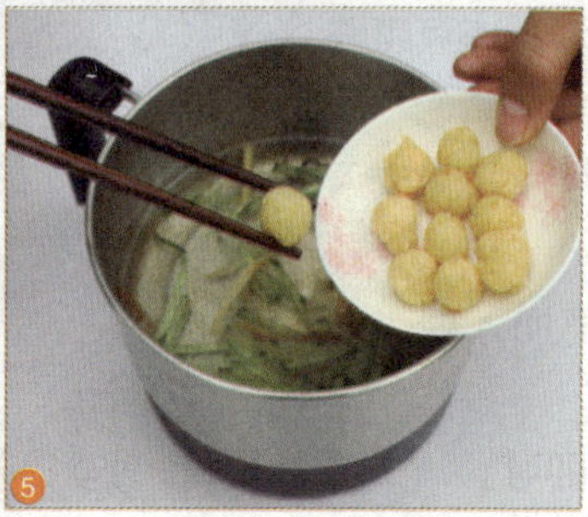
5

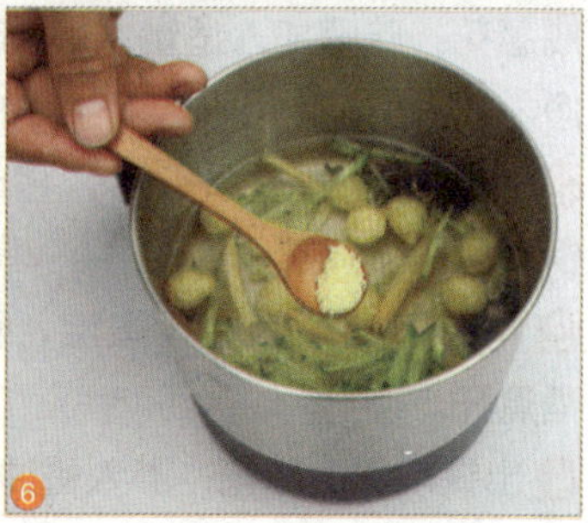
6

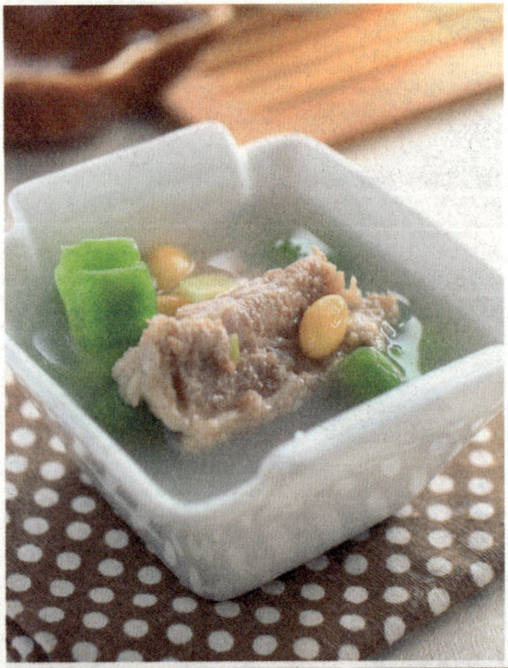

苦瓜黄豆煲排骨

材料 苦瓜200克，黄豆80克，猪排骨400克。

调料 姜、盐各适量。

做法

1. 苦瓜洗净，去瓤、去籽，切成块；黄豆洗净，浸泡一段时间；排骨洗净，切块后焯去血水；姜洗净，切片。
2. 锅置火上，加油烧热，下入姜片和排骨爆香。
3. 加入适量清水，放入苦瓜块和泡好的黄豆，大火煮沸后转小火煮1小时。
4. 出锅前根据自己的口味，加入适量盐调味即可。

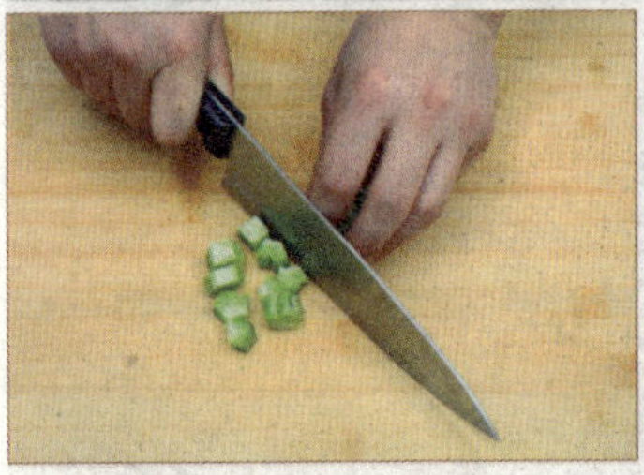

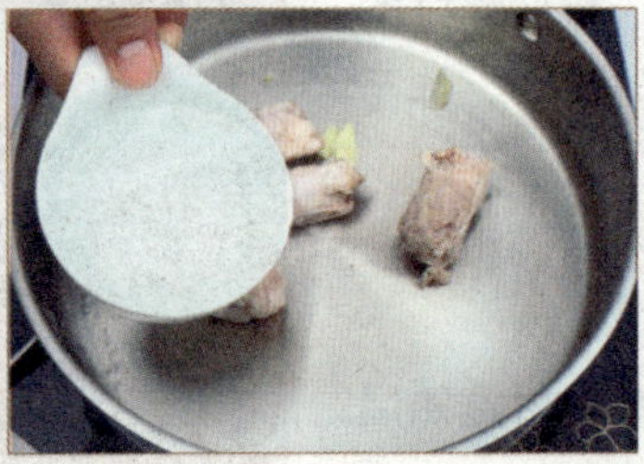

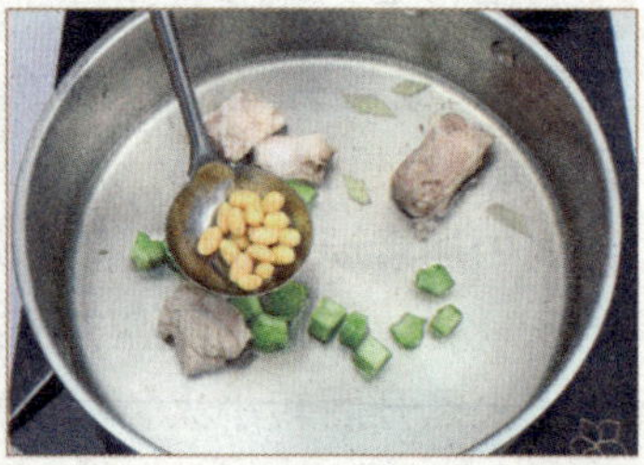

味噌豆腐汤

材料 豆腐150克，冻豆腐50克。

调料 味噌适量，葱、糖、米酒、香油各少许。

做法

1. 豆腐切成小块，焯水备用；葱洗净，切成葱花；味噌加入适量水，调匀；冻豆腐洗净，切块。
2. 锅中加入适量水煮沸，将两种豆腐放入锅中，再次煮沸。
3. 将味噌加入锅中，煮沸，再加入糖、米酒煮开。
4. 出锅前撒上葱花，淋入香油即可。

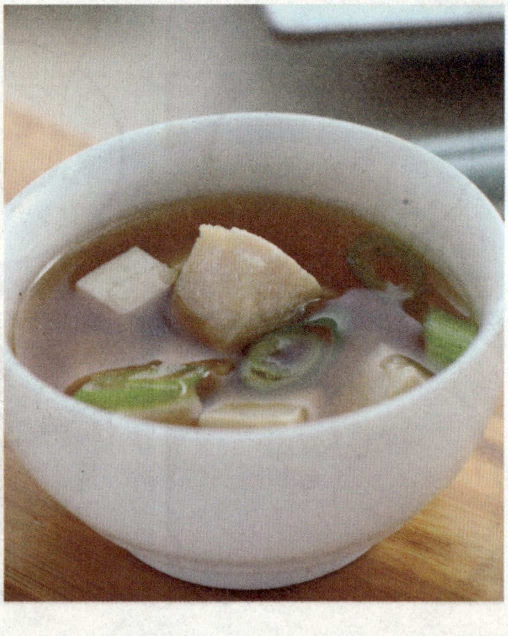

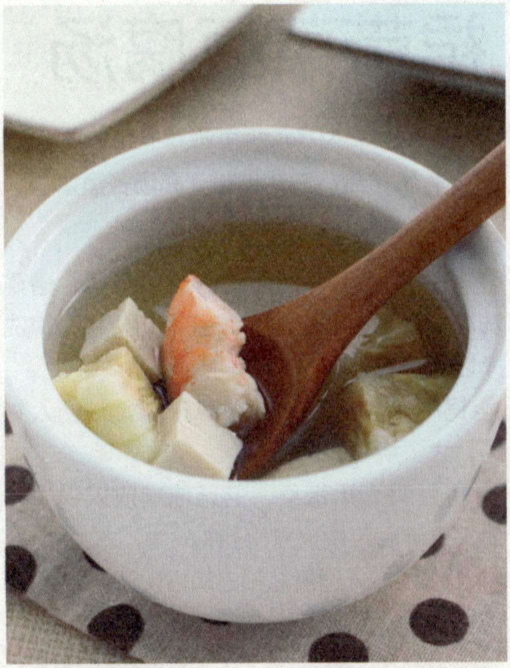

玉米豆腐汤

材料 豆腐200克，虾仁20克，玉米50克。

调料 盐、鸡精各适量。

做法

1. 豆腐切块，焯水；虾仁洗净备用；玉米切成小块。
2. 锅中加入适量水，煮沸后放入玉米，煮5分钟左右。
3. 放入豆腐，大火煮至豆腐熟透，然后放入虾仁略煮。
4. 最后根据自己的口味，加入适量的盐和鸡精调味即可。

葱豉豆腐汤

材料 豆腐500克，葱白、淡豆豉各适量。

调料 盐、酱油、味精、姜各适量。

做法

1. 将淡豆豉洗净；葱白洗净，拍扁切段；豆腐洗净，沥干水分，切成块；姜洗净，切丝。
2. 锅中放油烧热，加入豆腐块略煎一下，放入淡豆豉和姜，倒入适量清水，大火煮沸后小火煮30分钟。
3. 将葱白段加入锅中，煮出香味。
4. 最后根据自己的口味，加入适量盐、味精和酱油调味即可。

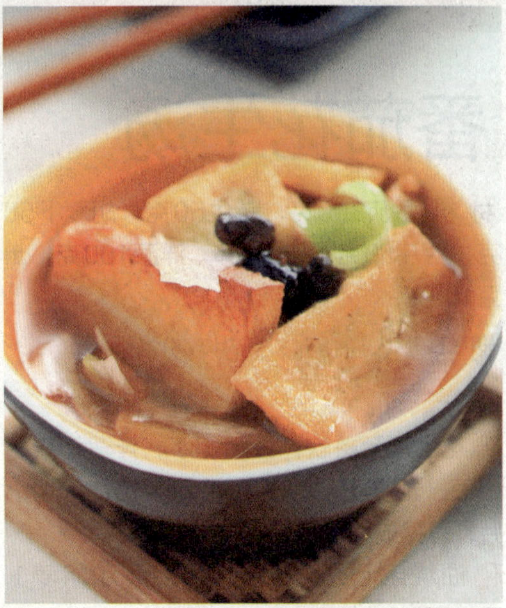

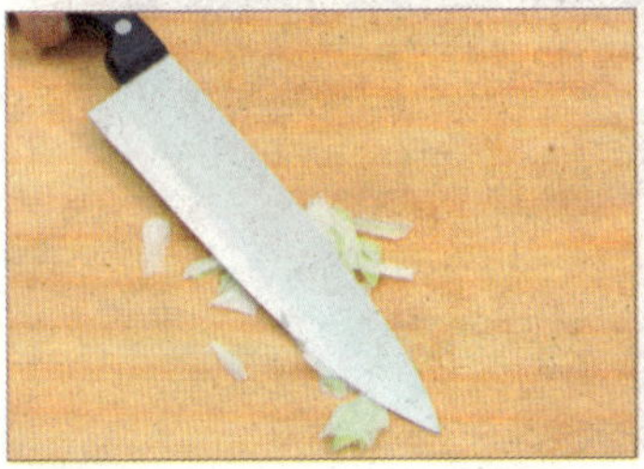

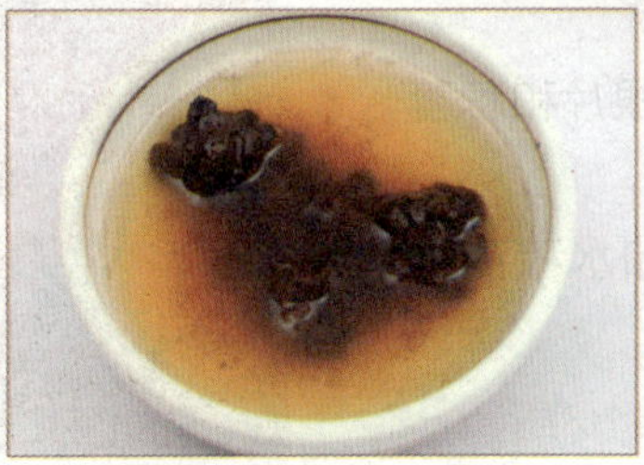

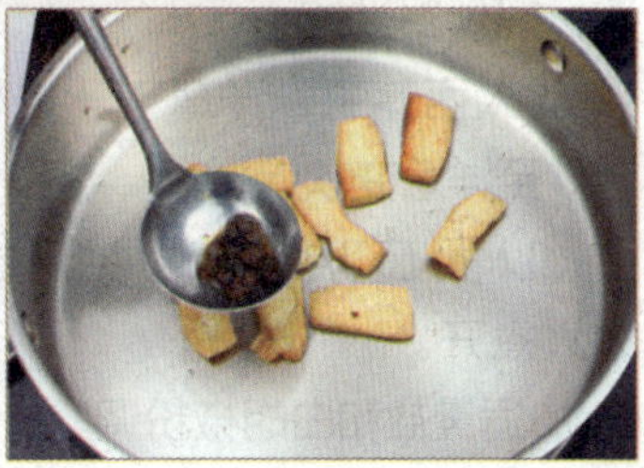

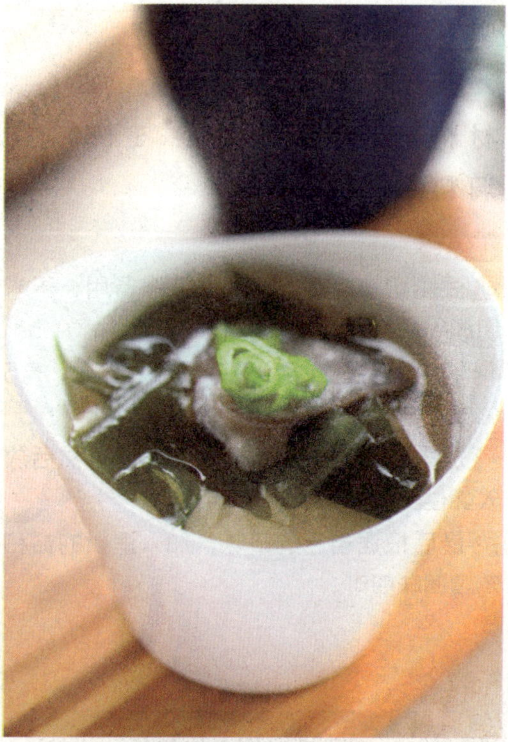

裙带菜豆腐汤

材料 豆腐300克，裙带菜、蘑菇各适量。

调料 葱、盐、白胡椒粉、高汤各适量。

做法

1. 裙带菜泡发、洗净后剪成段备用；蘑菇洗净，去蒂，撕成小块；豆腐切成块；葱洗净之后切成葱花。
2. 锅中放油烧热，加入葱花爆香，倒入高汤，大火烧开。
3. 将豆腐、裙带菜、蘑菇依次放入锅中，大火煮沸后改中火煮5分钟。
4. 出锅前加入适量盐和白胡椒粉调味即可。

番茄花生汤

材料 番茄300克，花生50克，胡萝卜50克，西芹50克，培根3片，洋葱100克，土豆100克。

调料 蒜、油、盐、白胡椒粉各适量。

做法

1. 花生煮至熟软；番茄切丁；洋葱切丁；土豆、胡萝卜切丁；西芹切丁；培根切小片；蒜捣成蒜蓉。
2. 油烧至七成热，放入土豆丁和胡萝卜丁，翻炒2分钟。
3. 放入西芹丁、洋葱丁、培根片和蒜蓉，翻炒至洋葱变软。
4. 加入番茄丁翻炒2分钟后加水和花生，大火煮开。
5. 加适量盐和白胡椒粉调味。

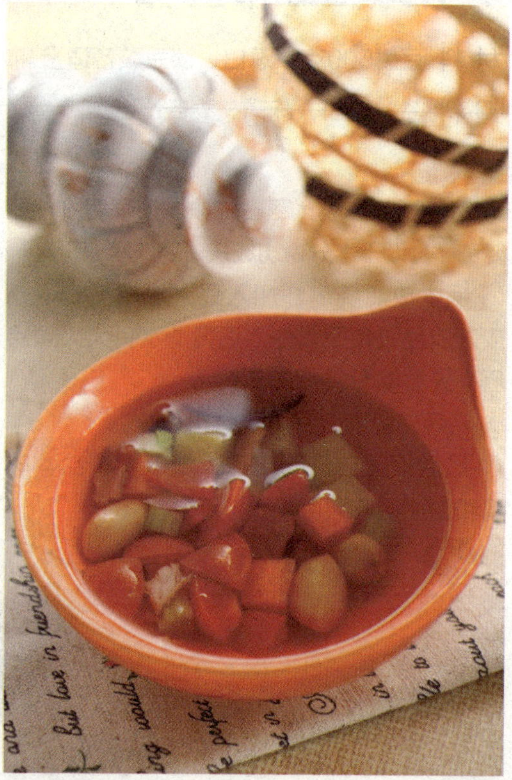

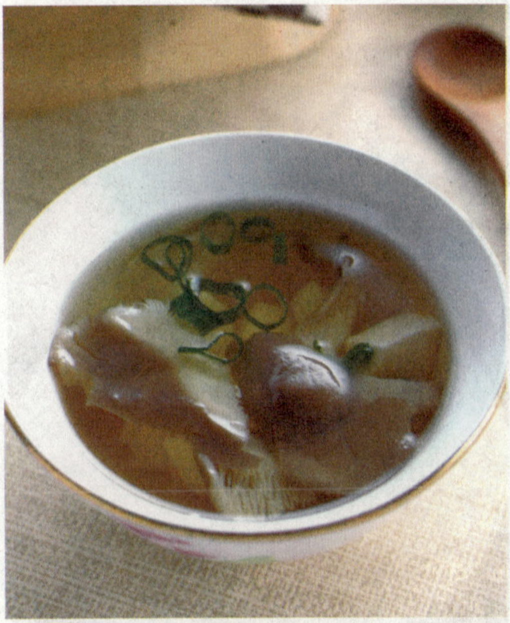

凤尾菇豆腐煲

材料 凤尾菇100克，水豆腐200克。

调料 盐、味精、葱、香油各适量。

做法

1. 凤尾菇洗净去杂质，切成薄片；豆腐切成小块，焯水；葱洗净，切成葱花。
2. 锅中加油烧热，放入凤尾菇，煸炒片刻。
3. 倒入清水，放入豆腐块，加入适量盐和味精，烧煮至凤尾菇、豆腐入味。
4. 最后出锅前撒上葱花，淋入适量香油即可。

双菇豆腐汤

材料 木耳、冬菇各10克，金针菇50克，黄瓜50克，嫩豆腐半盒。

调料 盐5克，香油少许。

做法

1. 将木耳、冬菇分别泡发，洗净；豆腐切成片后焯水备用。
2. 金针菇切去尾端洗净；黄瓜洗净，切成片状。
3. 锅中加入清水，煮沸，放入豆腐片，煮沸后加入冬菇、木耳、金针菇和盐，稍煮片刻。
4. 起锅前撒上黄瓜片盛入汤碗内，淋上少许香油即可。

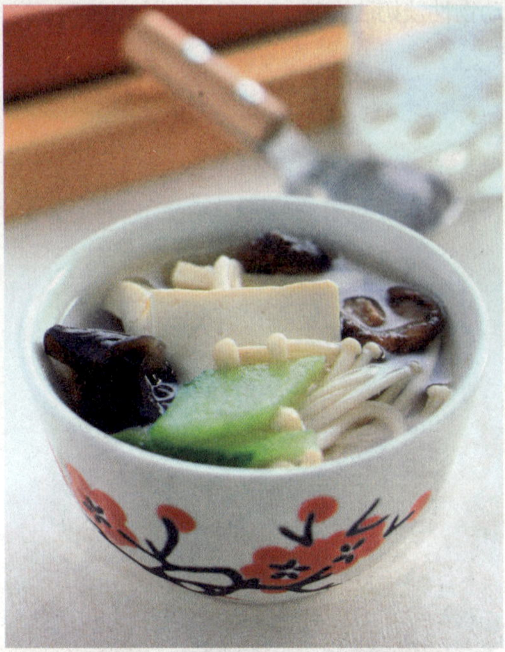

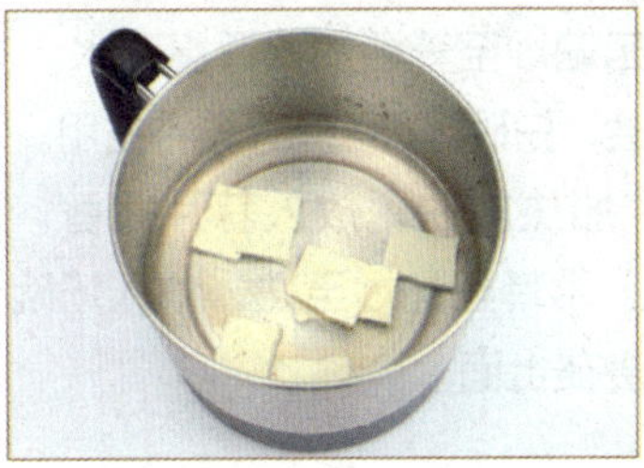

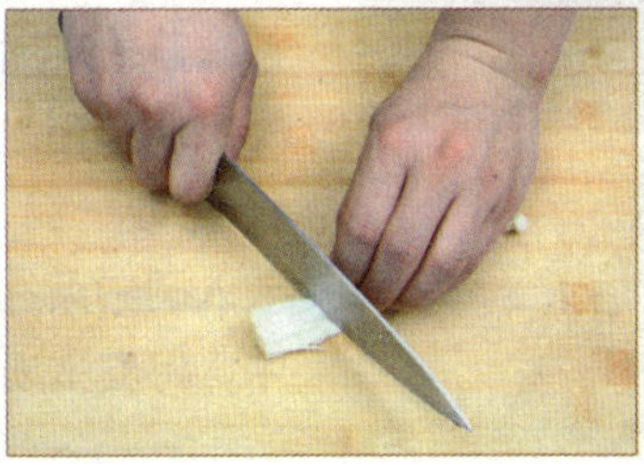

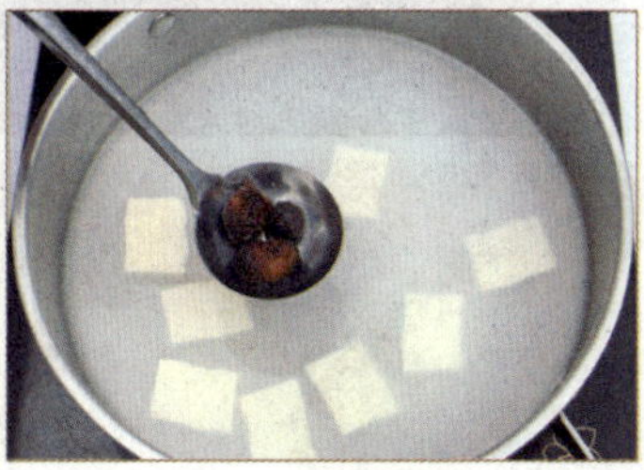

青豆浓汤

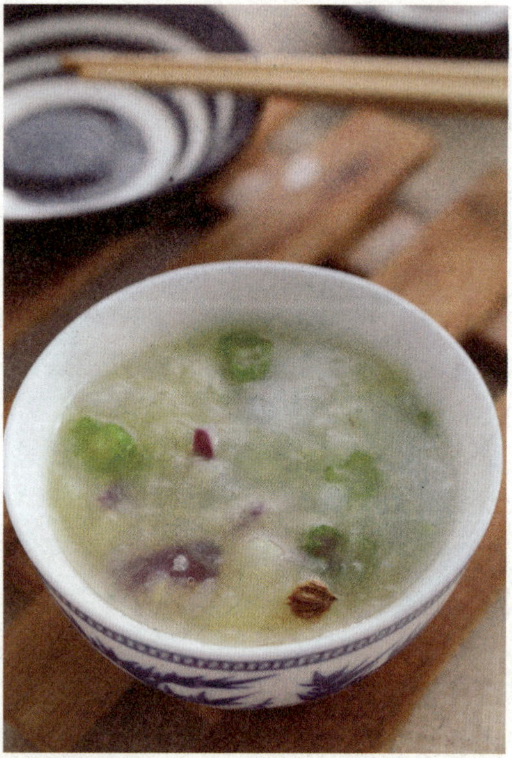

材料 青豆80克，西芹10克，土豆20克，洋葱10克。

调料 黄油、盐各适量，动物性淡奶油10毫升，鸡高汤500毫升。

做法

1. 青豆放入沸水中烫熟；西芹择洗干净，切小块；土豆切小块；洋葱切小块。
2. 置锅火上，放入黄油融化，加入洋葱块、西芹块炒香。
3. 加入鸡高汤、土豆块，小火熬煮约15分钟，冷却后放入果汁机打匀。
4. 将浓汤倒入锅中，大火煮沸，加入盐、动物性淡奶油调味。

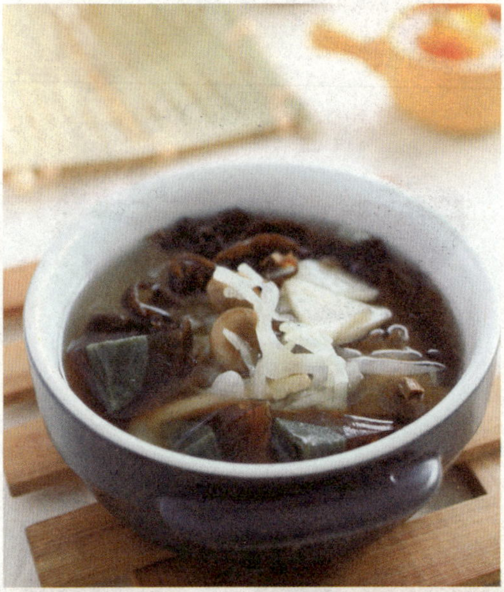

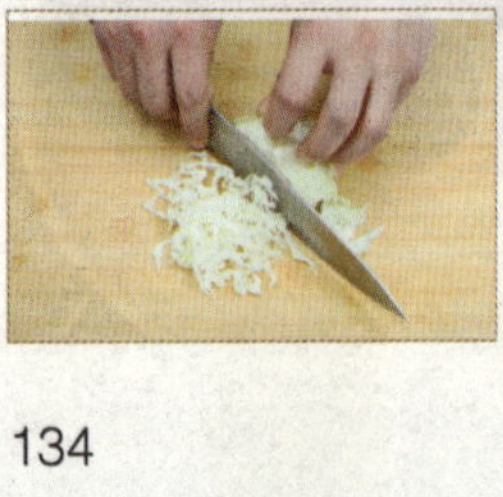

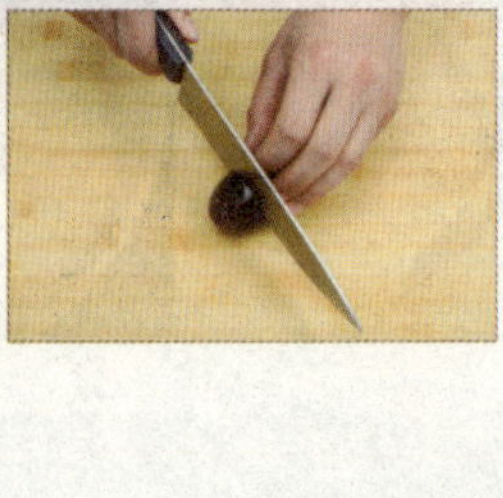

皮蛋杂菌汤

材料 皮蛋1个，鸡腿菇50克，蟹味菇50克，茶树菇50克，木耳30克，圆白菜适量。

调料 橄榄油、鸡精、白砂糖、盐、蒜各适量。

做法

1. 皮蛋剥壳，切块；鸡腿菇、蟹味菇、茶树菇洗净，切段；圆白菜切丝；木耳泡发，切丝；蒜切片。
2. 锅置火上，倒入橄榄油，放入鸡腿菇、蟹味菇、茶树菇煸炒至干香加入适量开水。
3. 加入皮蛋、盐、白砂糖，焖煮几分钟备用。
4. 另取一锅，加热放油，放入蒜片爆香，放入圆白菜丝、木耳丝翻炒至熟，放入汤碗中，将皮蛋汤浇在上面。

芙蓉豆腐汤

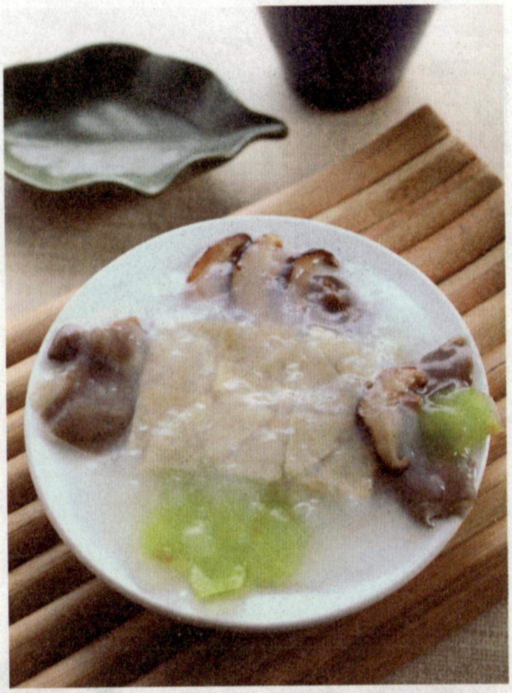

材料 豆腐200克，莴笋50克，蘑菇50克，牛奶100毫升。

调料 盐5克，白砂糖2克，玉米淀粉4克，胡椒粉5克，味精3克，素汤200毫升。

做法

1. 豆腐去皮，用刀背剁茸；蘑菇、莴笋切片。
2. 将搅拌好的豆腐泥上笼蒸，大火上气后改用小火蒸10分钟。
3. 炒锅中油烧热，倒入素汤，加入蘑菇、莴笋，大火煮沸后转小火，将蘑菇、莴笋取出放在豆腐糕周围。
4. 汤中加盐、胡椒粉、白砂糖、味精调味，以淀粉勾芡，浇于所有食材上。

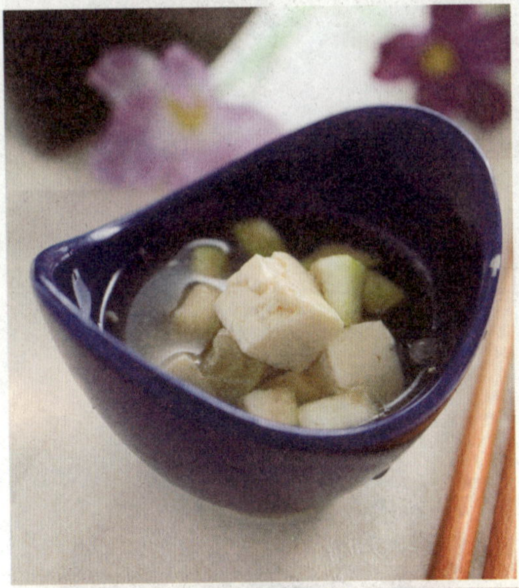

丝瓜豆腐汤

材料 丝瓜250克，南豆腐250克。

调料 盐、植物油各适量。

做法

1. 将丝瓜洗净，去皮，切成块；豆腐洗净，切块备用。
2. 锅置火上，放入适量植物油烧热，下丝瓜煸炒片刻。
3. 加入适量清水，煮沸后加入豆腐块，大火煮沸后转小火，煮至所有食材熟透。
4. 根据自己的口味，加入适量盐调味即可。

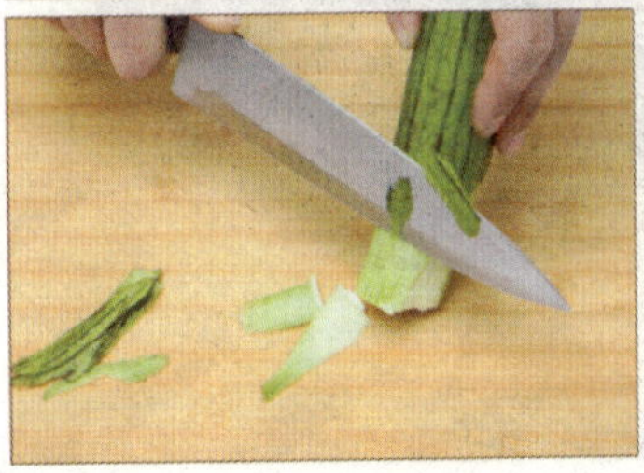

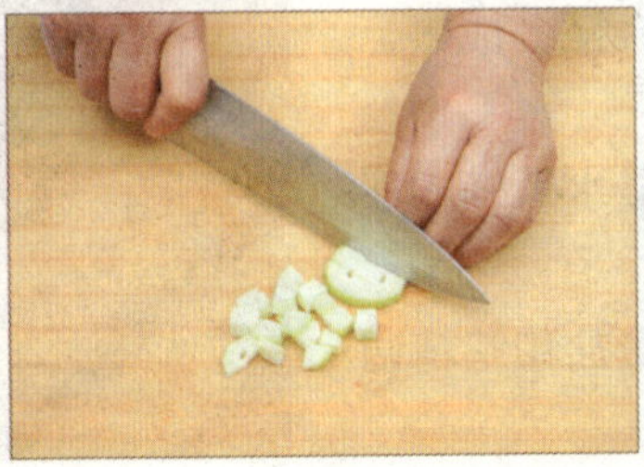

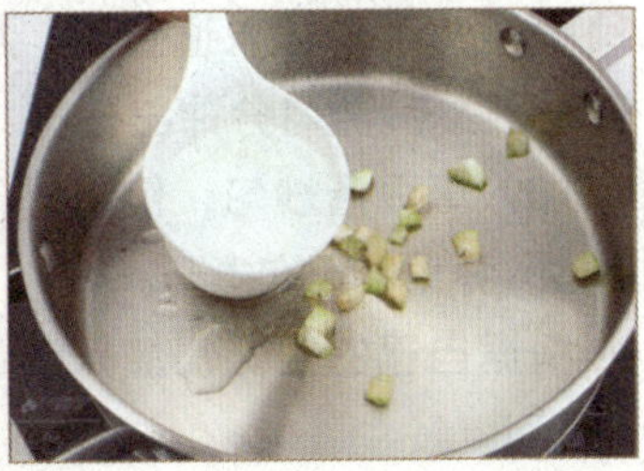

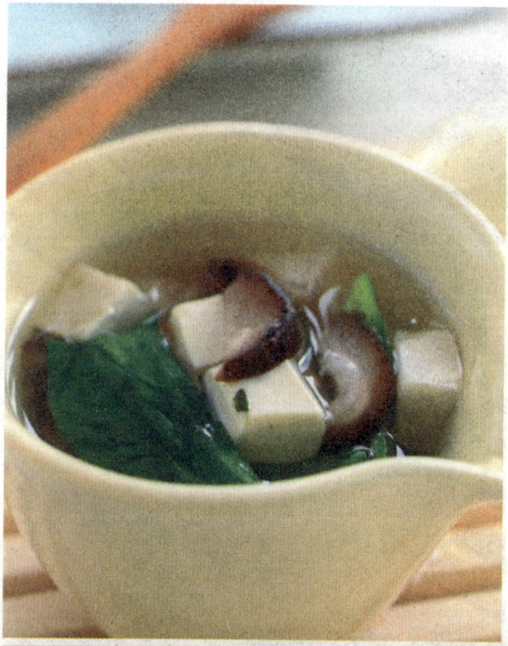

香菇豆腐汤

材料 北豆腐200克，鲜香菇150克，冬笋50克，油菜25克。

调料 盐2克，味精1克，胡椒粉1克，熟鸡油25克。

做法

1. 将香菇洗净，去蒂；冬笋洗净，切成薄片；油菜洗净，切段。
2. 豆腐切成小块，焯水后捞出，沥去水备用。
3. 锅置火上，加入适量清水煮沸，放入冬笋片、香菇、豆腐块，大火煮沸，撇去浮沫。
4. 放入油菜，煮沸，加入盐和味精，稍煮一下，出锅前加入胡椒粉，淋入熟鸡油即可。

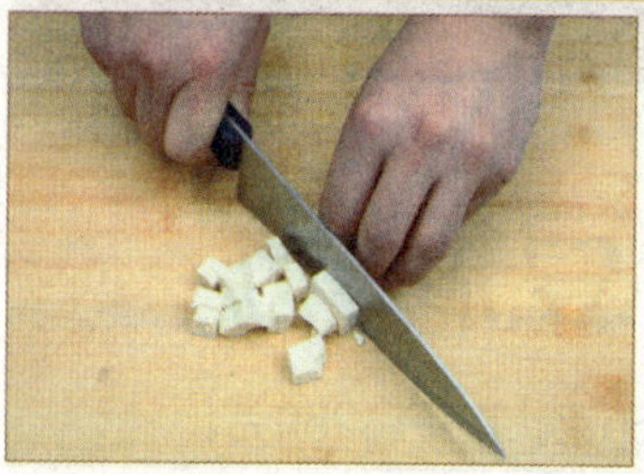

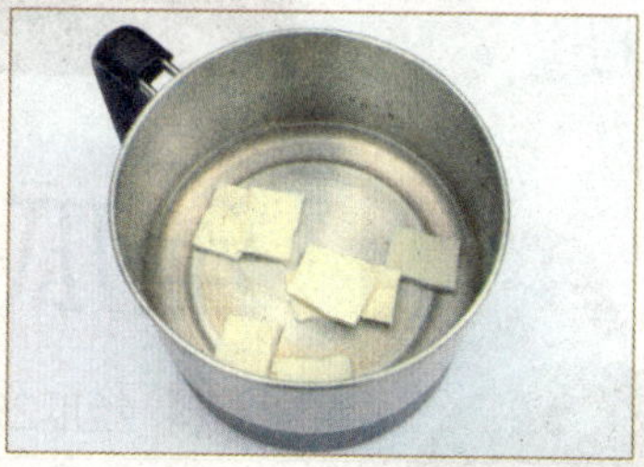

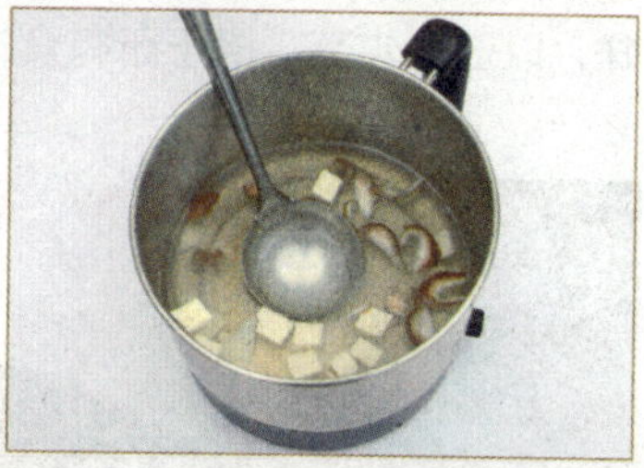

荠菜豆腐羹

材料 荠菜250克，嫩豆腐1盒。

调料 黄豆酱、盐、鸡精各适量。

做法

1. 将荠菜摘去老叶子和根蒂，清洗干净，焯水后挤干水分，切成碎末；嫩豆腐从盒中取出备用。
2. 锅置火上，加入适量油，烧至七成热，倒入豆腐，翻炒1分钟左右。
3. 加入黄豆酱炒匀，倒入适量水煮开，然后加入荠菜，再次煮开。
4. 根据自己的口味，加入适量盐和鸡精调味即可。

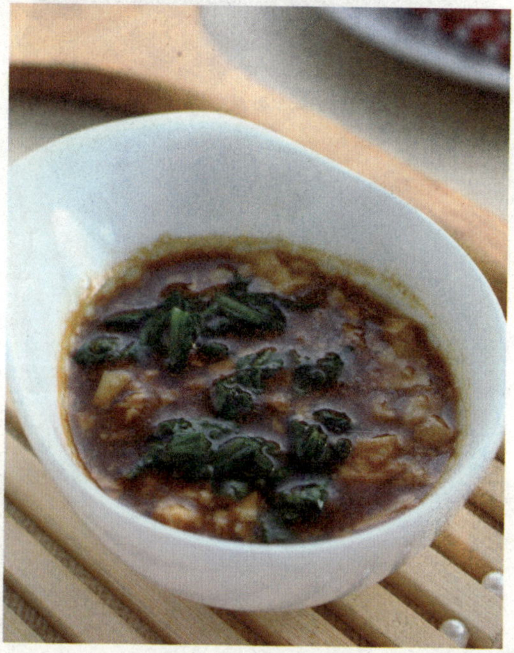

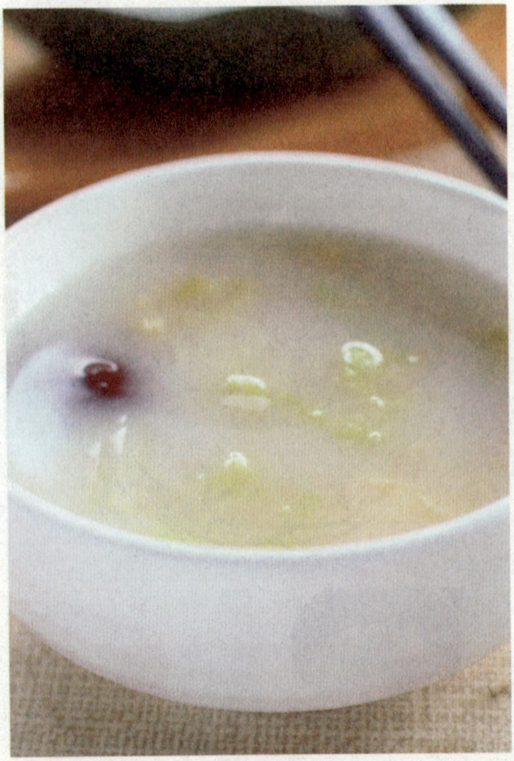

白菜红枣蛋花汤

材料 白菜200克，牛奶适量，红枣5颗，鸡蛋1个。

调料 盐适量。

做法

1 将白菜洗净，取白菜心，切成5厘米长的段，焯水备用；鸡蛋打散成蛋汁。

2 锅中加入适量清水，放入红枣，煮半小时左右，倒入牛奶煮沸。

3 放入白菜心，煮沸。

4 放入蛋汁，搅散，加盐调味即可。

虾米蚕豆泥

材料 蚕豆300克，虾米适量。

调料 盐、鸡精各适量。

做法

1 蚕豆洗净剥皮后，放在煮锅里，注入清水，水量以刚淹没蚕豆为准；中火煮8～10分钟，关火，待蚕豆变温后，放入搅拌机内打匀。

2 炒锅内倒少量油，六成热后放入虾米，炒出香味，捞出。

3 将蚕豆泥倒入锅内，中火煮开，加入盐、鸡精，即可出锅。

4 出锅后，将蚕豆泥倒进碗里，放上炒过的虾米。

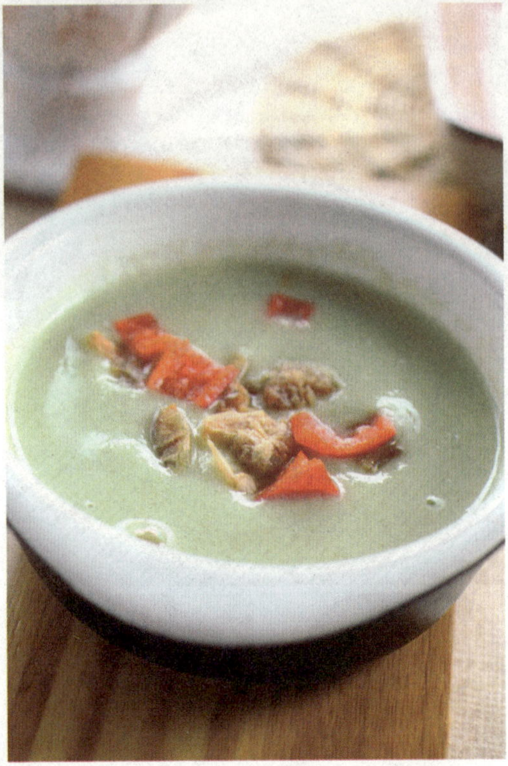

瘦肉番茄南瓜汤

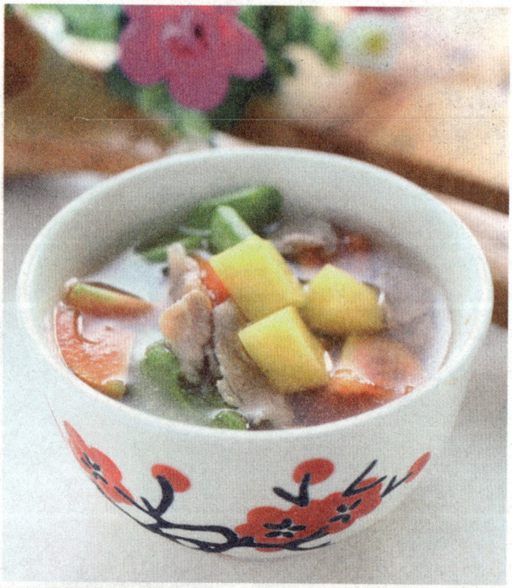

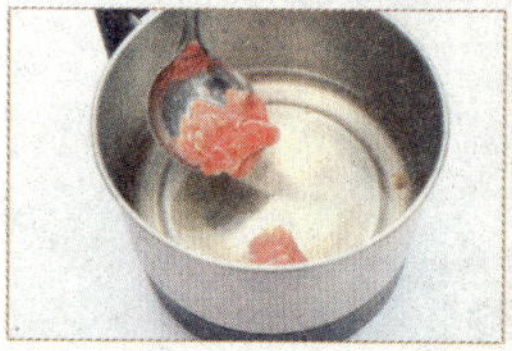

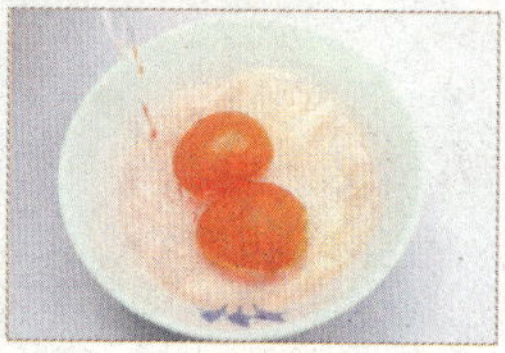

材料 南瓜500克，西芹50克，番茄200克，瘦肉50克。

调料 盐、姜适量。

做法

1. 瘦肉洗净切成片，焯水去浮沫；将南瓜去皮、去籽，洗净，切成小块；西芹洗净，斜切成段；番茄烫去皮，切成块；姜洗净，切片。
2. 锅中放入适量水，加入瘦肉片、南瓜块、西芹段、番茄块、姜片，大火煮开后，转小火煮15分钟。
3. 最后根据自己的口味，加入适量盐调味即可。

牛百叶白菜煲

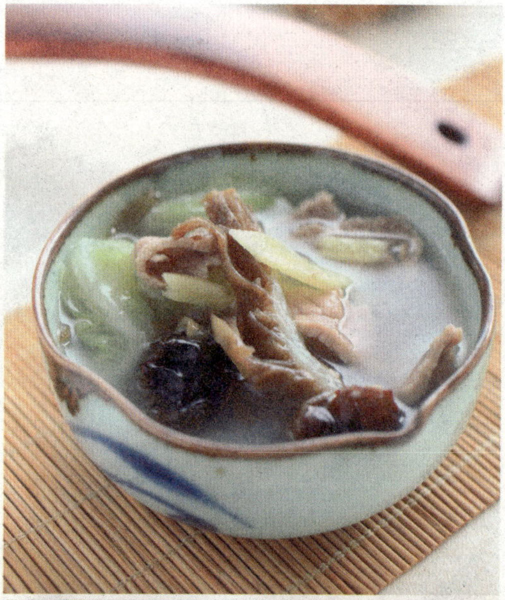

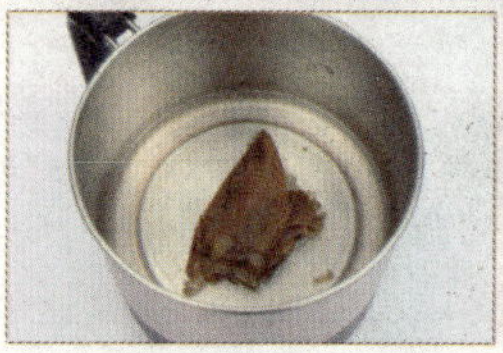

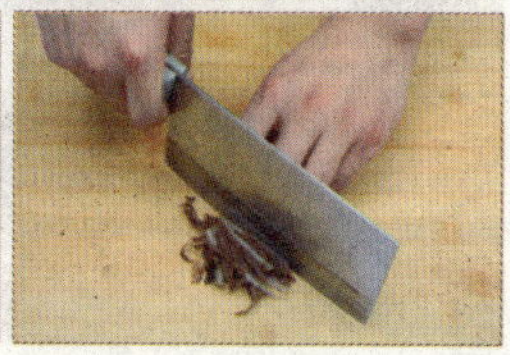

材料 牛百叶、白菜各300克，猪瘦肉100克，蜜枣6颗，清汤适量。

调料 姜片、料酒、盐、鸡精、油、香油各适量。

做法

1. 牛百叶洗净，放入沸水中焯3分钟，捞出凉凉后切丝。
2. 猪瘦肉洗净，切片，加料酒、盐腌渍；白菜洗净，切片。
3. 锅内倒油烧至六成热，放入白菜片翻炒片刻盛出。
4. 另取一锅，锅内放清汤，大火煮沸后放入白菜片、蜜枣、姜片，小火煮30分钟。
5. 再放入猪肉片、牛百叶丝，大火煮沸。
6. 最后加入适量盐、鸡精、香油调味即可。

芹菜干丝汤

材料 豆腐干200克，火腿50克，芹菜30克，香菇20克，鸡汤适量。

调料 姜丝、葱花、盐、白砂糖、味精、香油各适量。

做法

1. 豆腐干洗净，切丝；火腿切丝；香菇洗净，去根蒂，切丝；芹菜洗净，去叶，切丝备用。
2. 砂锅内放入鸡汤，加姜丝、豆腐干丝，大火煮5分钟。
3. 放入香菇丝、芹菜丝、火腿丝继续用大火煮3分钟。
4. 加盐、白砂糖、味精调味，撒上葱花，淋入香油即可。

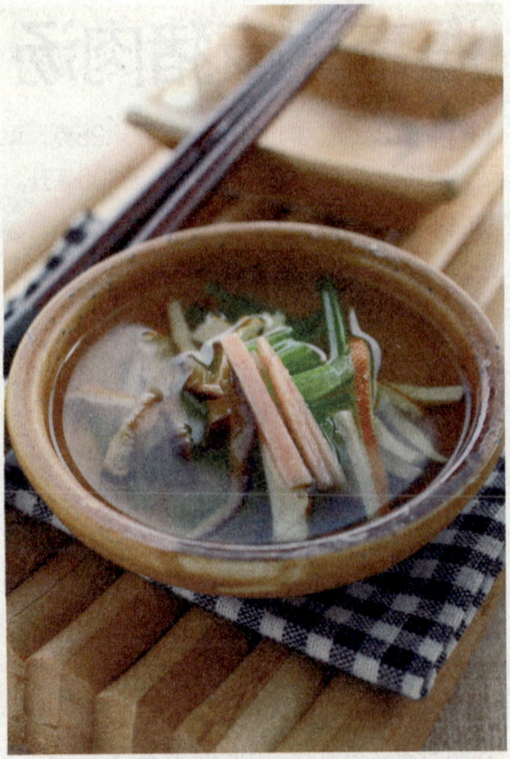

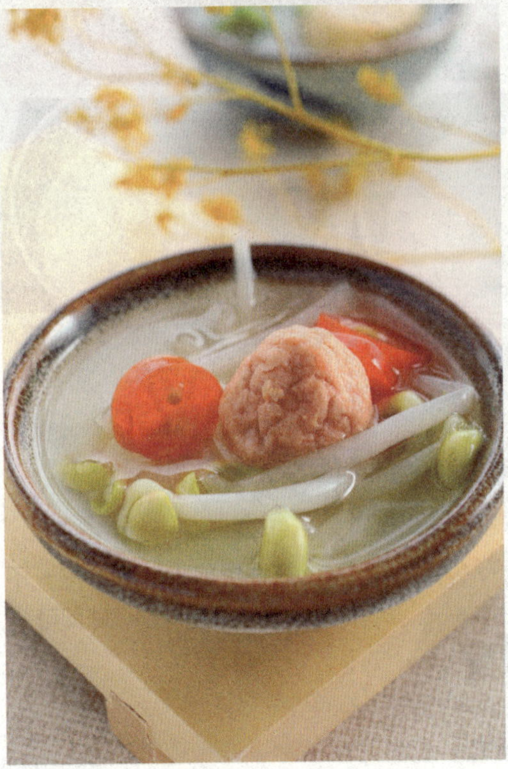

番茄豆芽肉丸汤

材料 猪肉馅250克，番茄300克，黄豆芽100克，鸡蛋1个，高汤1000毫升。

调料 盐、姜、味精、酱油各适量。

做法

1. 将番茄洗净，切片；葱洗净，切成末；姜洗净，一半切末，一半拍碎；黄豆芽洗净待用。
2. 猪肉馅中加入鸡蛋、盐、姜末、酱油搅拌均匀待用。
3. 锅中加入高汤、拍碎的姜，煮沸。
4. 改小火，加入肉馅挤成的肉丸。
5. 待肉丸浮出汤面时，加黄豆芽、番茄片、盐、酱油、味精，煮沸即可。

海带豆皮猪肉汤

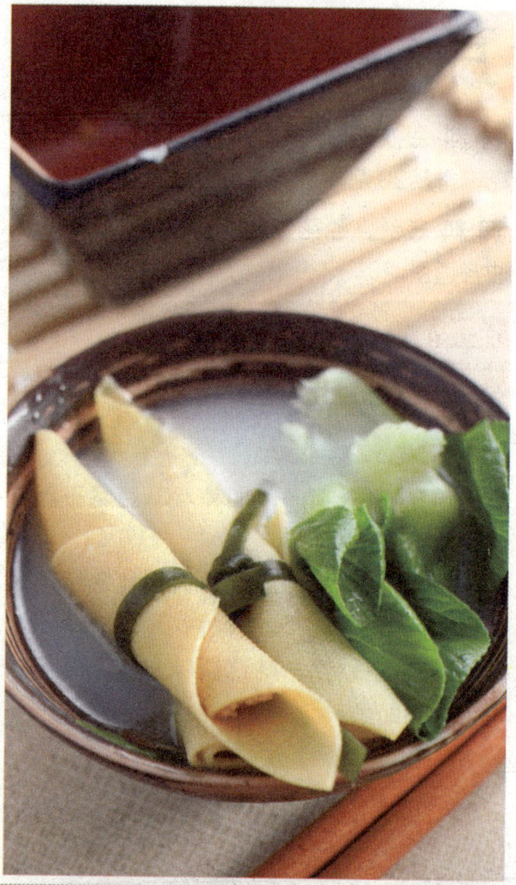

材料 豆皮2张，肉馅100克，海米25克，草菇、海带丝、油菜心各50克，高汤300毫升。

调料 盐、酱油、味精、植物油、料酒、姜各适量。

做法

1. 将豆皮切成大块；油菜心洗净；海米、草菇、葱、姜洗净，切末。
2. 炒锅置旺火上倒植物油，放入豆皮稍煎片刻。
3. 锅留底油，烧至五成热时放入葱末、姜末、肉馅炒至变色。
4. 加入料酒、酱油、盐、海米末、草菇末翻炒均匀，盛入盘中备用。
5. 将豆皮摊开，包入炒好的肉馅。
6. 用海带丝将包好肉馅的豆皮系好。
7. 炒锅置旺火上，放入高汤、豆皮肉馅包、盐煮开锅。

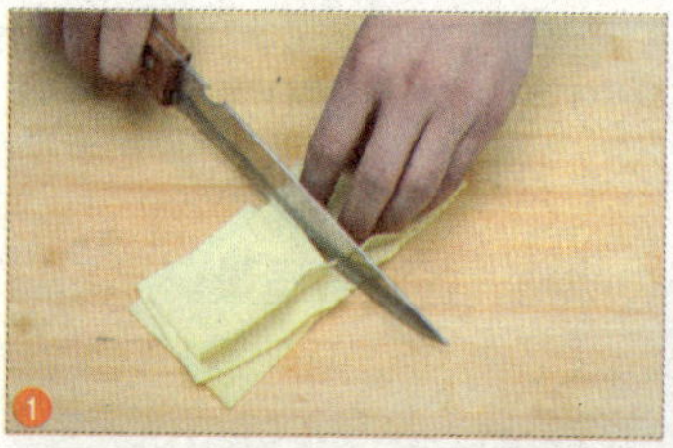

1

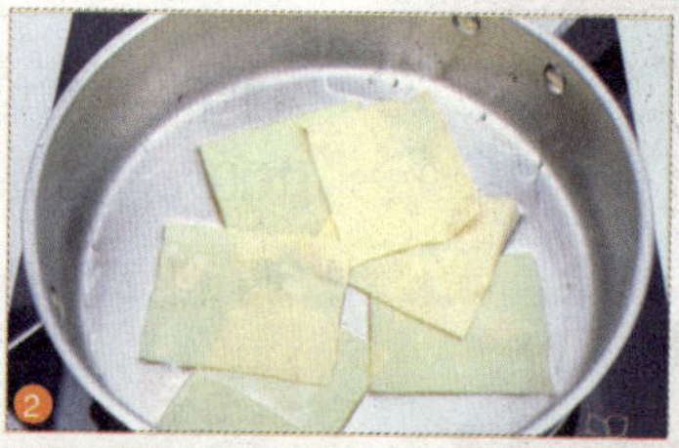

2

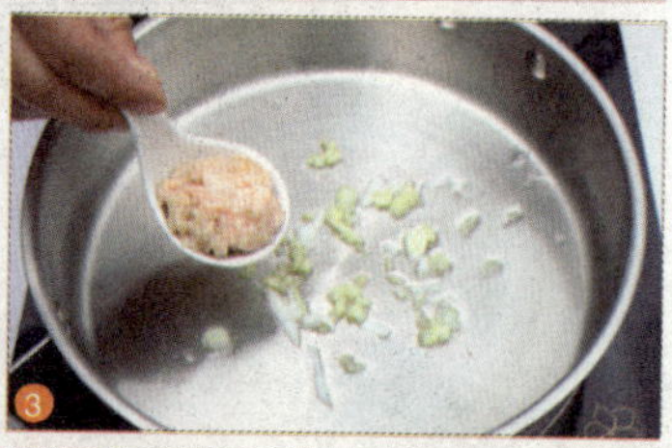

3

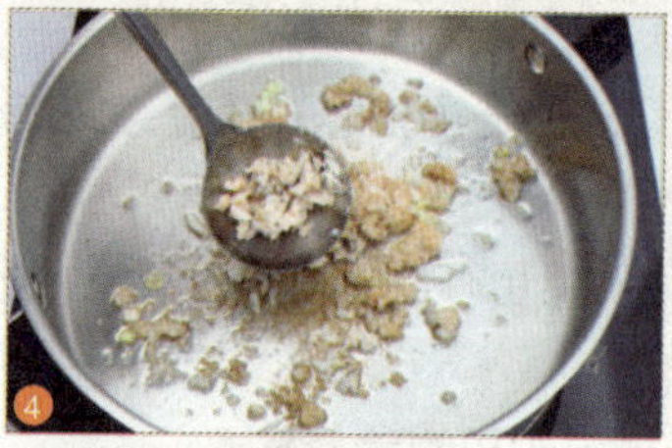

4

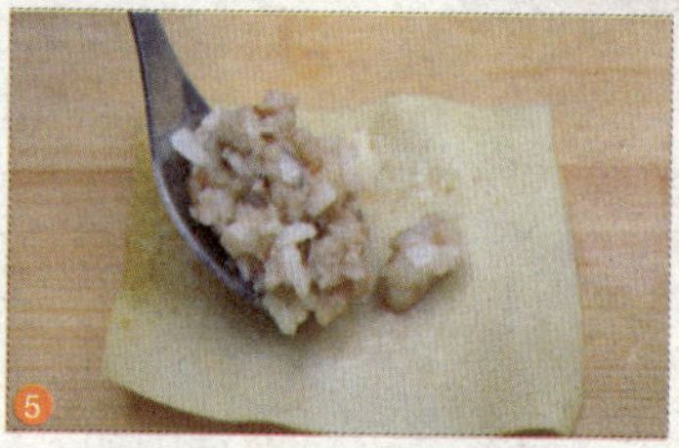

5

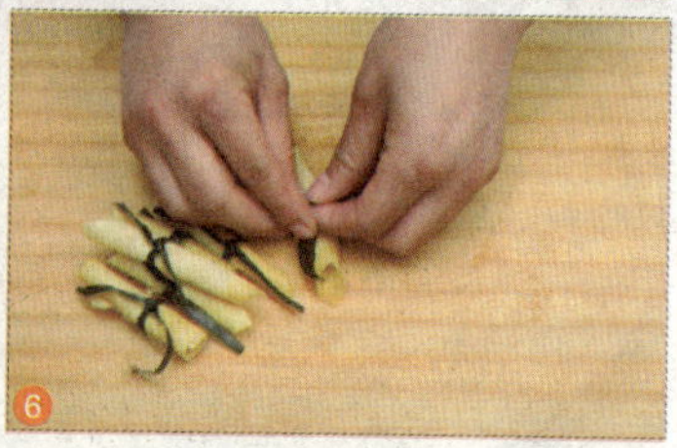

6

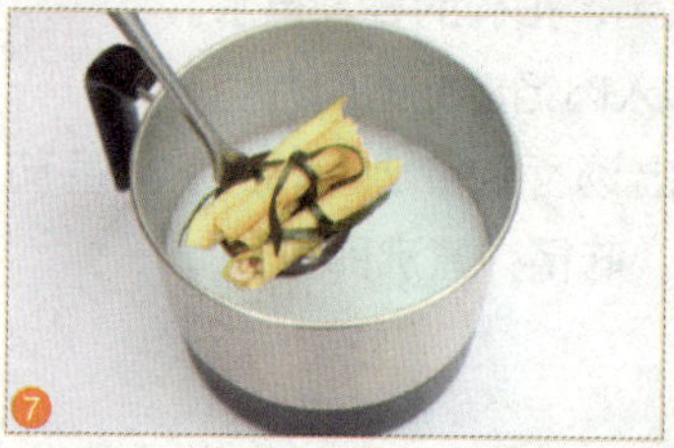

7

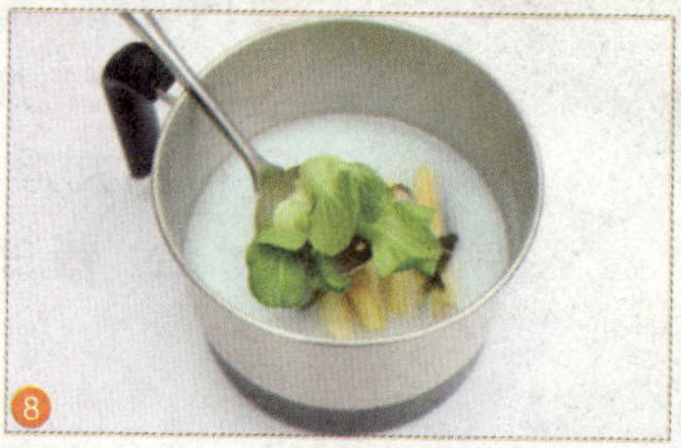

8

8. 往锅里放入油菜心滚一下后，加入适量味精调味即可。

菠菜猪肝汤

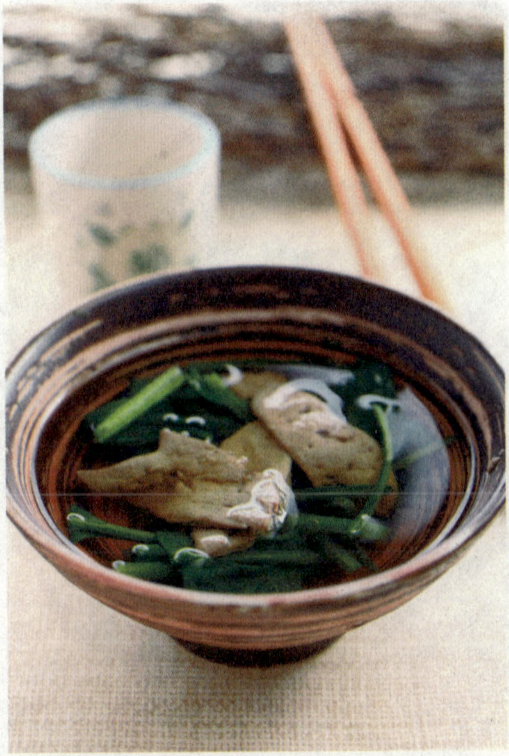

材料 猪肝200克，菠菜200克，枸杞子少许。

调料 胡椒、香油、盐、姜各适量。

做法

1. 猪肝清洗干净，切片后放入加有料酒的沸水中焯烫一下。
2. 菠菜洗净，切段，焯一下备用；姜洗净，切片；枸杞子洗净。
3. 锅中加入适量清水，加入姜片和猪肝片，煮开。
4. 放入焯好的菠菜和枸杞子，煮至所有食材熟透。
5. 根据自己的口味，加入适量盐和胡椒粉调味，出锅前淋上香油即可。

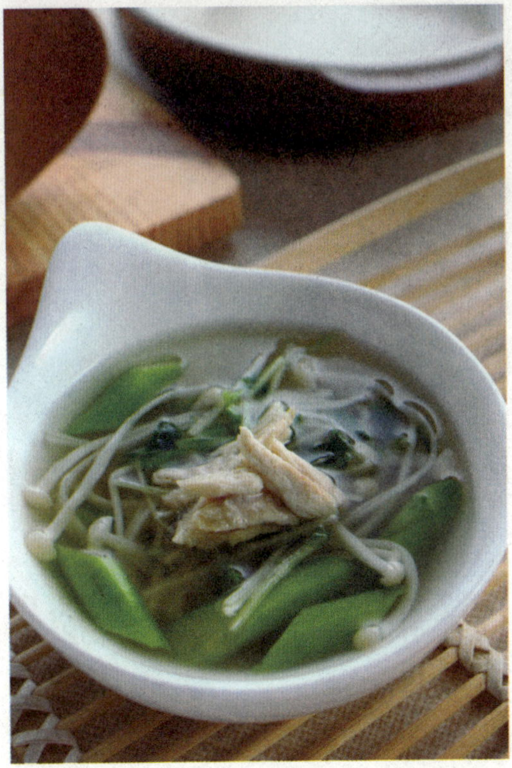

芦笋鸡肉汤

材料 芦笋350克，鸡胸脯肉110克，金针菇40克，豌豆苗40克，鸡蛋清80克。

调料 淀粉30克，盐5克，味精2克，鸡油10克。

做法

1. 鸡胸脯肉切成丝，加蛋清、盐、淀粉，拌腌20分钟，氽烫一下；芦笋洗净，切段；金针菇去根，洗净；豌豆苗择洗净。
2. 锅中加入水，放入鸡肉丝、芦笋段、金针菇一起煮沸。
3. 加入盐、味精和豆苗，再次煮沸。
4. 食用前淋入鸡油即可。

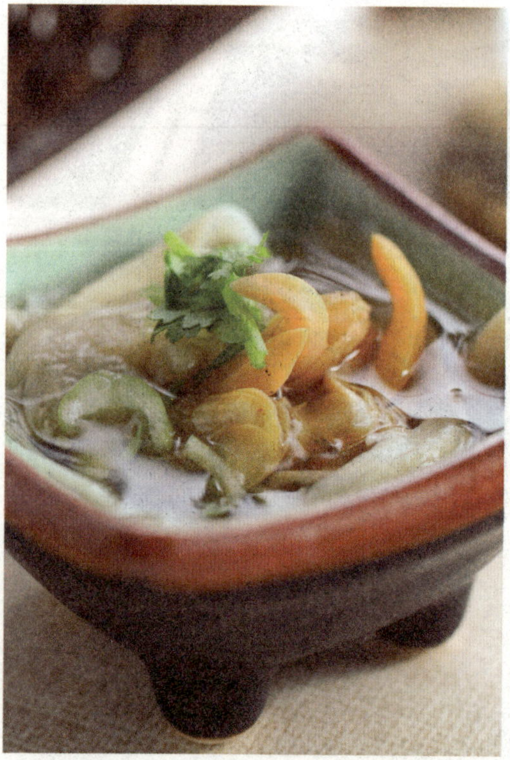

鲜蘑海鲜汤

材料 蚬子干10克，蘑菇200克，香菜适量。

调料 盐、香油、姜、葱各适量。

做法

1. 蚬子干泡好，清洗干净；蘑菇洗净，切成条；香菜洗净，切碎；葱洗净，切成段；姜洗净，切成片。
2. 锅中加入适量清水，下入葱段和姜片，大火煮开。
3. 放入蚬子干，大火煮开后转小火煮5分钟。
4. 再放入蘑菇条，略煮一下。
5. 然后加入适量盐调味，再撒上香菜，最后淋入香油即可。

豆苗尖椒鱼骨汤

材料 鲜鱼骨400克，豆苗100克，红尖椒5个。

调料 葱、姜、料酒、白砂糖、盐、味精、香油、清汤各适量。

做法

1. 将鱼骨洗净，剁成大块，焯水捞出沥干；豆苗洗净；红尖椒去蒂、去籽，洗净备用；葱洗净、切段；姜洗净，切片。
2. 锅置火上，倒入适量清汤，加入鱼骨、葱段、姜片、料酒、白砂糖，大火煮沸，撇去浮沫。
3. 加红尖椒、豆苗，中火煮30分钟左右。
4. 最后加入盐和味精，淋入香油即可。

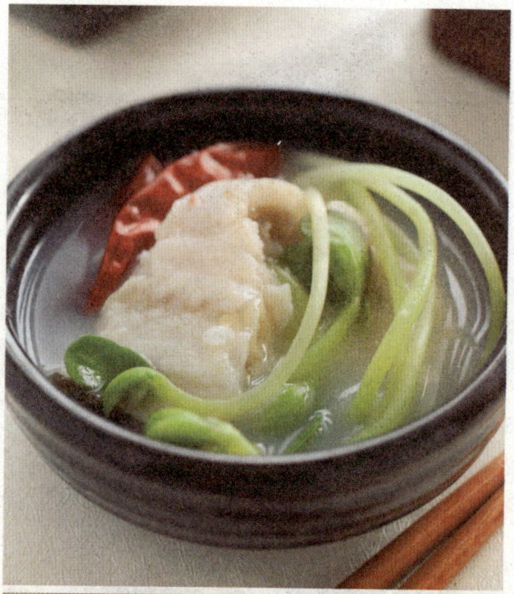

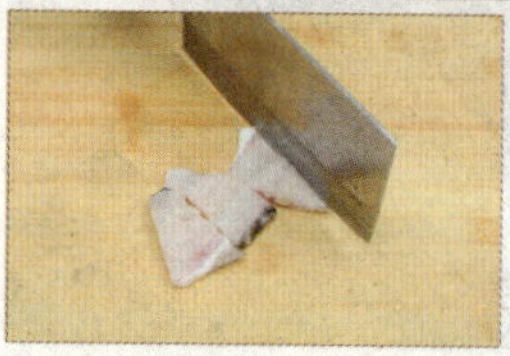

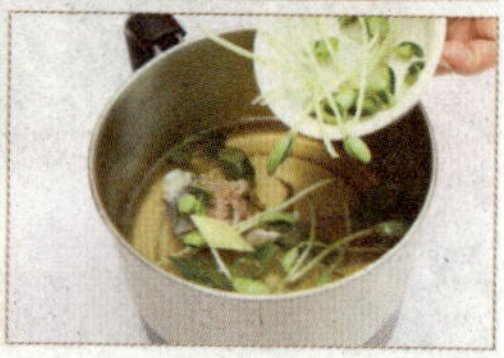

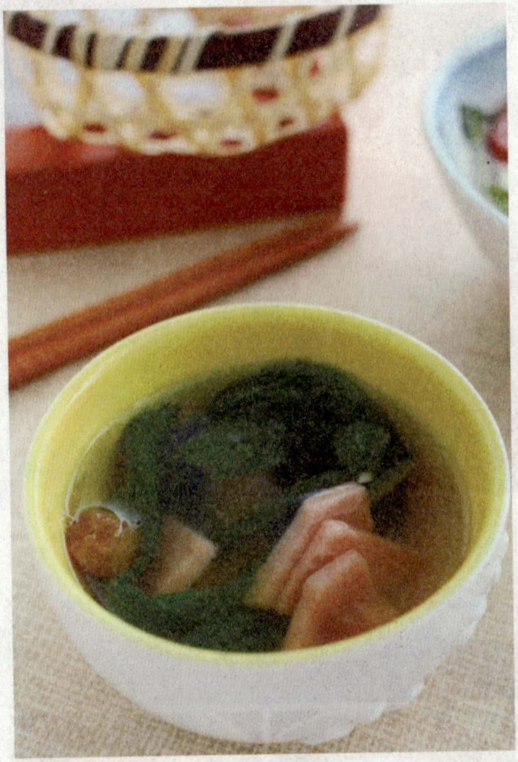

干贝小白菜汤

材料 小白菜300克，干贝30克，火腿50克。

调料 葱段、姜片、料酒、清汤、盐、鸡精、胡椒粉、植物油各适量。

做法

1. 小白菜择洗干净，逐片掰开，焯水，过凉水沥干；干贝洗净，用温水泡软；火腿洗净，切薄片备用。
2. 锅内倒油，烧至六成热，放入葱、姜、煸出香味，放入干贝、火腿片，烹入料酒煸炒片刻。
3. 倒入适量清汤，大火烧沸后，放入小白菜，转小火煮5分钟。
4. 加入适量的盐、鸡精和胡椒粉调味即可。

青萝卜鲜虾汤

材料 青萝卜150克，大虾10只。

调料 植物油、盐各适量。

做法

1. 大虾洗净，头与尾分开，将虾背剪开，去除虾线；青萝卜去皮，切成细丝。
2. 炒锅加少许油，将虾头煸炒出红油，倒入萝卜翻炒。
3. 加水，没过食材，加盖炖至萝卜熟烂。
4. 加入适量盐调味，放入虾尾，待虾熟后即可关火。

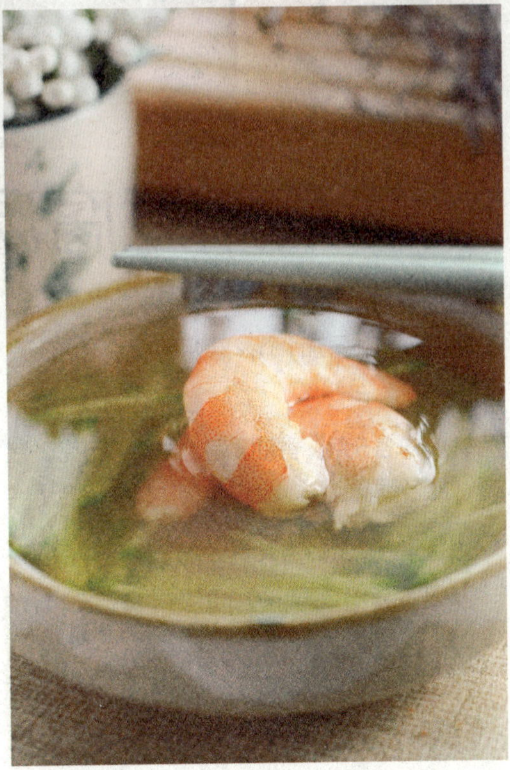

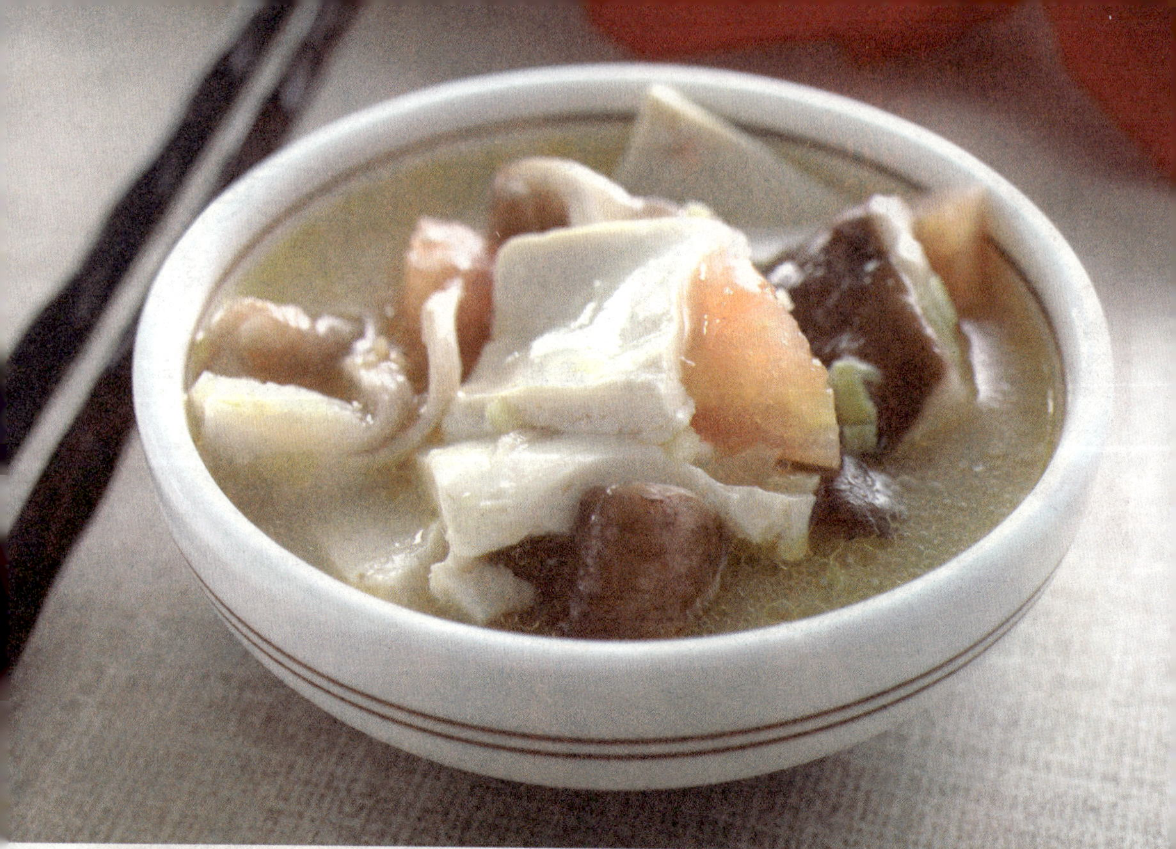

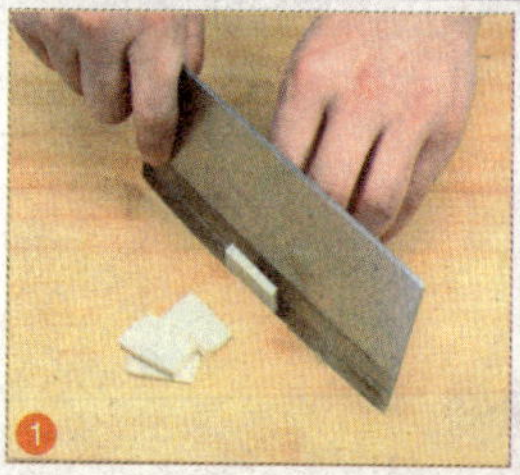

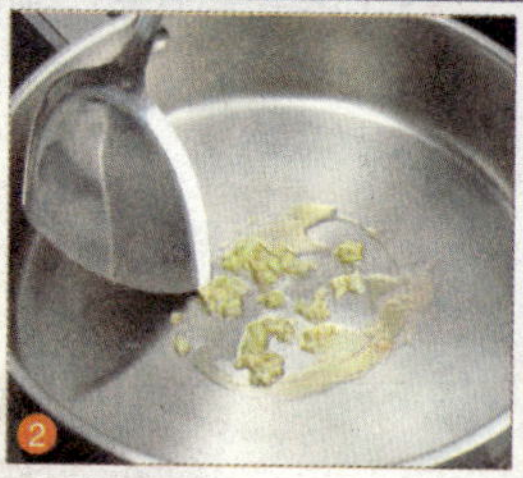

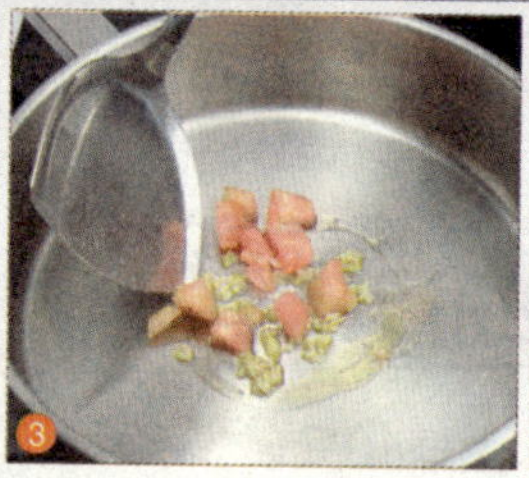

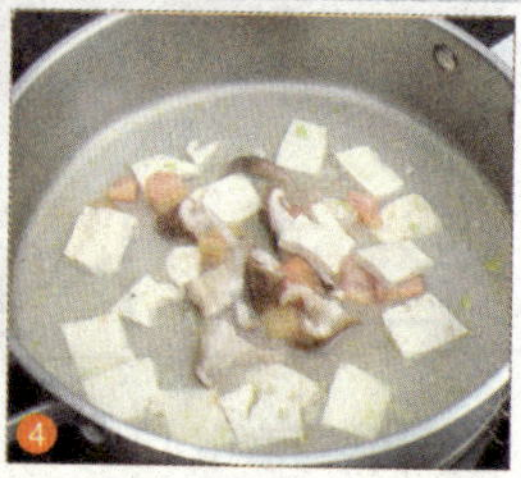

番茄蘑菇豆腐汤

材料

豆腐200克，番茄1个，蘑菇50克。

调料

葱、姜末各5克，香油3克，水淀粉5克，鸡精、盐各适量。

小贴士

在制作这道美味可口的番茄蘑菇豆腐汤时，想要将蘑菇洗干净最好用自来水不断地去冲洗，这样流动的水可以避免农药渗入果实中。此外，洗干净的蘑菇也不要马上吃，最好再用果蔬洗洁精浸泡 5 分钟。

做法

1. 豆腐切成片；番茄清洗干净，切成块备用；蘑菇洗净，撕成朵备用。
2. 开火上锅，加入适量油，油热后将葱姜末一起放入油锅中，爆香。
3. 在爆香的油锅中倒入准备好的番茄块，快速翻炒片刻；倒入适量的水，煮沸。
4. 放入蘑菇，煮5分钟；放入豆腐，小火煲20分钟，加水淀粉勾芡，再加香油、盐和鸡精调味即可。

甜玉米蔬菜汤

材料

甜玉米粒300克，黄瓜1根，樱桃水萝卜150克，黄油30克。

调料

面粉50克，鸡高汤400克，冰糖适量。

小贴士

在制作可口的甜玉米蔬菜汤的过程中有一个环节需要特别注意一下，那就是炒面粉的环节。在炒面粉的时候，一定要一边炒一边要用铲子压碎面疙瘩，这样可以让面粉均匀地与黄油混合成小颗粒。

做法

1. 将樱桃水萝卜、黄瓜分别清洗干净，然后切成片，备用。
2. 开火上锅，使锅均匀受热后，加入适量黄油加热融化。
3. 把面粉倒入融化黄油的锅当中，用中小火慢慢地将面粉充分炒香。
4. 倒入高汤煮开，加入甜玉米粒、樱桃水萝卜、黄瓜、冰糖，煮至蔬菜熟即可。

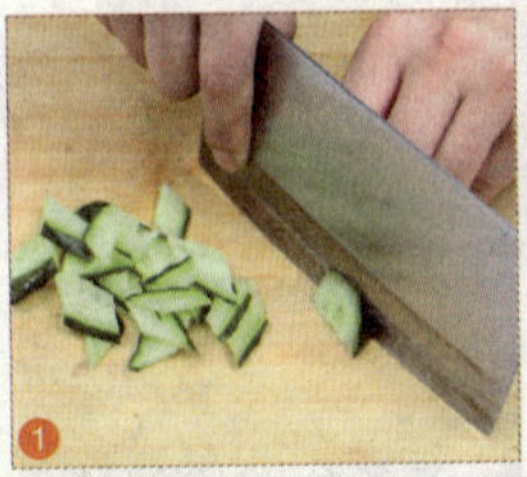

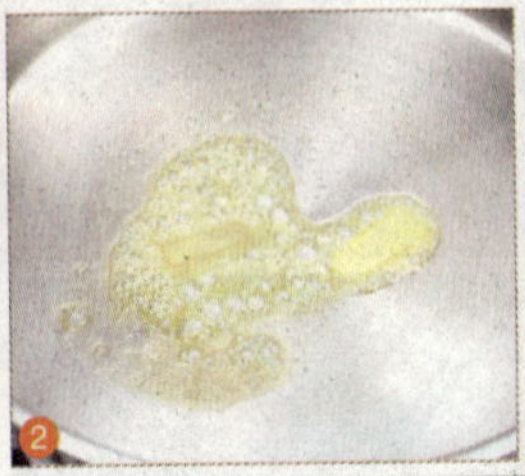

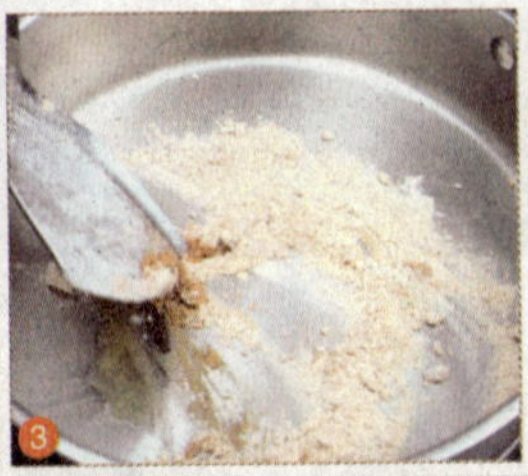

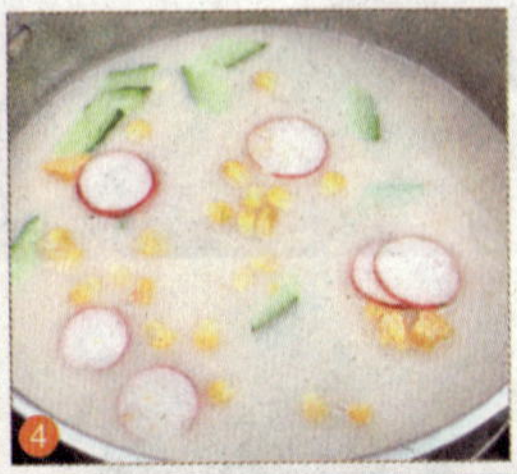

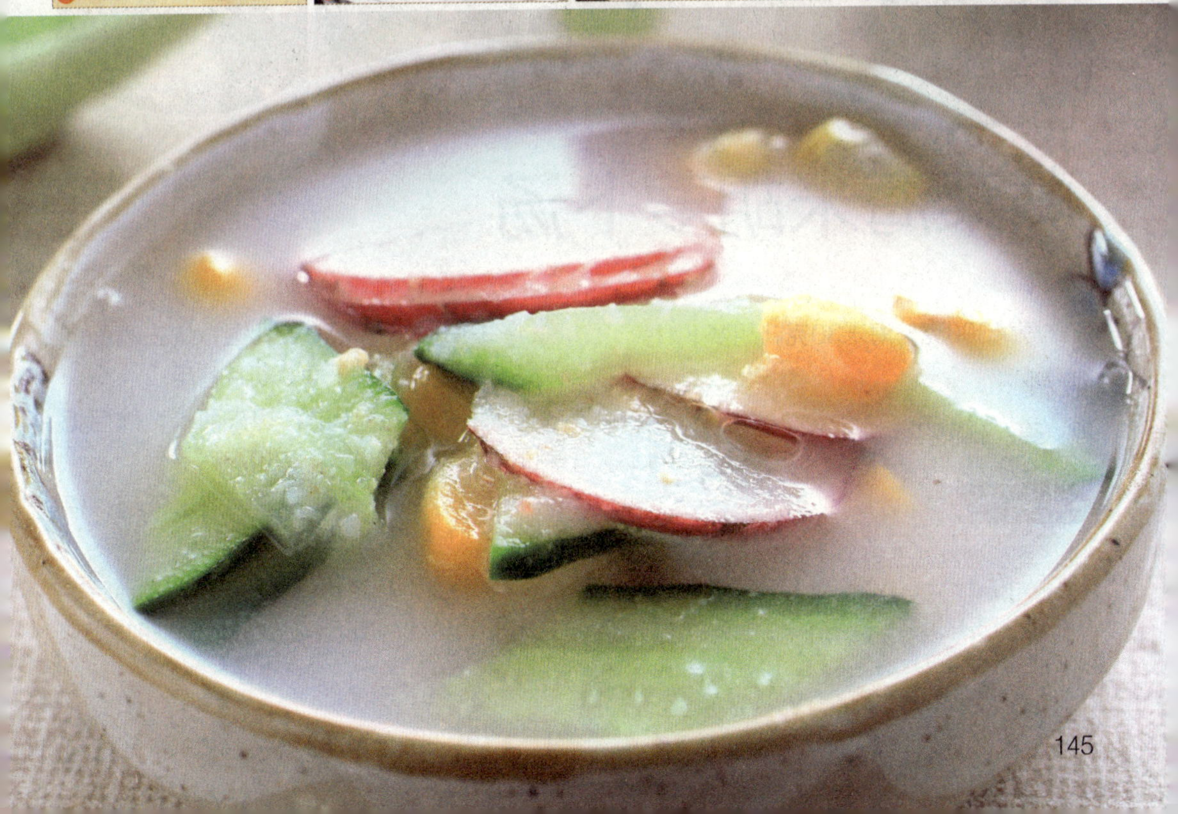

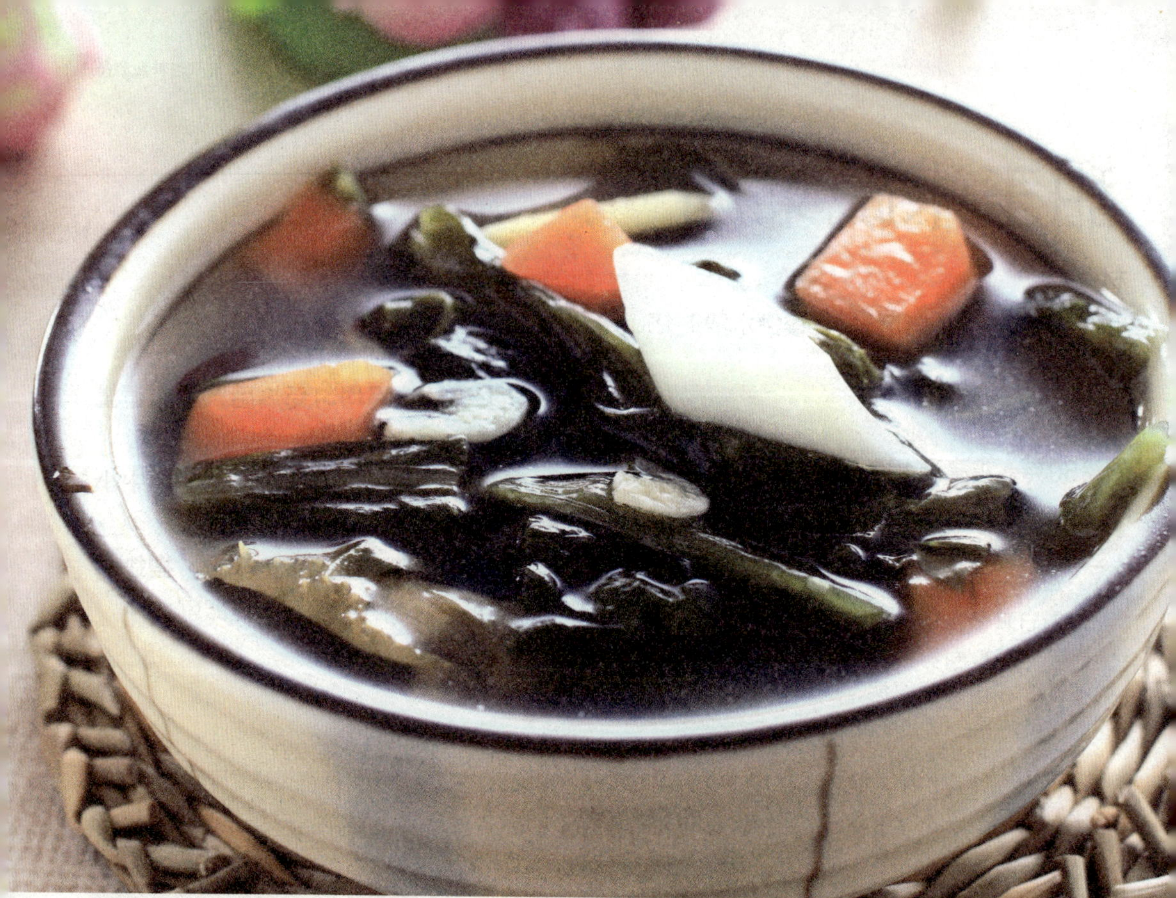

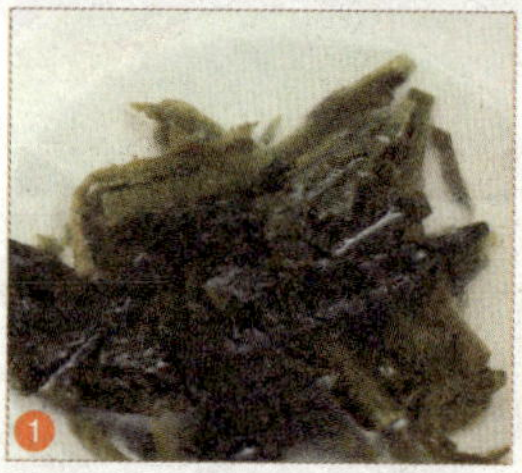

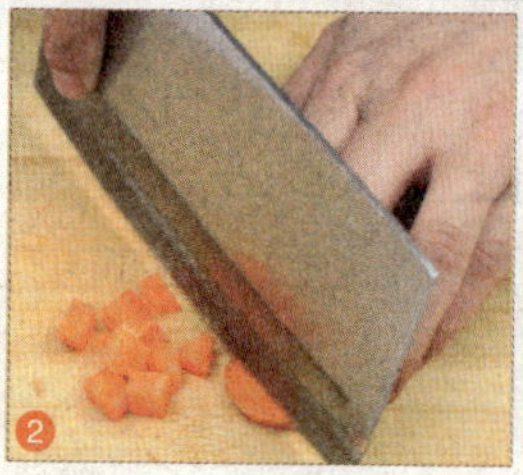

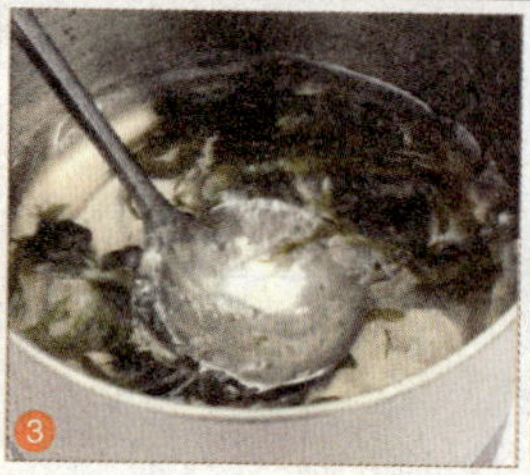

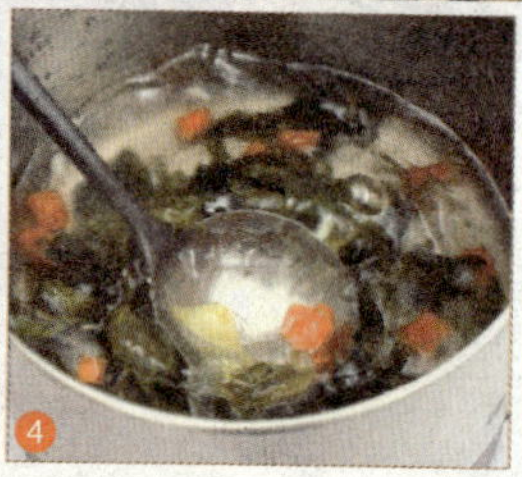

蕨菜海米胡萝卜汤

材料

新鲜蕨菜300克，海米30克，胡萝卜1根。

调料

葱、姜、盐、鸡粉各适量。

小贴士

如果做菜做汤剩下了很多海米，为了方便以后取用而不会变质，在保存海米时，无论是保存淡质虾米还是咸质虾米，都可以将放海米的容器当中放入适量大蒜，以避免虫蛀。

做法

1. 蕨菜用清水反复冲洗几遍，洗去表面的毛绒；葱、姜清洗干净，切片备用。
2. 将胡萝卜清洗干净，切去两端，然后把剩下的全部切成小块，备用。
3. 蕨菜放入烧沸的锅中汆烫取出备用；锅中加水，加入蕨菜、海米。
4. 加入胡萝卜块、葱、姜及清水，煮沸后转文火煲40分钟，加适量盐、鸡粉调味即可。

油菜甜椒鸡蛋汤

材料

鸡蛋2个，红甜椒1个，油菜200克。

调料

清鸡汤、水淀粉、盐、胡椒粉各适量。

小贴士

这是一款基本上不会给身体造成任何负担的美味养生汤，制作简便，味道符合大多数人的口味，但是，由于蛋黄所含的胆固醇比较高一些，所以在做汤的时候不需要放太多鸡蛋进去。

做法

1. 鸡蛋敲碎蛋壳，将所有蛋液全部打入碗中，充分搅匀后，静置备用。
2. 将红甜椒清洗干净，切为小块备用；油菜清洗干净，切成小段备用。
3. 汤锅中加入鸡汤，大火烧开后，加入油菜煮沸，再加入备好的红甜椒。
4. 煮沸后，加入水淀粉煮开，倒入蛋液搅拌均匀，加盐、胡椒粉调味即可出锅。

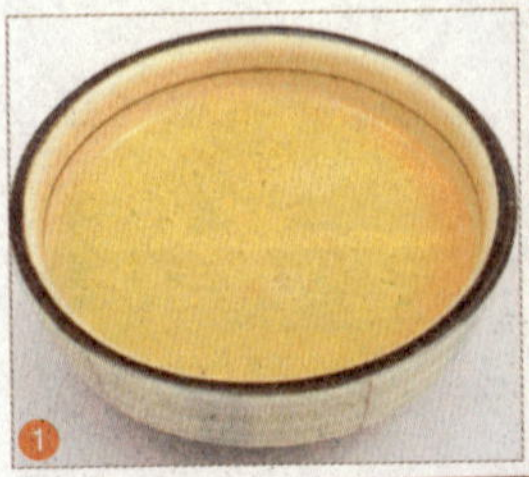
1

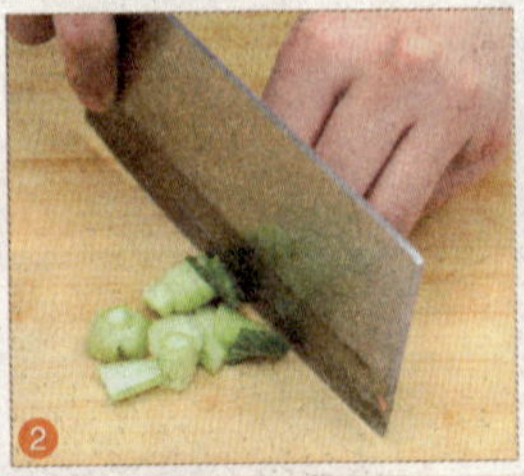
2

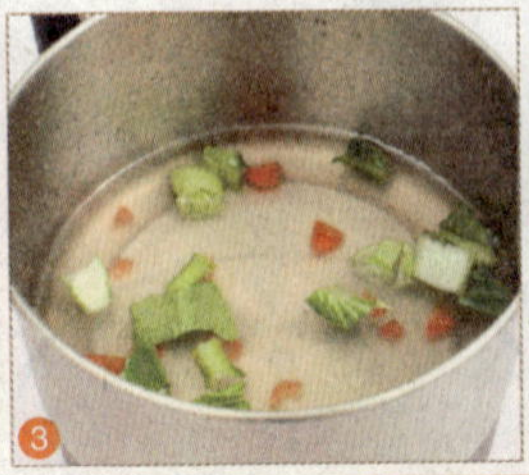
3

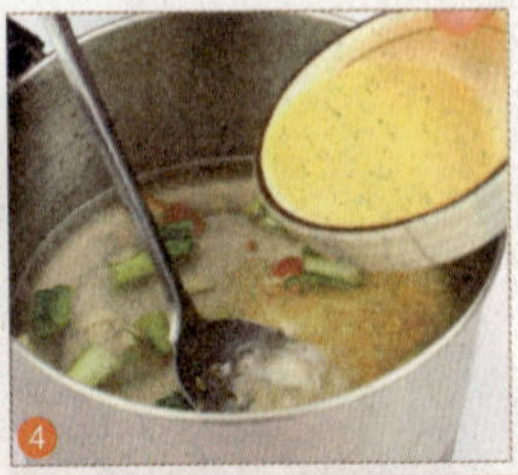
4

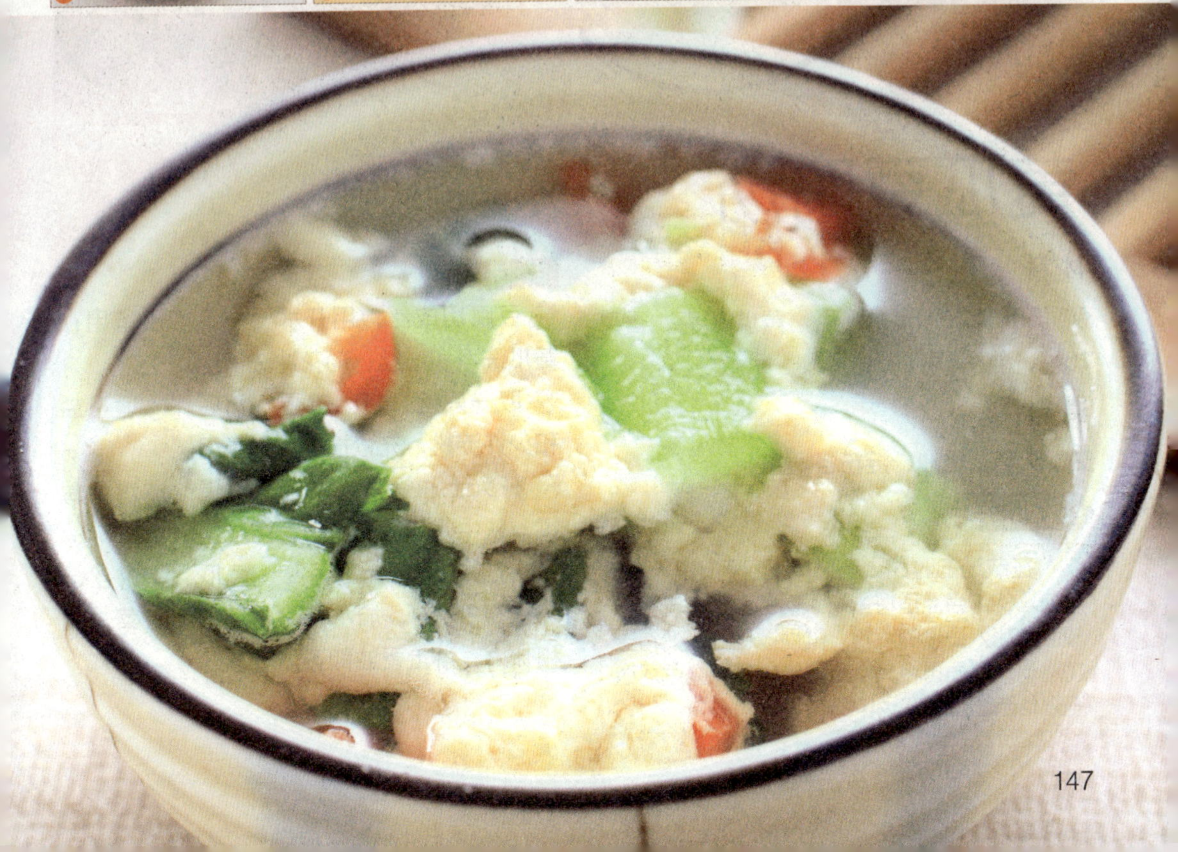

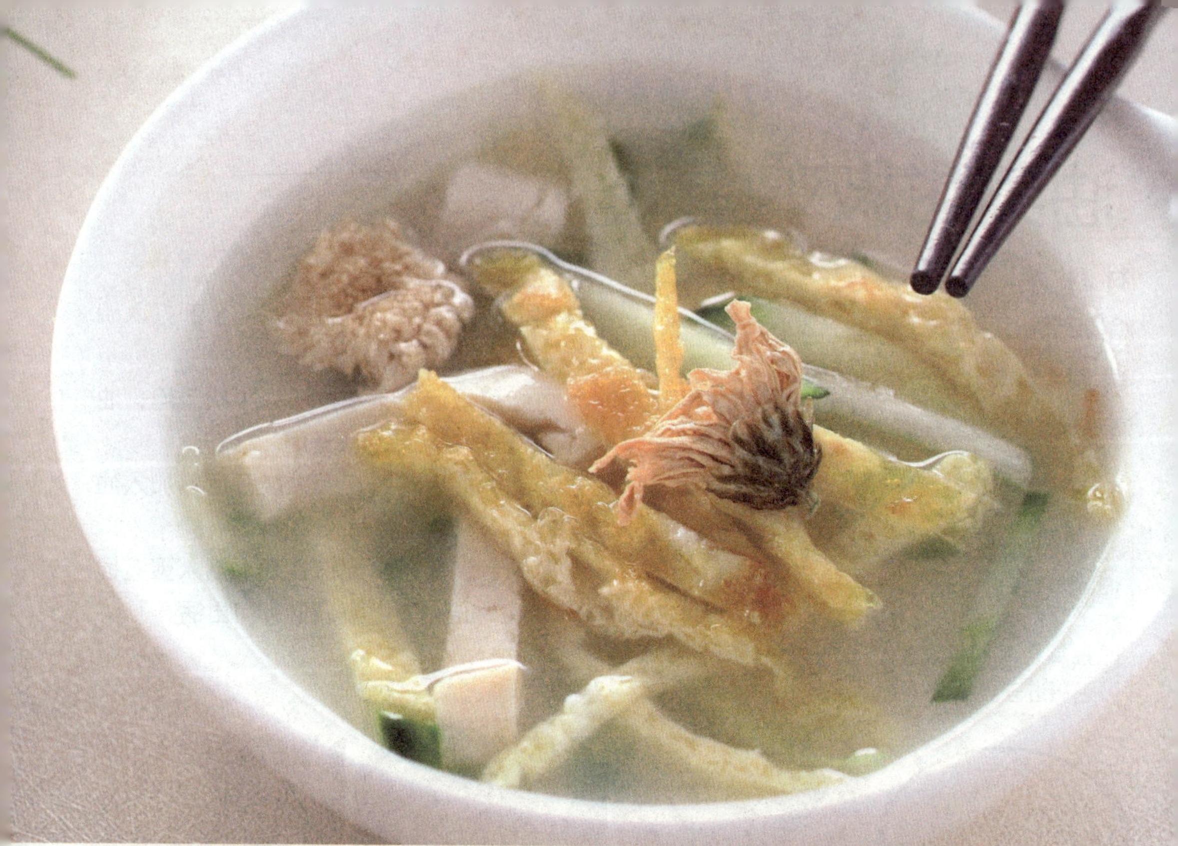

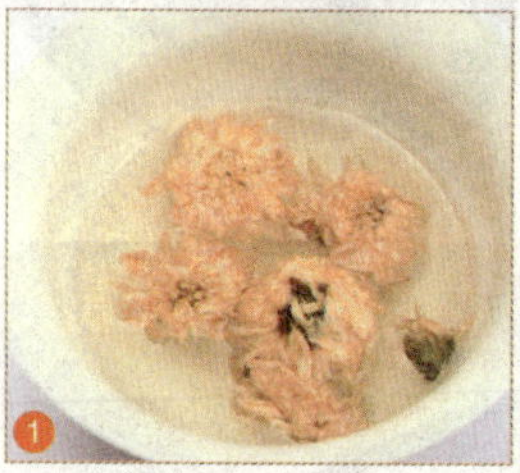

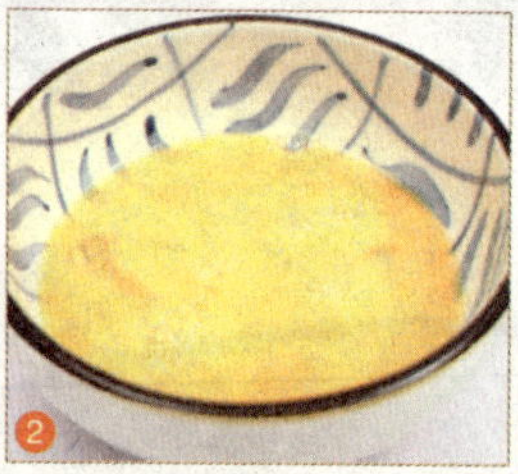

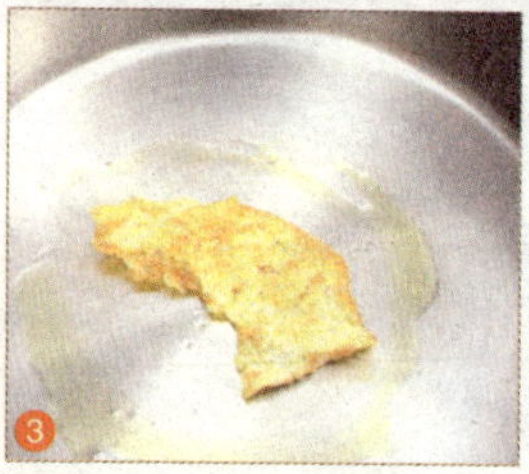

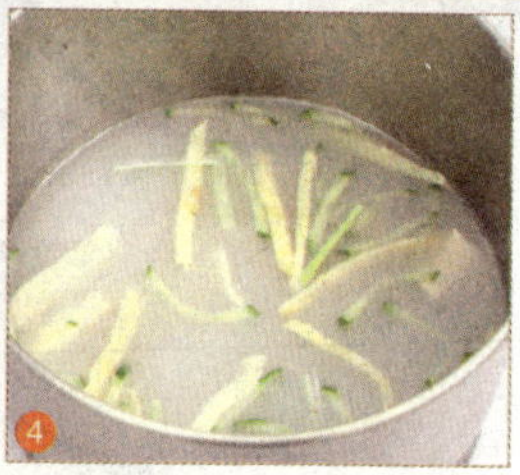

黄瓜豆腐汤

材料

豆腐300克，鸡蛋100克，黄瓜30克，香菜15克，菊花5克。

调料

盐、味精、香油、淀粉各适量。

小贴士

在做汤的时候，在搅拌蛋液时也是有一定技巧的。当准备将蛋液入锅的时候，先在蛋液当中加入适量的淀粉，就可以使蛋液变得更加滑润，然后再将其倒入汤饮中，那么就可以有效地防止蛋液在汤中凝结成块状。

做法

1. 豆腐切成丝，用开水烫一下捞出备用；黄瓜洗净切成丝；菊花冲洗备用。
2. 取一只碗，打入鸡蛋，然后加入适量盐和少许淀粉，充分搅拌均匀备用。
3. 开火上油锅，将备好的鸡蛋摊成鸡蛋薄饼，从中间切开后对折，切成丝。
4. 锅内注清汤，下豆腐、黄瓜、蛋饼丝、菊花烧3分钟，加水淀粉勾芡，加香菜、盐和味精，淋上香油即可。

只需常见蔬菜，做法简单，轻松上手。养成每天喝蔬菜汤的习惯，提高免疫力，保持健康！

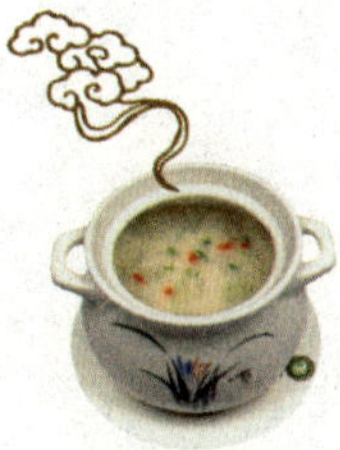